医事法講座 第5巻

生殖医療と医事法

A Series of Medical Law VOL.5

医事法講座
第5巻

生殖医療と医事法

甲斐克則 編
Katsunori Kai (Ed.)

Assisted Reproductive Technology and Medical Law

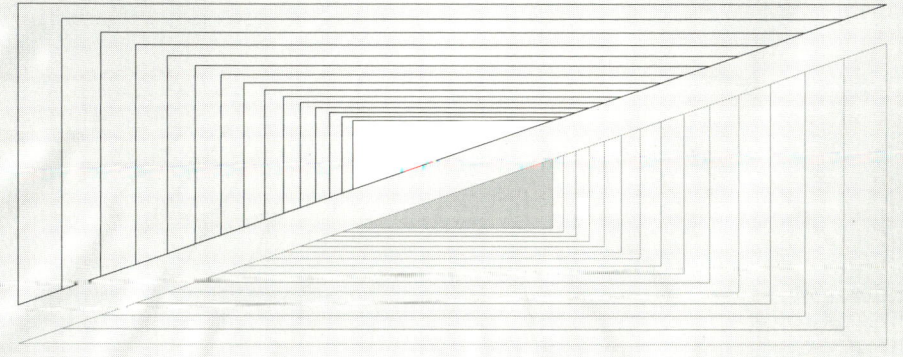

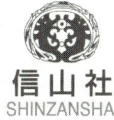

信山社
SHINZANSHA

『医事法講座』発刊にあたって

企画責任者　甲　斐　克　則

　人間が生きていくうえで，医療を抜きにしては語れない時代になっている。同時に，歴史的にみても，医療は，利用を誤ると人権侵害をもたらす可能性を内在している。そこには，一定限度で適正な法的・倫理的ルールが求められる。とりわけ21世紀になり，バイオテクノロジー社会ないしポスト・ゲノム社会を迎えて，医療と法をめぐる諸問題が多様な展開を見せているだけに，医事法学に課せられた任務は，今後ますます増大するものと思われる。医と法は，人間社会を支える両輪である。

　欧米では，それに対応すべく，医療と法に関する研究書が長年にわたりシリーズで刊行されている。しかし，日本では，学問的蓄積は相当に増えたものの，学会誌『年報医事法学』を除けば，まだそのような試みはない。そこで，この度，信山社より『医事法講座』を刊行することになった。医事法学自体，民法や刑法のように実定法として体系が完結しているわけではないので，「何巻で完結」というスタイルをとらないことにした。いわば開かれた学問として，ある程度の体系性を考慮しつつも，随時，医療と法に関する重要問題を取り上げて，医事法学の深化を図りつつ，その成果を社会に還元して適正な医療を確保する一助となることが，本講座の企画趣旨である。本講座が末長く続き，日本の医事法学がさらに発展することを切に祈念する次第である。

2009年　秋

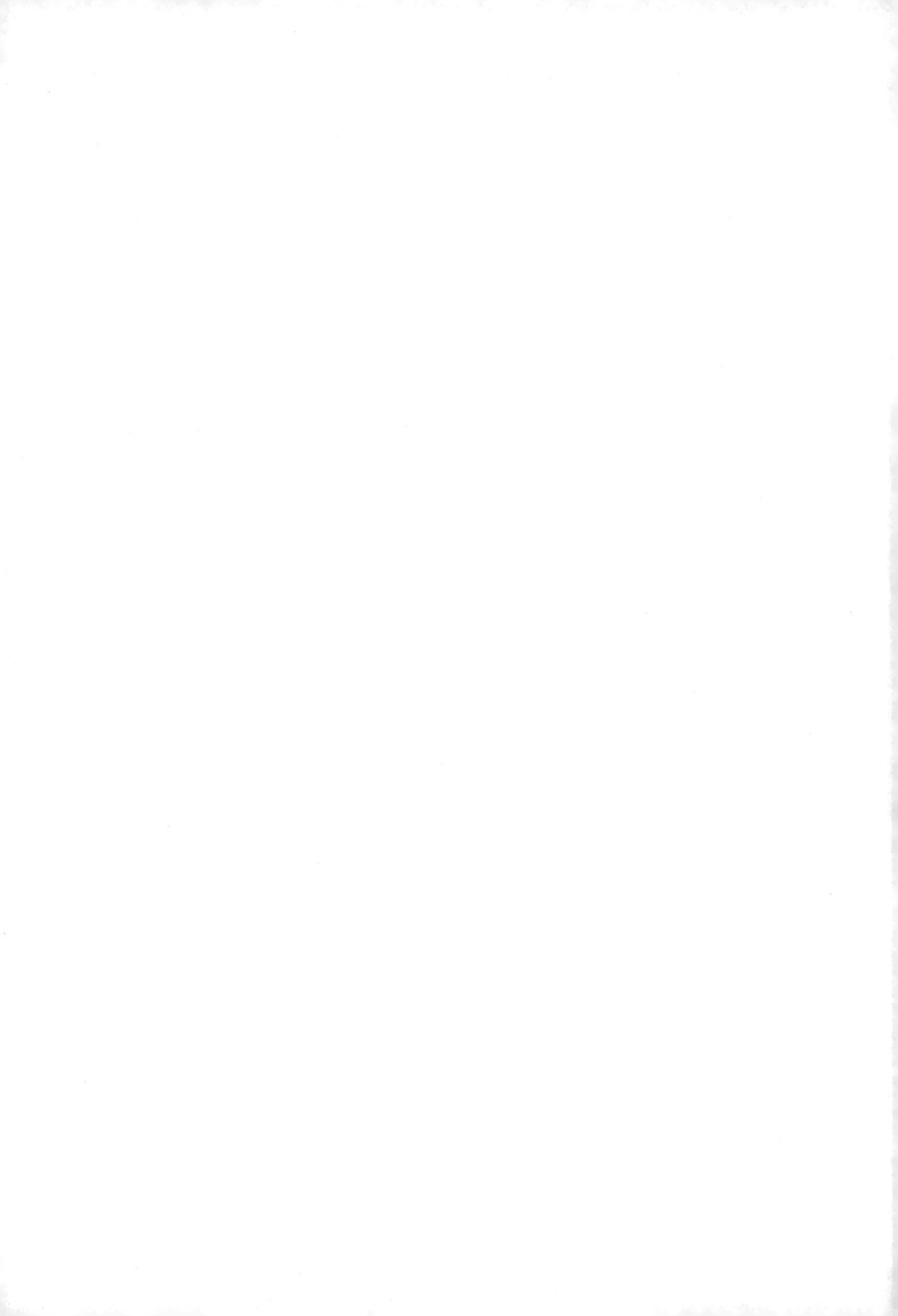

《巻頭言》

『医事法講座 第5巻 生殖医療と医事法』の企画趣旨

甲 斐 克 則

　これまで，『医事法講座 第1巻 ポストゲノム社会と医事法』が2009年12月に刊行されて以降，2010年12月に『医事法講座 第2巻 インフォームド・コンセントと医事法』，2012年2月に『医事法講座 第3巻 医療事故と医事法』が刊行され，そして2013年2月に『医事法講座 第4巻 終末期医療と医事法』が刊行された。そして『医事法講座 第5巻 生殖医療と医事法』が，予定よりやや遅れてようやくここに刊行されることになった。この講座も，本格的に軌道に乗ってきたといえよう。

　本巻は，国内外の生殖医療の重要問題に焦点を当てて，医事法の喫緊の重要課題にチャレンジすべく企画したものである。しかも，生殖医療の問題に造詣の深い法学者のみならず，専門の医学者に加え，新進気鋭の社会学者等にもご執筆をお願いした。その結果，寄せられた15本の論文を読むと，内容的に実に幅のある，しかも内容の濃い書になった。

　第1章の岩志論文は，生殖医療と医事法の関わりについて，近年の重要な問題状況を見事に整理して論じている。これによって読者は，生殖医療と医事法の問題の全体を俯瞰できるであろう。第2章の石原論文および第3章の片桐論文は，専門の医学者の立場から生殖医療技術の現状と問題点について的確かつわかりやすく論じている。これらの論文によって，医療現場での課題が具体的に理解できるであろう。第4章の中村論文は，人工授精・代理懐胎をめぐる近時の医事法的問題を，第5章の石川論文は，伝統的な人工妊娠中絶の問題をそれぞれ鋭く分析している。そして，第6章の丸山論文は，最近ますます注目度が高まっている出生前診断の法的問題点について幅広く分析しており，複雑な問題の理解に手助けとなるであろう。

　また，第7章から第12章までは，比較法的分析を行っている。第7章の永水論文は，ダイナミックに動くアメリカの生殖医療と法についての最新の動向を，第8章の甲斐論文は，イギリスの1990年のHFE法以後の大きな

改正である 2008 年 HFE 改正法の概要と生殖医療をめぐる重要判例を取り上げ，第 9 章の三重野論文は，ドイツにおける出生前診断等をめぐる近時の法的状況を分析し，第 10 章の本田論文は，フランスにおける生殖医療の問題の動向を的確に分析する。また，第 11 章の千葉論文は，この領域で比較法的に興味深い展開を示す北欧，特にスウェーデンの法的ルールの状況を，そして第 12 章の洪論文は，アジアの隣国韓国の近時の法的ルールの状況を，それぞれ厳密に分析する。これらの比較法的分析により，各国共通の問題とそれぞれの国固有の問題とが正確に理解できるであろう。

さらに，第 13 章から第 15 章までは，法制度の周辺にあって重要な内容を有する問題を社会学的に分析する。第 13 章の荒木論文は，生殖ツーリズム構造の背景に潜む国内の実情を，地域支援モデルを含めて克明に分析し，第 14 章の日比野論文は，晩産化時代の卵子提供ツーリズムの実態と課題について実証的調査に基づいた有益な分析をし，最後に第 15 章の野辺論文は，養子縁組と生殖補助医療の関係について興味深い分析をする。こられの論文により，生殖医療をめぐる問題に関する医事法の外延の広がりと深さが理解できるであろう。

以上のように，本巻は，生殖医療と医事法の問題を多角的に論じた内容となっており，国内外の重要な動向が集約されているといってよかろう。刻々と動く領域だが，各執筆者は，最新の動向をフォローされ，内容的には企画趣旨を十分に実現できたのではないかと思う。ご多忙な中，力作をお寄せくださった執筆者各位に謝意を表したい。本書が多くの読者を得て，今後の日本の法解釈論，立法論，さらには法政策論に多少とも寄与することができれば幸いである。

2014 年 3 月

医事法講座 第5巻
生殖医療と医事法

【目　次】

◆◆◆『医事法講座』発刊にあたって◆◆◆

〈巻頭言〉
『医事法講座 第5巻 生殖医療と医事法』の企画趣旨 (vii)

1　生殖補助医療と医事法の関わり……………岩志和一郎… 3
2　医療現場からみた生殖医療技術の現実と課題…石原　理… 35
3　日本における挙児希望年齢の高齢化をめぐる生殖補助医療
　　の実際 ……………………………………片桐由起子… 57
4　生殖補助医療と法……………………………中村　恵… 73
5　人工妊娠中絶と法……………………………石川友佳子… 97
6　出生前診断と法………………………………丸山英二…119
7　アメリカにおける生殖補助医療の規制──代理母契約について
　　考える── ………………………………永水裕子…145
8　イギリスにおける生殖医療と法的ルール……甲斐克則…175
9　ドイツにおける生殖医療と法的ルール………三重野雄太郎…195
10　フランスにおける生殖医療と法規制…………本田まり…213
11　スウェーデンにおける生殖医療と法的ルール…千葉華月…233
12　韓国における生殖医療と法的ルール…………洪　賢秀…253
13　生殖ツーリズム構造の背景に潜む国内の実情──始動する
　　当事者／起動する支援── ………………荒木晃子…279
14　晩産化時代の卵子提供ツーリズムと国内解決法
　　……………………………………………日比野由利…305
15　養子縁組と生殖補助医療……………………野辺陽子…325

ix

医事法講座 第5巻『生殖医療と医事法』
〈執筆者紹介〉（執筆順）

甲斐克則（かい　かつのり）	早稲田大学大学院法務研究科教授
岩志和一郎（いわし　わいちろう）	早稲田大学法学学術院教授
石原　理（いしはら　おさむ）	埼玉医科大学医学部産科婦人科学教授
片桐由起子（かたぎり　ゆきこ）	東邦大学医学部産科婦人科学講座准教授
中村　恵（なかむら　めぐみ）	東洋大学法学部教授
石川友佳子（いしかわ　ゆかこ）	福岡大学法学部准教授
丸山英二（まるやま　えいじ）	神戸大学大学院法学研究科教授
永水裕子（ながみず　ゆうこ）	桃山学院大学法学部准教授
三重野雄太郎（みえの　ゆうたろう）	鳥羽商船高等専門学校一般教育科助教
本田まり（ほんだ　まり）	芝浦工業大学工学部准教授
千葉華月（ちば　かづき）	北海学園大学法学部教授
洪　賢秀（ほん　ひょんすう）	東京大学医科学研究所・公共政策研究分野特任助教
荒木晃子（あらき　あきこ）	立命館大学立命館グローバル・イノベーション研究機構客員研究員
日比野由利（ひびの　ゆり）	金沢大学医薬保健研究域医学系助教
野辺陽子（のべ　ようこ）	東京大学大学院人文社会系研究科研究員

医事法講座 第5巻

生殖医療と医事法

1　生殖補助医療と医事法の関わり

岩 志 和 一 郎

医事法講座 第 5 巻　生殖医療と医事法

　　Ⅰ　は じ め に
　　Ⅱ　わが国における規制の現状
　　Ⅲ　胚，精子，卵子の位置づけ
　　Ⅳ　生殖補助医療技術利用の許容範囲
　　Ⅴ　生殖補助医療の当事者およびインフォームド・コンセント
　　Ⅵ　実 施 施 設
　　Ⅶ　終わりに——生殖補助医療に対する公的関与の在り方

I　はじめに

　生殖補助医療は，一般には，不妊治療と呼ばれることも多い。この不妊治療と呼ばれる医療の中には，女性の黄体機能不全など排卵因子の不妊について排卵誘発剤を使用して排卵を促すことや，卵管閉塞や狭窄など卵管因子の不妊について卵管鏡下卵管形成術を施術すること，精路閉鎖型の男性不妊の場合に精管形成手術を行うなどによって，自然の妊娠，出産を実現しようとするものと，精子や卵子の問題あるいは生殖器官の摘出等によって生殖を実現できない者について，人工授精（AI），体外受精・胚移植（IVF-ET），顕微授精（卵細胞質内精子注入法　ICSI），配偶子卵管内移植（GIFT）など，生殖を補助する技術（assisted reproductive technology，ARTと略称される）を用いて挙児を実現する医療とが含まれる。

　これらのうち，前者，すなわち不妊の原因となっている疾病や器官の障害を治療して，自然の生殖を実現しようとするものは，まさに不妊治療ということに問題はない。これに対して，後者，例えば，夫の精子，妻の卵子や子宮の問題によって生殖を実現できない夫婦が，他者の精子や卵子の提供，場合によって代理母の子宮を利用して挙児すること，あるいはさらに進んで，単身女性や，女性同士のカップルが精子提供を受け，男性同士のカップルが卵子提供，代理母を利用して挙児することは不妊治療なのかということになると，患者は誰なのか，不妊の根本的原因自体は解決されていないのではないか等，疑問がないわけではない[1]。

　しかし，この不妊治療という呼称の下に実施されている方法のすべてが治療ととらえられるかどうかという問題と，生殖補助技術が医療として実施されてよいのかという問題とは，イコールではない。たとえば美容整形術は，

（1）　岩志和一郎「人工的生殖補助技術利用の法的規制をめぐって」学術の動向（SCJフォーラム）4巻4号21頁（1999年）。また「生殖補助医療は，それ以外の治療では妊娠が望めない人たちに対して選択肢を広げることになるが，一方で狭義の治療の概念を逸脱することになり，治療との線引きが曖昧になっている」といわれる（日本学術会議・対外報告「代理懐胎を中心とする生殖補助医療の課題──社会的合意に向けて」39頁（2008年））。

被施術者の生命や健康状態の維持，改善のために行われるものではないが，医学的知見や技術に基づいて医師が行いうる正当業務行為，医療行為であることは社会的に承認されている。

　生殖補助医療の発展は，子を持つことを望みながら，自然のままではそれを実現することが難しい者にとって，大きな福音となっている。と同時に，自然の懐胎，出産の過程に，人為的な介入をすることに対する評価，他の医療行為とは異なって子の出生という重大な結果がもたらされるということに対する評価，家族制度，親子観との整合性という点における法的あるいは倫理的評価など，生殖補助医療をどのような範囲で受け入れるかについては，厳しい意見対立も存在する。許容範囲の画定にあたっては，医学的な適応や禁忌からだけではなく，挙児を希望する者の意思の尊重と，社会的，倫理的要請をも考え併せ，慎重に判断される必要があるといわなければならない。

　本稿は，これら生殖補助医療に関する問題点について，医事法的な観点から検討しようとするものである。その際，事柄の性質上，密接に関連する，胚を使用した医学研究についても，必要な限りで言及をしてゆくこととしたい。

II　わが国における規制の現状

　まず，問題点の検討に入る前に，わが国における生殖補助医療の規制の現状について，概観してみよう[2]。

　わが国では，法律による生殖補助医療に関連する規制としては，唯一「ヒトに関するクローン技術等の規制に関する法律」（2000年）があるのみである。同法は，人クローン胚など，9種類の胚を特定胚とし，その作成，譲り受け，または輸入については文部科学大臣に届け出ることとし，その取扱いを文部科学大臣が省令として定める「特定胚の取扱いに関する指針」に従わせるとともに（法4条〜7条），人クローン胚，ヒト動物交雑胚，ヒト性集合

---

(2) わが国の生殖補助医療およびその規制の歴史と現状（2003年現在）についての詳細な文献として，高嶌英弘「日本における生殖補助医療の現状と法的対応」龍谷大学「遺伝子工学と生命倫理と法」研究会編『遺伝子工学時代における生命倫理と法』404頁以下（日本評論社，2003年）。

胚の3種について，人または動物の体内に移植することを禁じている（法3条，16条）。

このほか法令による規制としては，省令によるものとして，「ヒト受精胚の作成を行う生殖補助医療研究に関する倫理指針」（文部科学省・厚生労働省，2010年），「ヒトES細胞の樹立及び分配に関する指針」ならびに「ヒトES細胞の使用に関する指針」（文部科学省，2009年。もとは「ヒトES細胞の樹立及び使用に関する指針」2001年），「ヒトiPS細胞又はヒト組織幹細胞からの生殖細胞の作成を行う研究に関する指針」（文部科学省，2010年）などが存在するが，これらはいずれも胚あるいは生殖細胞の研究に関する規制である。

これら研究に関する法的規制に対し，生殖を目的とした生殖補助医療技術の利用に関しては，行為規範としても，またそれらの技術利用によって生れてくる子の身分関係に関しても，法的規制は存在しない。2000年12月には厚生科学審議会先端医療技術評価部会生殖補助医療技術に関する専門委員会が，「精子・卵子・胚の提供等による生殖補助医療のあり方についての報告書」（以下，専門員会報告）をまとめ，それを基礎に2003年4月には厚生科学審議会生殖補助医療部会が「精子・卵子・胚の提供等による生殖補助医療制度の整備に関する報告書」（以下，生殖補助医療部会報告）を発表した。また，それと並行して法務省の法制審議会生殖補助医療関連親子法制部会では，生殖補助医療によって出生した子の身分関係の法整備が審議され，2003年には「精子・卵子・胚の提供等による生殖補助医療により出生した子の親子関係に関する民法の特例に関する要綱中間試案」が発表された。しかし，これらの動きは，その後停止してしまい，今日に至っている。

そのような中で，現在，生まれてくる子の身分関係の評価は民法の一般規定の解釈にまかされ，また生殖補助医療の行為規範は，もっぱら，日本産科婦人科学会の「体外受精・胚移植に関する見解」（1983年・2006年改定），「非配偶者間人工授精と精子提供に関する見解」（1983年・2006年改定「非配偶者間人工授精に関する見解」），「代理懐胎に関する見解」（2003年），「生殖補助医療実施医療機関の登録と報告に関する見解」（2004年・2010年改定）など，会告による医学界の自主的規制に委ねられている。しかし，わが国の体外受精実施数は，2010年で，のべ242,161回，出生児は28,945人で，これは総出生児数の2.7％を占めている[3]。また，精子提供や代理母を利用して

出生した子の身分関係が裁判で争われ，さらには行為規範についても，会告は学会員以外には拘束力がなく，また実際に，会員であっても制裁を覚悟で違反する者が現れるなど，現状のまま問題に対応していくことには限界が露呈してきている。

　このような現状にかんがみ，上記専門員会報告や生殖補助医療部会報告と併行して，日本弁護士連合会から「生殖補助医療技術の利用に対する法的規制に関する提言」(2000年)，総合研究開発機構(NIRA)から「生命倫理法案」(2005年)が発表されるなど[4]，立法に向けた提言や立法案の提示がなされるようになり，近時においても，日本生殖医学会倫理委員会の「第三者配偶子を用いる生殖医療についての提言」(2009年)や，日本医師会の「生殖補助医療の法制化に関する日本医師会生殖補助医療法制化検討委員会の提案」(2013年，「生殖補助医療の実施に関する法律案要綱骨子(案)」が付されている)など，医学界からの法制化の要請が寄せられているほか，日本学術会議からも，生殖補助医療法といった新たな立法を求める声が上がっている[5]。

Ⅲ　胚，精子，卵子の位置づけ

　先に若干挙げたように，生殖補助医療には，人工授精やGIFTなど，体内受精を目指す技術も存在するが，現在，中心となっているのは，体外受精・胚移植の技術である。体外受精・胚移植は，採取した精子と卵子を体外で受精させ，ヒト受精卵(ヒト受精胚，以下，単に「胚」と表記する)を作成したうえ，これを懐胎，分娩する女性の胎内に移植して挙児をはかるものである。この技術の開発により，生殖補助医療は飛躍的な発展を遂げるに至ったが，その一方で，子として出生する可能性のある胚を，体外で人為的に作成し，利用することについては，従来から議論がある。この人為的に作成された胚，

---

(3)　厚生労働省「不妊治療をめぐる現状」〈http://www.mhlw.go.jp/stf/shingi/2r985200000314vv-att/2r985200000314yg.pdf〉。また，詳細な治療の現状分析として，齋藤英和「わが国における生殖補助医療(ART)の現状」母子保健情報66号13頁(2012年)。

(4)　総合研究開発機構・川井健共編『生命倫理法案——生殖医療・親子関係・クローンをめぐって』(商事法務，2005年)。

(5)　前掲注(1)対外報告29頁，提言(1)。

さらにそのために利用される精子や卵子の位置づけは，生殖補助医療を論ずるにあたって避けえない問題であり，ここでは次に，わが国での胚や精子，卵子の位置づけについて概観し，検討を行うこととする。

1 胚の位置づけ

A 胚の作成と利用

体外で人為的に胚を作成することについて，「人間の生命のはじまりと運命を科学技術の支配下に置くものである」として，強く批判する声はある[6]。しかし，現在，多くの国々では，目的に一定の制限を設けた上で，体外での胚の作成と利用を認めてきている。

胚の作成と利用が認められるのは，第一に，体外受精・胚移植によって挙児を目的とする場合である。作成した胚の生命を維持して，子として産生することを目的としているという限りでは，このような技術利用は社会的承認を得やすい。ヒトの生命は受精によって発生し，その受精の時から人間の尊厳の不可侵という憲法要請が及ぶとして，先進国中，胚の取扱には最も厳格な対応をとるドイツにおいても[7]，卵子が由来する女性に妊娠をもたらす目的で人工的に受精させ，胚を作成することは認められている（胚の保護に関する法律1条1項2号[8]）。

しかし一方で，この技術利用の過程では，移植した胚が確実に着床・懐胎に至るとは限らないため，あらかじめ予備的に複数の胚を作成しておくことが普通であり，この予備的な胚は，先に移植した胚が着床・懐胎に至った場合には，使用に供されないまま残存することとなる。このような胚，すなわち余剰胚は，これを冷凍保存することは可能であるが，挙児に使用するために保存しておく意味がないということになれば，最終的には廃棄ということ

---

(6) 最も強力な批判者であるカトリック教会は，『このような支配関係は，両親と子どもが共通して持っている尊厳と平等に反する』とする（教皇庁教理省『生命のはじまりに関する教書』44頁（カトリック中央協議会，1987年））。
(7) ドイツ連邦議会審議会答申（松田純監訳）『人間の尊厳と遺伝子情報——現代医療の法と倫理（上）』18-23頁（知泉書館，2004年）。
(8) 規定の文言は，「卵細胞が由来する女性の妊娠をもたらす以外の目的で，卵細胞を人工的に受精させることを試みる者」は，3年以下の自由刑または罰金刑に処されるというものである。

に至らざるをえない。体外受精・胚移植は、挙児という目的については社会的妥当性をもちうるものではあるが、手段としては、胚の廃棄を予定せざるを得ないものとして非難可能性を有するのである[9]。先に挙げたドイツにおいて、1月経周期内に3個を超える胚を女性に移植すること、また1月経周期内に女性に移植すべき胚の数を超えて女性に移植することを禁止しているのも（胚の保護に関する法律1条1項3号、5号）、この点を強く意識しているからに他ならない。

　このような問題性を踏まえて、胚の作成および利用については、わが国においても慎重な検討が行われた。2004年には、総合科学技術会議で「ヒト胚の取扱いに関する基本的考え方」（2004年7月23日、以下「基本的考え方」と表記）がまとめられ、現在、それに基づいて作成された各種ガイドラインに従った運用がなされてきている。

　「基本的考え方」は、まず、胚の性質について、次のように説く。すなわち、胚は「人」と同等に扱うべきではないとしても、「人」へと成長し得る「人の生命の萌芽」として位置づけられるものであり、「人の尊厳」という社会の基本的価値を維持するために、特に尊重されなければならない。それゆえ、その目的の如何にかかわらず、胚を損なう取扱いは認められないことを原則とするが、その一方で、基本的人権として人の健康と福祉に関する幸福追求の要請に応えるため、たとえ胚を損なう取扱いであるとしても、例外的に認めざるを得ない。その条件は、①そのような胚の取扱いによらなければ得られない生命科学や医学の恩恵及びこれへの期待が十分な科学的合理性に基づいたものであること、②人に直接関わる場合には、人への安全性に十分な配慮がなされること、③そのような恩恵及びこれへの期待が社会的に妥当なものであることの3つであり、例外が認められるためには、これらの条件を全て満たすことが必要である（「基本的考え方」2(3)）。

　「基本的考え方」によれば、生殖目的での利用は、このような例外に該当するとする。生殖目的であっても、体外受精・胚移植には胚の廃棄の可能性が伴うため、生殖補助医療は結果的に胚を損なう取扱いとなりうるが、母体の負担に配慮してこのような方法で生殖補助医療を行うことには、十分な科

---

(9)　カトリック教会は、この点をとらえて、体外受精は中絶とつながると批判する（前掲注(6)21頁及び44頁。

学的合理性と社会的妥当性が認められることから，余剰胚の発生は容認し得るとされるのである（「基本的考え方」3（2）ア）。

　以上のような，生殖を目的とした胚の作成に対し，生殖を目的としない胚の作成については，多くの国々で慎重な姿勢がとられている。ドイツのようにこれをまったく認めない国もあるが，わが国では，生殖補助医療研究を目的とする場合に限り，作成が認められている[10]。しかし，生殖目的の場合と異なって，研究のための胚の作成は，はじめから廃棄が予定されているものであることから，その実施については，「ヒト受精胚の作成を行う生殖補助医療研究に関する倫理指針」により，作成は研究の実施のために必要かつ最小限のものに限るなど，厳格な制限が課されている（同指針第3章第1）。

B　余剰胚の利用

　生殖を目的として作成されたが，利用されずに残った余剰胚について，子を希望する他の女性に移植して，挙児をはかることは認められるか。胚の廃棄を回避するという点では有意であるが，日本産科婦人科学会の会告「胚提供による生殖補助医療に関する見解」（2004年）は，子の福祉の優先および親子関係の不明確化を理由として許容していない。これに対して，「専門委員会報告」ならびに「生殖補助医療部会報告」はこれを認めている（後述Ⅳ3B（b）参照）。

　これに対して，余剰胚について，生殖以外の目的での利用を認めるかどうかは，胚の廃棄を前提とするため問題が生ずる。わが国では，生殖補助医療研究の場面ではこれを使用しうるが，そのほかに，ヒト胚性幹細胞（ES細胞）の樹立のためにも使用が認められている[11]。しかし，余剰胚とはいえ，胚の破壊が前提となるものであることから，その利用については，「ヒトES

---

(10)　生殖補助医療研究は，これまで体外受精の成功率の向上等，生殖補助医療技術の向上に貢献しており，今後とも，生殖補助医療技術の維持や生殖補助医療の安全性確保に必要と考えられ，その研究成果に今後も期待することには，十分科学的に合理性があるとともに，社会的にも妥当性がある，というのがその理由である（「基本的考え方」3（2）ア）。これに対して，NIRAの生命倫理法案では，生殖補助医療以外の目的で胚を作成することは認めない（第39条）。

(11)　胚を新たに作成してまでES細胞を樹立する必要性はないが，ES細胞を用いた研究の成果として期待される再生医療等の実現等の恩恵への期待に，十分科学的に合理性があるとともに，社会的妥当性もあることを理由とする（「基本的考え方」3（1）ウ）。

細胞の樹立及び分配に関する指針」(2009年。2001年，旧指針) が定められ，厳格な制限が課されている。

2　精子・卵子の位置づけ

　胚と異なり，精子および卵子（配偶子）は生命とはいえない。法的に位置付けるとすれば，物（身体物質）といわざるを得ないが，人に由来する物質であり，なによりも受精によって生命発生に至るものであるため，取扱いには慎重さを要する。

　精子・卵子の利用にも，大別して生殖目的での利用と，研究目的での利用とが存在する。このうち，生殖を目的とする精子，卵子の使用については，わが国では，法律による規律こそないものの，医学界のガイドラインなどの下で実施されてきている。

A　生殖目的での採取

　精子の採取は，非閉塞性無精子症の場合に利用される精巣精子採取法（TESE）などを除き，比較的簡単であり，被採取者に対する負担も少ない。しかし，卵子の採取は，麻酔下で穿刺針を卵巣にできた卵胞に到達させて行うために身体的侵襲の度合は大きく，また成熟卵子を採取する必要上，卵巣刺激ホルモンを投与して行う卵胞刺激法が採用されるのが通常であるため，卵巣過剰刺激症候群（OHSS）などの副作用も伴う。夫婦間での不妊治療の場合には，採卵回数に格別の制限はないが，第三者の卵子を使用する場合については，「生殖補助医療部会報告」は，提供者の負担を考えて，提供者はすでに子がいるものであることと，同一人からの採卵の回数を3回までとすることを求めている（Ⅲ 2（1），（2））[12]。

B　研究目的での採取

　生殖補助医療研究のための精子および卵子の提供については，「ヒト受精胚の作成を行う生殖補助医療研究に関する倫理指針」によって，要件が定められている。それによれば，提供者は十分な同意能力を有する成年者に限られ，また，卵子については，提供者の負担を考えて，研究のためにあらためて採取することは許されず，生殖補助医療に用いられなかった卵子に限って

---

[12]　日本生殖医学会倫理委員会の「第三者配偶子を用いる生殖医療についての提言」でも，既婚で妊孕能の明らかな提供者を優先するとしている（4・2）。

提供を受けることができる（指針第2章第1）[13]。

3 胚・精子・卵子の提供の無償性

配偶者間人工授精で精子の提供を受ける場合，その提供は無償が原則である（「非配偶者間人工授精に関する見解」4）。また，生殖補助医療研究の目的で精子，卵子の提供を受ける場合にも，実費相当額を除き，無償である（「ヒト受精胚の作成を行う生殖補助医療研究に関する倫理指針」2章第1，1（2））。

この無償性の原則は，生殖補助医療部会報告等の立法提案にも採り入れられている。同報告は，営利目的での精子・卵子・胚の授受・授受の斡旋については，罰則をもって禁止すべきであるとし（報告書7），また日弁連の提言（第1，1(13)）や日本医師会法律案要綱骨子（案）（第4，5），NIRAの生命倫理法案（第27条4項）も，対価としての財産上の利益の供与を禁じている。

胚は人の生命の萌芽と位置付けられる存在であり，また精子，卵子は生命とはいえないものの，人体に由来する物質であり，なによりも受精によって生命となりうる存在である。その意味で，いずれも尊厳をもって取り扱われるべき存在であり，商業的取引の対象とされるべきではない。しかし，提供のために提供者が負担した実費（交通費，通信費等）については，提供を受ける者が，提供者に支弁し，提供者が受領しても差し支えない（生殖補助医療部会報告3（1）1））[14]。また，卵子採取など，採取のために相当程度の医

---

(13) 具体的には，①生殖補助医療に用いる目的で凍結保存されていた卵子であって，生殖補助医療に用いられなくなったもの，②非凍結の卵子であって，生殖補助医療に用いたが，受精しなかったもの，③非凍結の卵子であって，生殖補助医療に用いる目的で採取されたが，形態学的な異常等の理由により，結果的に生殖補助医療に用いることができない卵子，④非凍結の卵子であって，生殖補助医療に用いる目的で採取されたが，提供者から研究に提供する旨の自発的な申出があったもの，⑤疾患の治療等のため摘出された卵巣（その切片を含む。）から採取された卵子であって，生殖補助医療に用いる予定がないもの，のいずれかである。

(14) 日本医師会生殖補助医療法制化検討委員会の提案でも，「何人も，人の精子，卵子，受精卵を提供すること若しくは提供したことの対価として財産上の利益の供与を受け，またはその要求若しくは約束をしてはならない」（生殖補助医療の実施に関する法律案要綱骨子（案）5・1），「何人も，人の精子，卵子，受精卵の提供を受けること若しく

療行為を必要とする場合には，その費用は提供を受ける者が負担するとして良いであろう。

4　胚・精子・卵子の保存

A　胚の凍結保存

体外受精・胚移植の技術の向上に伴い，多胎妊娠を避けるため，一時に移植する胚，さらには一時に発生させる胚の数を制限するようになり，そのため使用されずに残存する胚や未受精卵子の取扱が問題となってきた。そのため，1988年に，日本産科婦人科学会は，体外受精等を目的に取得された卵子を対象に，会告「ヒト胚および卵の凍結保存と移植に関する見解」を作成，発表した。胚の凍結保存と融解後の使用に関しては法的にも倫理的にも種々の問題を含んでおり，その実施には細心の注意が必要であるとの認識に基づくものである[15]。

この会告は，2010年に改正されて今日至っている。それによれば，①凍結されている胚はそれを構成する両配偶子の由来する夫婦に帰属するものであり，②その夫婦は，当該ART実施登録施設に対し，凍結卵子または胚の保管を委託すること，③胚の凍結保存期間は，被実施者夫婦の婚姻の継続期間であって，かつ卵子を採取した女性の生殖年齢を超えないこと，④実施登録施設は，被実施者夫婦に，本法の内容，問題点，予想される成績，目的を達した後の残りの胚，および許容された保存期間を過ぎたものの取り扱い等について，事前に文書を用いて説明し，了解を得た上で同意を取得し，同意文書を保管すること，⑤凍結融解後の胚は，卵子採取を受けた女性に移植さ

は受けたことの対価として，財産上の利益を供与し，又はその申込み若しくは約束をしてはならない」（同5・2）とされる。日本生殖医学会倫理委員会の「第三者配偶子を用いる生殖医療についての提言」も同様であるが，卵子提供については，薬剤費と通院のための交通費などの実費相当分，休業及びその他の不都合に対する補償，および卵巣過剰刺激症候群の発症など，卵子提供者が要した予期しない医療費の補償は認められるべきとしている（提言4・4）。

[15]　胚を凍結保存し，次周期以後に胚移植することにより体外受精・胚移植法における妊娠率の向上が期待できるだけでなく，被実施者の負担の軽減も期待でき，諸外国ではすでに凍結融解胚の移植による生児誕生が報告され，また出生子の異常発生率も自然妊娠と大差ないと判断されている。

れるものであり，生殖補助医療技術の実施登録施設は施術ごとに被実施者夫婦の同意を取得し，同意文書を保管すること，が求められている。

B　精子の凍結保存

卵子採取とのタイミングを合わせるために，あるいは精巣悪性腫瘍等の治療を要し，抗癌剤・放射線治療によって造精機能が低下するおそれがある場合に備えるために，あらかじめ精子を採取し，凍結保存しておくことは臨床の現場ではかなり以前から実施されてきている[16]。しかし，いったん凍結すれば半永久的に保存を続けることができ，精子の由来者が死亡した後にそれを利用して体外受精で挙児することも可能となるなど，問題も生ずる[17]。そこで，そのような精子凍結保存の普及にともなって発生しうる問題に対応するため，日本生殖医学会は，2003年に，ガイドライン「精子の凍結保存について」を作成した[18]。

このガイドラインによれば，①精子を凍結保存する施設は精子凍結依頼者に対して，文書及び口頭で，凍結保存精子を用いて生殖補助医療を実施する際のリスクや問題点を含む留意すべき点について十分な説明を行い，文書により同意を得た上で，精子を凍結保存する，②精子の凍結保存期間は精子の由来する本人が生存している期間とし，また定期的に凍結継続の意思確認と本人生存の確認をとることを奨励する，③凍結保存していた精子が天災など予期せぬ事情（地震，火災，液体窒素の不足など）により使用不可能になった場合，依頼者がそれまでに支払った精子保管料程度を弁済すること（それ以

---

[16] 凍結精子を融解した場合に，精子の運動率は落ちるが，活発な精子を選別して受精に用いるため，新鮮精子を用いた場合と比べて，子の産生に至る結果に大きな差はなく，また子に異常が発生する頻度が高くなるといったこともないといわれている。

[17] 最判平成18年9月4日民集60巻7号2563頁は，妻が夫の死後，夫の生前に冷凍保存していた精子を使って体外受精して子を出産し，検察官を相手に死後認知を求めた事案において，死後懐胎子と死亡した父との間の法律上の親子関係の形成は認められないという判断をしている。なお，「生殖補助医療部会報告」は，提供された精子・卵子・胚についてではあるが，提供者の死亡が確認されたときには，提供された精子・卵子・胚は廃棄する，としている（Ⅲ3(6)）。

[18] このガイドラインは，これに先行して，日本不妊学会が，悪性腫瘍の治療などによって造精機能の低下をきたす可能性のある場合の精子の凍結保存について，「医学的介入により造精機能低下の可能性のある男性の精子の凍結保存」（2003年）という見解を発表したことを受けたものである。

上の責任は負わないこと）を明文化するよう奨励する，④精子の凍結保存の費用に関しては有償であることを奨励する，とされている。

C　卵子の凍結保存

すでに胚の凍結保存のところで触れたように，日本産科婦人科学会は，1988 年に，体外受精等を目的に取得された卵子を対象に，会告「ヒト胚および卵の凍結保存と移植に関する見解」を作成，発表した。しかし，精子の冷凍保存が早くから臨床において普及してきたのに対し，未受精卵子は，水分が多く細胞膜が脆弱で凍結による損傷を受けやすく，また，減数分裂の完了していない不安定な状態にあって物理的な影響を受けやすいことから，冷凍，融解がむずかしいとされ[19]，そのためか，この会告も重点は胚の保存に置かれ，卵子については，その凍結保存期間を当該婦人の生殖年齢を超えないものとするほかは，被実施者へ説明，実施者，実施施設について規定するのみであった。この会告は 2010 年に改正を受けたが，その際も，凍結されている卵子はその卵子の由来する女性に帰属することが追加的に規定されたに過ぎない。

しかし，凍結保存技術が向上するとともに，悪性腫瘍等の治療のためあらかじめ卵子を採取して保存しておきたいという希望や，近時の晩婚化に伴い女性の初産年齢が高まる傾向がある中で，卵子の老化による妊娠確率の低下が指摘されたことなどにより，卵子の凍結保存の希望が増えてきた。そのような現状にかんがみ，2013 年に，日本生殖医学会は，「医学的適応による未受精卵子あるいは卵巣組織の凍結・保存のガイドライン」と「社会的適応による未受精卵子あるいは卵巣組織の凍結・保存のガイドライン」を作成，公表した。前者は，悪性腫瘍の治療等，医学的介入により性腺機能の低下をきたす可能性を懸念する場合の凍結保存に関するものであり，凍結・保存の対象者は，原疾患の治療に係わる主治医の許可が得られている者に限られる。これに対して，後者は，加齢等の要因により性腺機能の低下をきたす可能性を懸念する場合の凍結保存に関するものであり，凍結・保存の対象者は成人した女性で，未受精卵子等の採取時の年齢は，40 歳以上は推奨できず，ま

---

[19]　科学技術・学術審議会，生命倫理・安全部会，特定胚及びヒト ES 細胞研究専門委員会・クローン胚研究利用作業部会「人クローン胚の研究目的の作成・利用のあり方について——人クローン胚研究利用作業部会中間取りまとめ」（2006 年）第 4 章 1 参照。

た凍結保存した未受精卵子等の使用時の年齢は，45歳以上は推奨できない，とされている。これら両ガイドラインを分けたのは，前者が未受精卵子および卵巣組織凍結技術の本来の適応であり，原疾患の治療へ影響を及ぼす可能性など，安全性の確保等についてより根本的かつ基本的な問題にかかわっていることから，後者より丁寧で十分な説明と配慮が必要であると判断したからであり，社会的適応による凍結保存は認めるが，妊娠・分娩時期の先送りを推奨するものではないとされている。

　これらガイドラインによれば，いずれの場合とも，口頭および文書を用いて，未受精卵子等の採取，凍結と保存の方法や，凍結された未受精卵子等による生殖補助医療（顕微授精）について十分に説明し，同意権者の同意を得るインフォームド・コンセントを実施しなければならず，また同意権者から破棄の意思が表明されるか，本人が死亡した場合は，直ちに破棄するものとされ，また，本人の生殖可能年齢を過ぎた場合は通知の上で破棄することができるとされる。凍結未受精卵子は，本人の生殖以外の目的で使用することはできないのを原則とするが，同意権者から破棄の意思が表明され，また，凍結された未受精卵子等を本人が生殖医学の発展に資する研究に利用することを許諾した場合であっても，当該研究等の実施に当たっては，法律や国・省庁ガイドラインに沿い，インフォームド・コンセントなどを含めた必要な手続きを改めて施行しなければならない。

Ⅳ　生殖補助医療技術利用の許容範囲

　生殖補助医療技術の利用は，人の生命の発生，子の出生という重大な結果をもたらし，またその過程の中では生命の選択や遺伝操作も可能となる。それゆえ，それを無限定に使用できるとした場合には，社会的価値観や生命倫理との抵触が起きる可能性もあり，実施の許容にあたっては，どのような範囲でそれを許容するかが検討されなければならない。ここでは，その範囲について，第1に医学的観点から，第2に生命倫理的な観点から，そして第3に社会的な観点から，考えてみよう。

1 医学的観点からの許容範囲

すでに述べたように，生殖補助医療技術の利用は不妊治療として位置づけられている。したがって，医学的観点からは，治療行為として適応と禁忌が確立し，また生まれてくる子にとっても，直接施術を受け，懐胎・分娩する女性にとっても，安全なものである必要がある。わが国の生殖補助医療技術はすでに高度に発達しており，ほとんどの技術において適応と禁忌は確立し，安全性のレベルも高いといってよい。しかし，例えば，男性型不妊の場合の治療法としての，人工授精，GIFT，体外受精・胚移植など，技術相互において適応が重なり合うものが少なくないし，卵管内配偶子移植や受精卵卵管移植（ZIFT），さらには卵細胞質内精子注入法（ICSI）など，卵子や母体に対する侵襲の度合いが高いものも存在する。生殖という事柄の性質や被施術者の安全を考慮に入れれば，適応が重なり合う技術の間では，より自然な方法から始めて人為的な方法へ，またより侵襲性の低い方法から始めて侵襲性の高い方法へという順で利用がなされるのが相当であると考えられる。これら技術については，現在のところ，日本産科婦人科学会の会告により個別の規制がなされているにとどまるが，将来的には，利用者の不妊形態や安全に合致した適切な方法の利用をはかるため，生殖補助医療全体に関するガイドラインを作成し，その中に利用できる技術の範囲，適応や禁忌，利用の順序などが明示されることが望ましい[20]。

2 倫理的観点からの許容範囲

すでに述べたように，わが国を含め，世界各国において，生殖を目的として体外受精・胚移植や人工授精などの技術を利用すること自体は，倫理的あ

---

[20] わが国でも，日本産科婦人科学会は，会告「体外受精・胚移植に関する見解」（2006年）で，体外受精・胚移植のガイドラインを示すが，顕微授精については，さらに独自の会告「顕微授精に関する見解」（2006年）で，「本法は，男性不妊や受精障害など，本法以外の治療によっては妊娠の可能性がないか極めて低いと判断される夫婦を対象とする」として，適応と一般の体外受精と顕微授精相互間の実施の順位を指示している。また，日本生殖医学会倫理委員会の「第三者配偶子を用いる生殖医療についての提言」は，精子提供，卵子提供についての適応を示すとともに，まず人工授精，それが成功しない場合に体外受精・胚移植として実施順位を示している。

るいは法的に許容されてきている。しかし，そのような生殖補助の過程において，男女の選別や，移植前の受精卵の遺伝学的検査および診断，遺伝的操作など，生まれてくる子の選別につながる技術を利用することについてどう対処するかは，倫理的観点から重要な問題として残っている。

男女の選別については，かつて日本産科婦人科学会は，会告で，パーコール法を用いたXY精子選別を認めないという立場を採ってきた（1994年「XY精子選別におけるパーコール使用の安全性に対する見解」）。近時この会告を削除し，実質的に医師の裁量によるパーコール法の利用を承認したが，ヒト精子調整におけるパーコールの使用は「医薬品以外の製品の目的外使用」に相当すること，会告削除によってパーコールの目的外使用を容認するものではないとされている（2006年6月「『XY精子選別におけるパーコール使用の安全性に対する見解』の削除について」）。

移植前の受精卵の遺伝学的検査および診断については，会告「着床前診断に関する見解」（2010年改定）によって，原則として重篤な遺伝性疾患児を出産する可能性のある，遺伝子変異ならびに染色体異常を保因する場合ならびに均衡型染色体構造異常に起因すると考えられる習慣流産（反復流産を含む）を対象とする場合に限って認められることから，性別確認や，一般的な遺伝因子の確認等の目的のために利用することは許されていない。

3 社会的観点からの許容範囲

生殖補助技術を用いた挙児は，組み合わせ方によって，精子，卵子の由来と懐胎・分娩の断絶という事態をもたらし，従来われわれの社会の中に存在する親子観，家族観との摩擦を生ずる可能性がある。生殖補助技術を用いた場合の法的親子関係の詳細については本書の別章に譲り，ここでは許容範囲としてどのような組み合わせがありうるかについてのみ概観しておくこととする。

A 配偶者間人工受精

わが国においては，1983年10月に日本産科婦人科学会から出された「『体外受精・胚移植』に関する見解」が，「被実施者は婚姻しており，挙児を希望する夫婦で，心身ともに妊娠・分娩・育児に耐え得る状態にあり，成熟卵の採取，着床および妊娠維持が可能なものとする」としたことを尊重し，

体外受精・胚移植においては第三者の精子や卵子を使用しないこととして各施設により自主規制されてきた[21]。すなわち，夫婦間体外受精・胚移植として実施されてきたのである。

ここにいう夫婦とは，「婚姻しており」という文言が示すように，法律婚の夫婦をいい，事実婚の夫婦は含まれていなかった。しかし，民法の非嫡出子の相続分を嫡出子の2分の1とする規定（民法900条4号ただし書前段）が最高裁大法廷で違憲とされ，それを受けて国会も同規定を削除したことから[22]，日本産科婦人科学会は，2014年1月に，前掲「見解」中，「婚姻」という文言を削除し，事実婚配偶者間の体外受精・胚移植を許容することを理事会決定した[23]。

B 精子提供・卵子提供・胚提供
（a） 精子提供・卵子提供

わが国においては，第2次世界大戦後，相当早期のころから，一部の大学病院などにおいて，いわゆる人工授精が実施されてきた。この人工授精は，法律上の夫婦関係にある者についてのみ認められ，その方法としては夫の精子を使用して行う配偶者間人工授精（AIH）と，夫以外の男性の精子の提供を受けて行う非配偶者間人工授精（AID）の両者が実施され，医学界もこれを認めてきた（日本産科婦人科学会「非配偶者間人工授精と精子提供に関する見解」1997年）。これに対して，体外受精・胚移植については，第三者の精子や卵子を使用しないこととされてきたことは，前述の通りである。

このような状況の中で，2000年に「専門委員会報告」，2003年に「生殖補助医療部会報告」が，夫婦の精子・卵子によることができない場合について[24]，第三者の精子，卵子の提供による体外受精・胚移植を認める方向を打ち出した。それを受け，2006年には，産科婦人科学会が，前記「非配偶者

---

(21) 日本生殖医学会倫理委員会報告「第三者配偶子を用いる生殖医療についての提言」（2009年）1参照。
(22) 最大決平成25年9月4日判時2197号10頁。
(23) 朝日新聞デジタル2014年1月7日。正式には2014年4月の総会で決定する予定。
(24) 生殖補助医療部会報告には，適応として，別紙1「精子の提供を受けることができる医学的な理由」，別紙2「卵子の提供を受けることができる医学的な理由」が付されている。いずれも精子，卵子に受精能力がない，あるいは受精能力がないことが推定される場合であり，加齢により妊娠できない夫婦は対象とならない。

間人工授精と精子提供に関する見解」を改定して「非配偶者間人工授精に関する見解」を発表し，さらには前記「『体外受精・胚移植』に関する見解」を改定した。この「『体外受精・胚移植』に関する見解」の改訂版は，被実施者について，「被実施者は婚姻しており，挙児を強く希望する夫婦で，心身ともに妊娠・分娩・育児に耐え得る状態にあるものとする」とのみ規定し，1983 年版の「成熟卵の採取，着床および妊娠維持が可能なものとする」という部分は削除されている。第三者の精子・卵子の提供について直接は何も言及していないものの，この削除は，第三者の提供による施術を排除しない趣旨とみることができる。

　このような，第三者の精子，卵子を使用した施術を認めることは，法的父子関係，母子関係と生物学的（遺伝的）親子関係の食い違いをもたらす。この点にかんがみ，2003 年に法制審議会の部会が審議をし，民法改正に関する中間試案を発表したが，その後進展はなく，生殖補助医療技術の利用による親子関係に関してはいまだに直接の法律規定がない。民法の親子法規定の解釈で一応の結論を導くことができるにしても[25]，生まれてくる子の福祉のためには，明確な規定がなされることが期待される。

　精子，卵子の提供にあたっては，提供者に対し，医療上の問題はもちろん，子が出生した場合の身分関係や子の出自を知る権利との関係など，提供の意義と結果について説明をしたうえ，その承諾を得る必要がある。また，提供者に配偶者がある場合には，その配偶者からも，説明の上同意を得る必要がある。

　従来から，非配偶者間人工授精は，精子提供者のプライバシー保護のため，精子提供者を匿名として行われてきている（「非配偶者間人工授精に関する見解」5）。各種報告や提言も，非配偶者間人工授精に限らず，精子・卵子の提供は原則として匿名で行われるべきとする（例えば，「生殖補助医療部会報告」Ⅲ 3（2）1），「第三者配偶子を用いる生殖医療についての提言」4，1））。しかし，卵子提供を認める場合には，身体的負担の大きい採取を匿名で引き受ける提供者を見つけるのは現実には困難であることから，姉妹など，家族間での提供も容認される必要がある。ただその場合，姉妹間での提供に圧力

---

(25)　東京高決平成 10 年 9 月 16 日家月 51 巻 3 号 165 頁等。

が加わるような事態に備えたセーフガードが必要であろう[26]。

精子・卵子の提供が匿名で行われる場合には，子の出自を知る権利についての配慮が必要である。子からの情報の開示の請求について手続きが整備される必要があるほか，開示請求に備えて提供者の記録は，長期にわたって保存されなければならない[27]。

これら以外にも，エッグシェアリング[28]や，同一人の精子や卵子を使用することができる回数の問題[29]など，精子・卵子の提供に関しては解決すべき問題が少なくない。

（b）胚提供

精子提供，卵子提供に加えて，胚提供による挙児を認めるかについて，「専門委員会報告」および「生殖補助医療部会報告」は，生まれた子の福祉のために安定した養育のための環境が十分に整備され，子の福祉が担保された場合においては，移植できる胚を他の夫婦が自己の胚移植のために得た胚であって，当該夫婦が使用しないことを決定したもの（余剰胚）に限り，胚の移植を容認するとした（「生殖補助医療部会報告」Ⅲ1（1）4））。これに対し，日本産科婦人科学会は，生まれてくる子の福祉を最優先すべきであること[30]，親子関係が不明確化することを理由に，胚提供，あるいは胚提供の

---

[26] 圧力の問題は精子提供の場合にも起こりうるが，この場合には，血統へのこだわりから，妻が夫の近親者の精子の使用を強制される事態が懸念される。

[27] 生殖補助医療部会報告は，提供は匿名とするが，子が15歳に達した場合には，提供者に関する情報のうち，開示を受けたい情報について，氏名，住所等，提供者を特定できる内容を含め，その開示を請求をすることができるとする（Ⅲ3（2），（3））。また，提供者に関する情報および生まれた子に関する情報の保存期間については，80年とする（Ⅲ6（1）3）（3））。

[28] 生殖補助医療部会報告は，他の夫婦が自己の体外受精のために卵子を採取する際，その採卵の周期に要した医療費等の経費の半分以下を負担した上で卵子の一部の提供を受け，当該卵子を用いて体外受精を受けること（卵子のシェアリング）について認める（Ⅲ3（1））。

[29] 生殖補助医療部会報告は，同一の人から提供された精子・卵子による生殖補助医療を受けた人が妊娠した子の数が10人に達した場合には，以後，その者の精子・卵子・胚を当該生殖補助医療に使用してはならない，とする（Ⅲ2（2））。

[30] 例えば，発達過程においてアイデンティティーの確立に困難をきたすおそれや，親との死別などがあった場合に，子は安定した養育環境を奪われる危険にさらされるおそれがあるとする。

あっせんを禁止している（2004 年「胚提供による生殖補助医療に関する見解」）。
（c） 被実施者の範囲

事実上の夫婦関係にある者，男性同士，女性同士のカップルの関係にある者，単身の女性，あるいは戸籍上の性別を変更し，婚姻をした者などについても，精子，卵子あるいは胚の提供による生殖補助医療技術の実施を認めることができるか。

このうち事実婚カップルにある者に対する実施については，先にAにおいて触れた 2014 年の日本産科婦人科学会の会告改定により，容認されることになると思われる。しかし，会告改定があっても，法律上であれ，事実上であれ，被実施者は「挙児を希望する夫婦」であることが求められるので，単身の女性，女性同士のカップルなどに対する実施は認められない。

「性同一性障害者の性別の取扱いの特例に関する法律」によって性別変更して，夫婦となったカップル（女性が戸籍上男性に性別変更し，別の女性と婚姻した場合）に施術することについては，直接の定めはない。しかし，法律上の夫婦であるという点で形式的には要件を満たしているため，実施は認められる可能性がある。現にそのような夫婦の妻が精子提供を受けて出産した子について，最高裁は，772 条の推定の適用を認め，性別変更した夫の嫡出子と判示している[31]。

C 代理懐胎

代理懐胎の許容性については，大きな議論がある。「専門委員会報告」および「生殖補助医療部会報告」は，代理母が卵子を提供する型（サロゲイト・マザー型）のものであると，依頼者夫婦の精子と卵子を使用して作成した胚を代理母が懐胎・分娩する型（ホスト・マザー型）であるとを問わず，禁止している（「専門委員会報告」Ⅲ 1（2）（5），「生殖補助医療部会報告」Ⅲ 1（1）6））。この点は，日本産科婦人科学会も同様であり，会告でいずれの型も禁止しているが（2003 年「代理懐胎に関する見解」），学会員の中には，除名を覚悟したうえで会告に違反し，代理懐胎を実施した医師もおり，また海外において代理懐胎によって挙児した例もみられる[32]。

---
(31) 最決平成 25 年 12 月 10 日裁判所時報 1593 号 4 頁。
(32) 最決平成 19 年 3 月 23 日民集 61 巻 2 号 619 頁。その他，海外での代理母利用について，佐藤やよい「生殖補助医療ツアーがもたらす渉外的法律問題——「代理懐胎」利

そのような中，2008年に，日本学術会議生殖補助医療の在り方検討委員会は，対外報告「代理懐胎を中心とする生殖補助医療の課題——社会的合意に向けて」の中で，「代理懐胎は，法律によって，原則として禁止すべきである」としつつ，「代理懐胎の試行的実施（臨床試験）は考慮されてよい。その場合には，公的機関による管理の下で，法律の規定するところに従って行うべきである」という見解を発表した[33]。「自分の遺伝子を受け継ぐ子を持つことを望む場合の最後の手段として」の意義を認める一方，懐胎者に与える心身の危険及び負担，胎児・出生した子に及ぼす影響，母性の形成への障害，子の福祉の問題，医師の倫理的立場の混乱などの弊害が完全になくなるわけではないので，出生する子，代理懐胎者，依頼者の利益と福祉を最大限守りつつ，関係者及びその家族，さらには社会に対して，代理懐胎がどのような結果をもたらすかを明らかにし，また，子宮内環境が着床や胚発生に及ぼす影響についての基礎的研究，周産期の母体と胎児の管理，さまざまな疾患罹患者における妊娠の安全性確保，生まれた子の心身に対する長期的影響などについて，科学的信頼度の高い情報が得るために，公的管理の下に厳格な要件を付けて限定的，試行的に実施し，その結果をまって，代理懐胎についての政策的判断を改めて下すべきである，というのがその理由である。

　代理懐胎の肯否は，自分の遺伝的形質を受け継ぐ子を持つことが可能である以上，その機会の利用は承認されてよいのではないかとする考え（挙児の自由）と，たとえ当事者の合意を要件とするにせよ，他人である代理母を利用し，その心身の大きな負担において自らの挙児を実現することに相当性はないという考え（他者利用の限界・人間の尊厳との抵触）の間に挟まる問題であり，社会的合意の形成は難しい。その意味では，学術会議がいうように，試行による実証の上に最終判断を行うべきであるとする考え方には一理あるといえる。しかし，そのデータ，とくに子への影響などは極めて長期にわたって観察しなければ得られるものではなく，そのような状況下に子を置くことは，子の福祉という面から大いに問題があるといわなければならない[34]。

用により出生した子の母子関係ならびに国籍」日本学術協力財団編『生殖補助医療と法（学術会議叢書19）』235頁（日本学術協力財団，2012年）。
(33)　営利目的による代理懐胎は処罰すべきであるとするが，処罰の対象者は，施行医，斡旋者，依頼者とし，代理懐胎者は対象者から除外すべきとされる。

許容するのであれば，試行という不明確な方法によってではなく，要件と子の身分関係を明確にして確定的に実施を認め，不都合については改正によって是正をはかるという方法をとるべきであり，現時点で肯否の判断がつかないというのであれば，違反があっても子の身分関係を確定できるだけの法的準備（例えば，分娩者母ルールの明示等）をした上で，行為規範としては禁止をするという道をとるべきであろう。

V 生殖補助医療の当事者およびインフォームド・コンセント

1 当事者

不妊治療の過程は，不妊相談などから始まり，診察，原因究明のための検査，それに基づく診断を受けて，適応のある生殖補助医療技術の実施へと進む。このような過程は，一般の傷病の診療の場合と差があるわけではなく，これを法的にみれば，診療を希望する者と医師あるいは医療機関との間の契約（診療（医療）契約）に基づいて開始し，進行する関係と考えてよい。しかし，一般の傷病の場合には，診療を受ける者（患者）は終始一人であるのに対し，不妊治療の場合には，そうではない。わが国では，先に述べたように，生殖補助医療技術の被実施者は夫婦に限られている（Ⅳ3B(c)）。当初，不妊に悩み，相談や診察を希望してくるのが夫あるいは妻のいずれかであったとしても，最終的に人工授精や体外受精・胚移植を利用して挙児をはかるということになると，夫婦の合意が施術実施の要件となる。これは，単に精子や卵子の採取を行う必要があるということからだけでなく，生まれてくる子の法的親子関係の安定という面からも要請されることである[35]。

このように不妊治療を受ける側（患者）が夫婦であるとした場合，不妊治

---

(34) 代理懐胎によって生れた子を，試行として生まれた子であるとの立場に立たせ，他の子と区別した取扱をすることになることは，子の福祉の観点からは相当といえない。
(35) 夫婦間の合意なしに実施された場合，精子提供や卵子提供の場合には，法的親子関係に影響が出る。東京高決平成10年9月16日家月51巻3号165頁（前掲注(25)）は，夫の同意を得て人工授精が行われた場合には，人工授精子は嫡出推定（民法772条）の及ぶ嫡出子であると判示している。

療の法律上の当事者関係はどのようにとらえられるべきであろうか。一つには、夫婦を申込者、医師や医療機関を応諾者とする不妊治療を目的とする包括的な契約（不妊治療契約）と考えることができるであろうが、その場合には、医療過程の中において医療過誤が生じた場合には、夫婦が債権者として医療側に損害賠償を問いうるということになる。しかし、医療過程で、妻に行われた卵子採取の際にその卵巣を傷つけたような場合に、妻だけではなく、夫も不妊治療契約の当事者として原告となり、医療側に債務不履行の責任を問いうると構成できるかは大いに疑問であろう。

　夫婦が合意の上で不妊治療を申し込んだとしても、検査、排卵誘発剤などの投薬、閉塞性無精子症や卵管閉塞等の手術、精子や卵子の採取、人工授精、体外受精や顕微授精、胚の移植など、症例によって医療過程で必要となる行為はさまざまであり、また施術の内容も夫と妻ではそれぞれに異なっている。不妊治療は患者の救命や健康回復のために必要な治療というわけではなく、挙児を希望する人のために医学的知見と技術を利用してその希望実現を図る医療である。それゆえ、医療過程の中で適応ある治療法のうちどれを選択するか、治療を継続するか、別の治療法に進むかなどの判断は、治療を希望する側の決定に委ねられているといってよい。不妊の原因はさまざまであり、その治療法もそれぞれに異なる。その意味で、不妊治療といっても、それは多種の症例に対する多種の治療法の総体をいうにすぎず、そのような広範かつ多様な内容を持つものをすべて包括して一個の契約とみることは相当ではない。むしろ、不妊治療の過程では、一つの治療法の採用が問題となるごとに、医師からの説明を受け、それに基づいて当該治療法の実施を目的とする契約が締結され、その契約の内容に従って当事者も決定すると考える方が相当であると思われる。

2　インフォームド・コンセント

　不妊治療は、各種治療法のうち、自然の生殖を補助する形で行うものから始め、それで難しい場合には人工授精、体外受精・胚移植、顕微授精・胚移植というように、段階を踏みながら行っていくのが一般的であるといわれている。すでに述べたように、利用する治療法を別のものに変更する場合には、その段階ごとに新たな契約が結ばれていると見るのが相当であるが、不妊治

療は患者の生命維持や健康回復の必要というのではなく，夫婦の挙児という希望をかなえることを目的としてなされるものであり，それゆえに，当該生殖補助医療技術の実施は，医師の説明によって十分な判断材料を与えられ，かつ被実施者がそれを望んだ場合にのみ実施することが可能となる[36]。説明の内容としては，実施対象となっている生殖補助医療技術により，その適応と禁忌，内容，危険性や身体的負荷，成功の確率，遺伝の問題といった医学的事項に加え，生まれてくる子との法的親子関係に関する説明，さらには精子や卵子，剰余胚の保存や管理に関する事項も含まれる。説明は医師から行うことでよいが，法的親子関係や遺伝関連の事項等については，医療側に特別の専門家（いわゆるコーディネーター）を準備して説明を行うことでもよいであろう。これに対して，説明の相手方は，生殖補助医療技術の実施には夫婦の合意が必要とされるから，被実施者自身とともにその配偶者である。ただ先に述べたように，夫婦が共同で説明を受け，実施を決定したとしても，契約上は被実施者のみが当事者となると考えられる[37]。

VI　実施施設

1　実施登録施設

　生殖補助医療は，それを受ける者に少なからぬ身体的，精神的な負担をもたらすとともに，それによって生まれてくる子に対しても重大な影響を与えかねない。したがって，その実施は，医学的適応に従い，施設・設備，要員等について一定の基準を満たした適切な医療機関において，実施される必要がある。そのため，日本産科婦人科学会は，早くから，会告「『体外受精・胚移植の臨床実施』の『登録報告制』について」（1986年）等により，実施施設の登録制を進めてきた[38]。2006年には，生殖補助医療の発展と普及，

---

(36)　美容整形術についてではあるが，このことを判示する裁判例として，京都地判昭和51年10月11日判時848号93頁，広島地判平成6年3月3日判時1530号89頁等。

(37)　中村恵「生殖医療とインフォームド・コンセント」甲斐克則編『インフォームド・コンセントと医事法（医事法講座第2巻）』112頁（信山社，2010年）。

(38)　「顕微授精の臨床実施に関する登録申請」（1992年），「非配偶者間人工授精に関す

登録施設数の増大などにかんがみて，あらためて生殖補助医療全般を対象として実施施設の登録制度を設け，合わせて生殖補助医療実施施設が満たすべき義務，施設・設備・要員の基準，および登録および安全管理に関する留意点について，最小必要要件を示す規範として，会告「生殖補助医療実施医療機関の登録と報告に関する見解」を定め，その後，2010 年にはそれを改定して今日に至っている。

　この会告によれば，日本産科婦人科学会へ登録義務のある生殖補助医療を実施しようとする全ての医療施設は，日本産科婦人科学会に対して登録する義務を負い，①採卵および採卵に必要な麻酔，②媒精，③卵細胞質内精子注入，および類似の顕微授精手技，④卵子および受精卵の培養，⑤卵子および受精卵・胚の凍結と，凍結物の保管，⑥凍結されている卵子および受精卵・胚の解凍，⑦胚移植は，登録施設でしか行うことができない。実施登録施設は，①採卵室・胚移植室，②培養室・凍結保存設備を必置とされ，採精室やカウンセリングルームなどの具備も望ましいとされている。要員については，①実施責任者，②実施医師（実施責任者と同一人でも可），③看護師，④胚を取り扱える技術者を不可欠とするほか[39]，不妊治療の説明補助，不妊の悩みや不妊治療後の妊娠・出産のケア等，患者（夫婦）を看護の側面から支援するコーディネーター，生殖医学・遺伝学の基礎的知識，生殖補助医療の基礎的知識および心理学・社会学に深い造詣を有し，臨床におけるカウンセリング経験をもち，不妊患者夫婦を側面からサポートできるカウンセラー等が，連携が望ましい要員として挙げられている。さらに，ヒト精子・卵子・受精卵を取り扱う研究を実施する施設，ならびに非配偶者間人工授精（AID）を

る登録申請」（1997 年），「ヒト精子・卵子・受精卵を取り扱う研究に関する登録申請」（2002 年）等による。

(39)　実施責任者については，日本産科婦人科学会認定産婦人科専門医であり，専門医取得後不妊治療に 2 年以上従事し，日本産科婦人科学会の体外受精・胚移植に関する登録施設（生殖補助医療に関する登録施設）において 1 年以上勤務，または 1 年以上研修を受け，体外受精・胚移植の技術を習得した者で，常勤であることが求められ，また，胚を取り扱える技術者については，配偶子，受精卵，肢の操作，取り扱い，および培養室，採精室，移植室などの施設，器具の準備，保守の一切を実際に行う生殖補助医療に精通した高い倫理観をもつ技術者（医師あるいは，いわゆる胚培養士）であることが求められている。

実施する施設には，自医療機関内に倫理委員会を設置することが求められ，またすべての実施医療機関内に生殖医療に関する安全管理のための委員会を設置することが，求められている。

実施登録施設には，①自医療機関で妊娠経過を観察し分娩する妊婦に関しては，妊娠から出産に至る経過を把握すること，②自医療機関で分娩を取り扱わない場合には，分娩を取り扱う他の医療機関と適切な連携を持ち，妊娠から出産に至る経過について報告を受け把握すること，③日本産科婦人科学会に対し，自医療機関のART実施の結果を報告することが求められ，また，④妊娠し生児を得た症例の不妊治療に関する記録については，保存期間を20年以上とすることが望ましいとされている。

2　胚・精子・卵子の保存施設

日本産科婦人科学会の会告「ヒト胚および卵子の凍結保存と移植に関する見解」(2010年改定) によれば，実施登録施設で作成された胚や，作成のために採取された精子や卵子のうち，胚と卵子の凍結保存は，胚を構成する配偶子の由来者たる夫婦あるいは卵子の由来者たる女性の委託に基づき，当該実施登録施設において行う。胚の凍結保存期間は，被実施者夫婦の婚姻の継続期間であってかつ卵子を採取した女性の生殖年齢を超えないこと，また卵子の凍結保存期間も卵子を採取した女性の生殖年齢を超えないことについては，前述の通りであるが，実施登録施設は，胚および卵子の保存やその識別が，安全かつ確実に行われるように十分な設備を整え，細心の注意を払わなければならない。

さらに，卵子の凍結保存については，日本生殖医学会が，2013年に卵子凍結保存のガイドラインを作成したのに合わせて，「未受精卵子および卵巣組織の凍結・保存を行う施設の要件について」を定め，実施施設の要件を加重している[40]。それによれば，実施施設は，日本産科婦人科学会「生殖補助医療実施医療機関」として登録し，先に触れた「生殖補助医療実施医療機関

---

(40)　このような加重は，未受精卵子および卵巣組織の凍結・保存は，近年，急速な技術的進歩の遂げられた領域に属する技術だが，いまだ十分な経験と改良が蓄積された技術とは言い難いため，慎重な運用と今後の経験の共有が望まれる，との観点からなされたものである。

の登録と報告に関する見解」の求める要件を満たし，かつ，過去3年間毎年遅滞なく報告義務を遂行した実績があることを要する。また，①実施にあたっては当該施設倫理委員会等の事前の承認を要すること，②がん治療等で未受精卵子および卵巣組織の凍結・保存を希望する依頼者に対し，原疾患を治療する主治医と共に，継続的で密接な相談・助言・指導が可能となるような環境を提供すること，③適切なインフォームド・コンセントと十分なカウンセリングの機会を依頼者に提供するために，少なくとも一名の常勤の生殖医療専門医を擁すること，④安全・確実な保存設備と管理体制を構築するだけでなく，依頼者および凍結された未受精卵子についての詳細な記録を相当な長期間保存し，将来的に，依頼者ないし／及び出生児の要望に応じて開示するための必要な方策を整備すること，⑤凍結・保存中の未受精卵子および卵巣組織の保存を継続する意思の有無について，定期的に依頼者に確認する体制を整備することが求められている。

このような胚および卵子の凍結保存について，施設の要件が定められているのに対し，精子の凍結保存については，特別の要件を定める規制は存在しない。

Ⅶ 終わりに——生殖補助医療に対する公的関与の在り方

1 公的関与の必要性

以上，医事法的な観点から，現在の生殖補助医療の問題点を概観，検討してきた。その問題点は極めて多数かつ重大であるにもかかわらず，すでに述べたように，わが国には生殖補助医療に関する体系的で，拘束力を有する規制は存在しないし，公的な運営システムも存在しない。各種の立法の検討がなされながら，それが実現しないうちに，技術が進歩し，医療現場で，医学界の自主的規制と統制のもとに臨床実施されていくというのが現状である。海外においては，形式や内容はさまざまであるものの，法令による規制と運営システムを整備するところが増えてきているのに比べ[41]，体勢整備が遅れ

---

(41) 近時の諸外国の法律状態を概観できる文献として，林かおり「海外における生殖医療法の現状——死後生殖，代理懐胎，子どもの出自を知る権利をめぐって」外国の立法

ているという感は否めない。

　もちろん，生殖補助医療にかかわるすべての事項を法令によって規制し，公的システムの下に統制する必要があるというわけではない。胚や精子，卵子の位置づけについては，人の尊厳や生命保護という社会の基本的価値との関係から法的規制が必要になろうが，生殖そのものは，基本的には親になろうとする者の自由な決定によって実現されるべきものであり，性質的に外部からの制約に親しまない。また生殖補助医療は，日々発展する医療分野であり，新たな技術の臨床実施は，医プロフェッションの責任においてなされるべきものでもある。しかし一方で，この医療が，子という，この技術利用に関する希望者側あるいは医療側の判断からは独立した，無辜の第三者を生み出すものであることを重視すれば，子の福祉に最大の重点が置かれるべきであり，それに生殖補助医療の安全な実施，さらには精子・卵子・胚の濫用の排除を加えた範囲で，公的規制および統制はやむを得ない。

2　生殖補助医療に関する公的統制システム

　現在，生殖補助医療と関わる事項のうち，研究目的での胚の作成や利用，管理については，法律（クローン技術法）や各種の省令による指針が存在し，公的な統制のシステムに従って実施されてきている。これに対して，生殖補助医療のための胚の作成や利用，精子，卵子を含めた保存，管理等については，そのほとんどが産科婦人科学会や生殖医学会の会告やガイドライン等に依っており，学会に属さない者がそのシステムの外で生殖補助医療技術を利用したり，精子，卵子の売買やあっせん（営利的な精子・卵子バンク等）を行ったりしても，これを有効に排除，統制することはできない。そのため，各種立法提案においては，公的な統制のシステム構築を求めるものが多い。

　この公的統制システムの案には，ⓐ研究目的での胚の作成や利用まで含んだものと，ⓑ生殖補助医療に限定したもの，さらに生殖補助医療についても，ⓒ提供精子，卵子，胚の利用に限定をするものの三種がみられる[42]。厚生科

　243号99頁以下（2012年）。
(42)　ⓐ型に属するものとして，NIRAの生命倫理法案，ⓑ型に属するものとしては，日弁連の提言（提言2）を挙げることができる。また，このほか，学術会議の代理懐胎に関する対外報告は，代理懐胎の試行的実施について，公的運営機関の設置を提言する

学審議会生殖補助医療部会の報告は，①各生殖補助医療の利用に関して，倫理的・法律的・技術的側面から検討を行い，必要な提言を行う公的審議機関を設けることと，②提供された精子・卵子・胚による生殖補助医療の実施に関する管理運営を行う公的管理運営機関を設けることを提案しているが，これは，上記の類型でいえば，ⓑⓒの折衷型といってよいように思われる。

生殖補助医療の適切な実施には，生れてくる子の福祉の確保，実施される生殖補助医療技術の質の保障，さらに精子・卵子・胚の濫用の排除という3点が不可欠と考えられるが，その観点からは，それらを業務範囲とする公的機関を設置し，実施を管理，統制していく必要がある。生殖補助医療部会報告は，その提案する公的管理運営機関の業務として，提供者や生まれた子に関する個人情報の保存，医療施設からの生殖補助医療に関する医療実績等の報告の徴収，精子・卵子・胚の提供数と希望数の把握等の情報管理業務，マッチング業務（提供された精子，卵子，胚の配分）を含むコーディネーション業務，子どもが生まれた後の相談業務などを挙げ[43]，さらに日弁連の提言では，生殖医療技術を使用できる医療機関や医師の認可の業務も担うべきとされている[44]。生殖補助医療部会報告では，施設については，厚生労働大臣または地方自治体の長が指定するとしているが，実施される生殖補助医療技術の質の保障を担うということからすれば，公的管理機関の業務内容に，実施施設や保存施設に対する監督指導の業務を加えることが相当ではないかと考える。

3　公的規制のあり方

生殖補助医療の安全な実施および子の福祉を確保するためには，現在のよ

（提言（4））。
[43]　公的管理運営機関は，提供された精子・卵子・胚による生殖補助医療の実施に関する管理運営の業務を行う機関であり，具体的には，当該生殖補助医療を行う医療施設から提出された当該生殖補助医療を受けた夫婦の同意書や当該生殖補助医療のために精子・卵子・胚を提供した人に関する個人情報の保存，当該生殖補助医療を行うすべての医療施設からの当該生殖補助医療に関する医療実績等の報告の徴収や徴収した報告の確認，当該報告に基づく統計の作成等を行う。
[44]　日弁連も，審議機関（生殖医療審議会）と管理機関（生殖医療管理機関）の設置を提案するが，この業務は管理機関の業務に属する（日弁連提言2）。

うな医学界の自主規制のみに依拠する方法では不十分であり，法令による生殖補助医療に関わる行為規範，公的統制システムの組織規範および子の身分関係に関する評価規範の設定が不可欠である。しかし，法令によるといっても，どこまでをハードローで規律するのか，それに依拠して指針等に落とし込むとしてその拘束力をどう保つかなど，慎重な議論が必要である[45]。

わが国では，胚や精子，卵子の取扱いについては，クローン技術規制法のほか，省令で規制がなされているが，他は一般法の解釈，あるいは医療者側の自主的規制に委ねられている。すでに紹介したいくつかの立法提案は，この法的規制が存在しない部分のうち，必要，最小限度の事項についてのみハードローによる規制をかけ，他はソフトローによるとする方向で共通している。例えば，生殖補助医療部会報告は，①営利目的での精子・卵子・胚の授受・授受の斡旋，②代理懐胎のための施術・施術の斡旋，③提供された精子・卵子・胚による生殖補助医療に関する職務上知り得た人の秘密を正当な理由なく漏洩することについては，罰則を伴う法律によって規制するとし，また子の身分関係についても，法律に明記されるものとする一方，その他の精子・卵子・胚の提供を含む生殖補助医療に関する事項については，国民の幸福追求権と公共の福祉の観点を勘案し，また，規制の実効性を担保しつつ，規制の現実に対する柔軟性を確保する観点から，罰則を伴う法律によってではなく，法律に基づく指針等，規制の実効性を担保できる他の態様によって規制することが適当であるとする（報告書7）。また，近時の日本医師会の法律案も，生殖補助医療全般に関する規制を念頭に，法律による規制としては，最低限必要な事項として，①子の身分関係，②生殖補助医療指定医制度の創設，③精子，卵子，受精卵の売買禁止のみを規制を行うべきとしてきている。

規制の検討にあたっては，その内容とともに，形態も問題となる。生殖補助医療の規制の形態には，生殖補助医療法とか，生命倫理法などという包括的な名称の下に，胚や精子，卵子の位置づけから，生殖補助医療実施に関わる行為規範，さらに生まれてくる子の身分関係に至るまで，一括して規律する形態と，それぞれを分離して特別法を設け，あるいは事項によっては一般

---

(45) 髙嶌・前掲注(2)421頁。

法の中に取り込んで規律する形態とがある。このうち，後者の方法は体系的規制の必要性という見地から見たときには相当とは思われない。しかし一方で，前者の場合には，内容の異なるものを一つに組み込むことの無理も否定できない。

　生殖補助医療および関連事項に関する規制領域は，大別すると，①胚や精子，卵子の位置づけ，②技術利用の許容内容と行為規範，③情報管理や施設管理に関する組織規範，④技術を利用して出生した子の身分関係の評価規範，の三つに大別することができる。規制の形態としては，第1には，総合科学技術会議の「基本的考え方」に示されているところを基礎に，胚や精子，卵子の位置づけと，その利用および限界を画するという意味での基本法，第2に，②と③を一つにまとめた形での生殖補助医療法を制定し，それぞれの下に個々の利用の詳細について，拘束力ある省令等による指針と，医学界の自主規制を配するとともに，いま一つ，生殖補助医療を利用した場合の親子関係に関しては，民法上の親子関係との繋がりを重視し，民法典の中に条項を置くという方法で対応するのが相当であろう[46]。

---

(46)　NIRA の生命倫理法案は，①〜④の全部に及ぶ包括的な形態を採っている。これに対して，生殖補助医療部会報告をはじめ，他の立法提案は，①と②〜④を切り離し，生殖補助医療法という形態での提案となっている。問題は行為規範と評価規範の切り分けであるが，身分関係を特別法で規制することは，親子関係に民法の要件によって定まる親子関係と，それと異なる要件で定まる親子関係という二つの親子関係を設定することになり，好ましくはないと考える。

2　医療現場からみた生殖医療技術の現実と課題

石原　理

医事法講座 第5巻 生殖医療と医事法

Ⅰ　はじめに
Ⅱ　生殖革命と不妊症の位置づけ
Ⅲ　第三者の関わる医療
Ⅳ　配偶子（精子および卵子）の提供が包含する問題
Ⅴ　代理懐胎と子宮移植
Ⅵ　生殖の「商業化」
Ⅶ　着床前診断と出生前診断
Ⅷ　まとめ

I　はじめに

　生殖に関わる医療技術は，生殖に対する人々のさまざまな「考え方」，「態度」，「思い」，「願い」などを動機として，また医学や科学における知識の集積と技術の進歩などをその背景・基盤として，多面的，多角的にこれまで進歩・展開してきた。そして，今日の生殖医療また関連技術のあり方が形成されている。しかし，結果として構築された家族や社会などの変容の程度と速度を，充分かつ精確に捉えるだけの視野と感度をどの程度準備するかにより，生殖医療技術に対する評価者の立ち位置と足構え，また態度，対応や評価は大きく異なり，その発言や行動が規定されてくるともいえる。

　したがって，本稿では，生殖医療技術に関連するわが国と世界の現況について，その要点を述べ，その包含する問題点を医療現場における立場から考案することにより，法的な課題をより明確にする一助とすることを試みる。

II　生殖革命と不妊症の位置づけ

1　「生殖革命」の幕開け

　1978年に英国で，体外受精（*In Vitro* Fertilization：IVF）によるはじめてのベビーであるルイーズ・ブラウン（Louise Brown）が誕生したことを，今日まで続く「生殖革命」の幕開けとすることに異論はないであろう[1]。そして，生殖医療技術に対する評価は，ルイーズの誕生に産婦人科医パトリック・ステプトー（Patrick Steptoe）とともに関わり，その後も生殖医療および生殖医学に多大な貢献をしたロバート・エドワーズ（Robert Edwards）教授に対して，2010年に，ノーベル生理学・医学賞が授与されたことで，間違いなく確定したと言える。

　ノーベル賞選考委員会のクリスタ・ヘーグ（Christer Höög）教授は，エドワーズの受賞理由として，既に多数のIVFによる児が誕生し，その後の

（1）　石原理『生殖革命』（筑摩書房，1998年）。

フォローアップにより，自然妊娠による児と同様に健康であることが明らかとなり，技術の安全性が確立したことを挙げた[2]。

2 生殖医療への反発

もちろん，エドワーズ教授の"遅すぎた"受賞に対しては，生殖医療の関係者にとどまらず，世界中の多くの人々から称賛と祝福が送られたが，バチカンは，エドワーズの受賞を批判し[3]，IVFの三十数年間に積み重ねられた実績が，すべての人々の考え方を必ずしも変えたわけではないことが明確になった。すなわち，ローマカトリック教会をはじめとして，「生殖に関してヒトが介入すること」自体を倫理的に問題視する人々にとっては，配偶子（精子と卵子）と受精胚を体外で操作する行為そのものが，容認しがたい人為介入となる。したがって，これまでに五百万人以上の児が，IVFなどの生殖医療により実際に誕生しているという事実[4]は，考量の埒外となる。

3 最近の著しい変化

とはいうものの，IVFなど生殖医療への原理主義的な反発は，エドワーズとステプトーが，ルイーズ誕生以後に経験したいわば暴風雨のような批判・非難[5]を思い返せば，現時点では，ほとんど消失してしまったといってもよい位の状況になりつつある。

その著しい変化を象徴する動きの一例として，世界で唯一，IVFを憲法により禁止していたコスタリカに対して，2012年11月に，アメリカ大陸人権裁判所（Inter-American Court of Human Rights）が，アメリカ人権協定の

---

(2) The Nobel Prize in Physiology or Medicine 2010 - Prize Announcement. *Nobelprize. org.* Nobel Media AB 2013. Web. 29 Sep 2013.
〈http://www.nobelprize.org/nobel_prizes/medicine/laureates/2010/announcement.html〉

(3) Vatican official criticizes Nobel win for IVF pioneer.
〈http://www.bbc.co.uk/news/health-11472753〉

(4) ICMART (International Committee Monitoring ART) による2012年までの推計値（ヨーロッパヒト生殖会議ESHRE2012における発表）。

(5) Edwards R & Steptoe P: A Matter of Life: The Story of IVF - A Medical Breakthrough. Hutchinson, UK, 1980 に詳しい。

侵害であると判断を下したことをあげることができる[6]。2011年7月に9組のカップルのために，アメリカ大陸人権委員会（Inter-American Commission on Human Rights：IACHR）が提訴し，多くの専門家などを聴聞したこの裁判過程は世界中で注目されたが，少なくとも，この裁判が，IVFなど不妊治療に対するアクセスを基本的人権のひとつとして明確にした意義は大きい。裁判所は，判決により，生命に対する個人の信念が多様であることを認識しつつも，子どもを持てないという'障害'についての差別を禁じ，家族を持つための権利を基本的人権のひとつとして確立したのである[7]。

不妊治療についての価値観の変化を如実に示す例としては，さらに国際疾病分類（International Statistical Classification of Diseases and Related Health Problems：ICD）に言及することができる。世界保健機構（World Health Organization：WHO）が作成する疾病分類であるICDは現在，1990年総会で採択されたICD-10[8]が広く世界中で用いられている。ICDのコードは，日本では，それこそ医療社会保険請求の基本としてすら用いられている。しかし，あまりよく知られていないが，ICD-10には，不妊症および関連疾患や病態などはまったく含まれていない。なぜなら，当時，不妊症に対する疾患としての認識が，必ずしも国際的に一致していなかったからである。この問題に対応するために，2008年12月1から5日にジュネーブのWHO本部に各国代表の専門家72名を集めて行なわれたICMARTとWHOの合同会議において，不妊症（Infertility）は，生殖系の疾病（a disease of the reproductive system）とはじめて定義され，公表された[9]。また，現在編集作業中の

---

(6) Inter-American Court of Human Rights: Case of Artavia Murillo et al. (In Vitro Fertilization) v. Costa Rica. Judgement of November 28, 2012.
⟨http://www.corteidh.or.cr/docs/casos/articulos/seriec_257_ing.pdf⟩
(7) Zegers-Hochschild F et al: Human rights to in vitro fertilization, Int J Gynecol Obstet (2013).
⟨http://dx.doi.org/10.1016/j.ijgo.2013.07.001⟩
(8) 日本語版については，厚生労働省のホームページを参照。
⟨http://www.mhlw.go.jp/toukei/sippei/⟩
(9) Zegers-Hochschild F et al: The International Committee for Monitoring Assisted Reproductive Technology (ICMART) and the World Health Organization (WHO) Revised Glossary on ART Terminology, 2009. Hum Reprod 24:2683-7, 2009.

ICD-11（2015年に公表予定）において，はじめて不妊症および関連疾患や病態が，リストに含まれる疾病の一つとして含まれることが決定している。

すなわち，最近になって不妊治療（なかでも，とりわけIVFなどの生殖医療）が，（実験医療や先進医療の段階を既に終了し）確立した医療として実効性を伴う日常臨床の一部となった状況を達成したのである。さらにきわめて最近になって，はじめて不妊症は疾病の一つとして，国際的に市民権を持つに至ったということができる。

4 日本の現状

わが国では，最近では，年間約30万周期（胚移植のない周期も含む）のIVFなどの治療が行われ（2012年の推計値），毎年生まれる約百万人のこどもたちのうち，約3万数千人は生殖医療により妊娠したこどもたちである[10]。世界には，北欧諸国やベルギーなど，出生するこどもの5％が生殖医療による妊娠となっている国もある。生殖医療はもはや，特別な治療ではなく，これにより生まれたこどもたちを，特別なこどもたちと見なしたり考えたりすることは，もはやできない。

Ⅲ　第三者の関わる医療

不妊症が疾病としての地位を確立し，生殖医療が日常臨床として広く受容されるようになった現在，その課題の一つとして，まず生殖への第三者の関与をあげることができる。

生殖革命により，卵子と精子の受精する場所が「女性の卵管膨大部から培養器内のシャーレに移動したこと（あるいは寝室からIVFラボへ移動したこと）」は，生殖への第三者の関与を可能にし，また必須にしたことは間違いない。しかし，比較的取り扱いが容易な精子についての人為的な介入には，より長い歴史が存在する。

---

(10) わが国の生殖医療に関連する統計は，日本産科婦人科学会倫理委員会登録調査委員会が各クリニックの協力を得て，オンラインで周期毎のデータを収集し「倫理委員会・登録・調査小委員会報告」として報告している。
〈http://plaza.umin.ac.jp/~jsog-art/data.htm〉で参照可能。

1　生殖への第三者関与の歴史

英国の医師ジョン・ハンター（John Hunter）は，1799年に，尿道下裂のある夫の精液を妻の膣内に注入する配偶者間人工授精（Artificial Insemination with Husband's Semen：AIH）を行った。一方，第三者からの提供精子を用いる非配偶者間人工授精（Donor Insemination：DI or Artificial Insemination with Donor's Semen：AID）の文献上の報告は1940年代までない[11]が，実際には少なくとも1884年には，Philadelphiaでウイリアム・パンコースト（William Pancoast）教授により，DIが行なわれたことが示唆されている。しかし，DIについては，さまざまな倫理的・宗教的観点から糾弾される可能性があったため，その施行に関する文献上の記載は乏しい。とはいえ，1949年に英国のカンタベリー大主教がDIを犯罪とする文書を出し，同じ1949年にローマ法王ピウス12世が，同様にDIを否定していることから，実際にはそれ以前から英国やカトリック諸国を含め，一定数のDIが行われていたと推定することができる。

2　日本の現状

わが国では，慶應義塾大学など限られた施設において，1940年台からDIが行なわれてきた。日本産科婦人科学会は1997年5月に「非配偶者間人工授精と精子提供」に関する見解を公表し，さらに，2000年7月には，毎年行われている「倫理委員会・登録・調査小委員会報告」（前述）の中で，1998年分のDI施行周期数などについて，はじめて全国集計を行い報告した[12]。この「見解」は，2006年5月に「非配偶者間人工授精に関する見解」として改定され，現在に至っている。

1990年台以降，ひとつの精子を，顕微鏡下に卵子細胞質内に注入する顕微授精（Intracytoplasmic sperm injection：ICSI）という技術が普及し，もしひとつでも精子が得られればICSIにより妊娠できる可能性があるため，妊娠実現に提供精子を絶対的に必要とするカップルの数は著しく減少した。とは

---

[11]　Barton K, Wiesner B: Artificial Insemination. Br Med J 1:40-43, 1945.
[12]　平成11年度「倫理委員会・登録・調査小委員会報告」日本産科婦人科学会雑誌52巻7号962-967頁（2000年）。

いうものの，日本産科婦人科学会倫理委員会登録調査委員会のもっとも新しい報告（2011年）において，3082周期のDIがわが国で施行され92人の出生が確認されている。

3 ヒトの卵子について

一方，ヒトの卵子についての正確な知識がようやく集積されはじめたのは20世紀になってからである。また，卵子の提供は，当然ながらIVFが行われるようになって，はじめて実現可能となった。そして，1984年には，早発卵巣不全のため既に卵巣機能のない25歳の女性に対して，提供卵子を用いたIVFがおこなわれ，はじめての妊娠分娩例が得られた[13]。

自分自身で妊娠するために第三者からの提供卵子を必要とする女性は，必ず一定数存在する。今述べた早発卵巣不全だけでなく，悪性腫瘍の治療など医学的な介入による卵巣機能の廃絶や加齢による卵巣機能の低下を不妊原因とする女性は，実際に相当数にのぼる。したがって，提供卵子を用いるIVFやICSIは，現在，世界各国で行われており，2007年には世界で施行された生殖医療総周期数のうち，約4％（34582周期）は，提供卵子を用いる周期であった[14]。また米国では毎年，総周期数の10％以上が提供卵子を用いる治療となっている[15]。

4 法制度・ガイドラインの不在

わが国では，日本産科婦人科学会が「体外受精・胚移植に関する見解」[16]により，治療の対象を「被実施者は婚姻しており，挙児を強く希望する夫婦で，心身ともに妊娠・分娩・育児に耐え得る状態にあるものとする」としている。しかし，提供精子や提供卵子を用いる治療を明確に禁止する法やガイドラインなどは実は存在しない。また実際，提供精子の利用については，前

---

[13] Lutjen P. et al: Establishment and maintenance of pregnancy using in vitro fertilization and embryo donation in a patient with primary ovarian failure. Nature 307: 174-5, 1984.
[14] ICMARTの集計による。
[15] 米国CDCのホームページを参照。2010年のデータは以下で参照可能。
⟨http://www.cdc.gov/art/ART2010/PDFs/05_ART_2010_Clinic_Report-BM.pdf⟩
[16] ⟨http://www.jsog.or.jp/about_us/view/html/kaikoku/H18_4_taigaijusei.html⟩

述したように DI が約 60 年に渡って施行されてきた事実がある。それにもかかわらず，これから述べるように提供卵子あるいは提供精子を体外受精に用いることはできず，きわめて少数例が一部の民間クリニックにより施行されているにすぎない[17]。

Ⅳ　配偶子（精子および卵子）の提供が包含する問題

1　国際的な現況

　提供配偶子を用いる治療について国際的な現況を見ると，たとえば先進国とされる OECD34 カ国における提供配偶子を用いる治療の可否では，提供卵子を用いる IVF ができない国は，オーストリア，ドイツ，イタリア，スイス，ノルウェー，メキシコ，トルコそして日本の 8 カ国に過ぎない。これらのうち，ヨーロッパのほとんどはカトリック教会の政治力が強い国々であり，トルコはイスラム国である。一方，提供精子を用いる IVF ができない国はイタリア，トルコと日本の 3 カ国にとどまる。トルコは唯一 DI も禁止されている国である。日本以外のこれらすべての国々では，既に生殖医療関連法が整備されており，OECD 諸国すべてを見ても，2011 年現在で法律が未整備である国は，日本を含めわずか 6 カ国に過ぎない[18]。

　そもそも IVF が出現するまでは，「こどもを産んだ女性」が，その「こどもの母親」であることは a priori に自明であり，少なくとも母親とこどもの関係については，唯一の関係性である生物学的紐帯によりすべてを説明完結することが可能だった。ついでながら，父親とこどもの関係性，また養親と養子の関係性を規定・定義しておけば，（どう規定するかはさておき）とりあえずそれ以外の大きな問題は生じないはずであった。したがって，多くの国においては，IVF の出現に対応して，生殖医療関連法の整備や親子法の改訂（たとえばフィンランドは，生殖医療関連法を整備せず，親子法の改訂のみで

---

(17) 大手民間 ART クリニックにより構成される JISART（日本生殖補助医療標準化機関）による施行状況などについては，後述する。
(18) 石原理「生殖医療の倫理と法規制の国際的現況」日本学術協力財団編『生殖補助医療と法』（日本学術協力財団，2012 年）。

生殖医療に長期間対応していたが，その後整備した）を早急に行い，第三者配偶子を用いる治療に気配りを加え，生まれてくるこどもたちの立場を法的に規定することにより保護した。

2　日本の状況

しかし，わが国のアプローチはやや異なっていた。1997年に長野県で提供卵子によるこどもが出生したことを受けて，厚生科学審議会による約5年間の審議を重ね，2003年4月に生殖補助医療部会が，「精子・卵子・胚の提供等による生殖補助医療制度の整備に関する報告書」[19]を提出した。この報告書では，DIを含む提供配偶子を用いる生殖医療を，一定の条件のもとに施行可能とする方向性を示していた[20]。また，この報告書の要点は，生殖医療の行為規制を中心とするものであったが，生殖医療管理機構の具体的業務に言及するなど，体制や環境の整備をも同時に求めていた。さらに，早急に制度整備を行うので，それまではDI以外の第三者の関与する治療を実施すべきでないとした。

一方，法制審議会生殖補助医療関連親子法制部会は，第三者配偶子により出生した子の民法上の親子関係を規定するべく，2003年7月に，「精子・卵子・胚の提供等による生殖補助医療により出生した子の親子関係に関する民法の特例に関する要項中間試案」を公表した。こどもを出産した女性を母親としその配偶者を父親とすること，配偶子提供者は認知その他一切の権利を有さないことなどを規定したこの試案の内容は，産婦人科医の目には，今日でもきわめて妥当なものと思われる。

3　近年の日本における法整備状況と海外での治療

さて，「早急な整備」がされるはずのこれらの動きにもかかわらず，その

---

[19]　厚生労働省雇用均等・児童家庭局母子保健課『精子・卵子・胚の提供等による生殖補助医療制度の整備に関する報告書』（厚生科学審議会生殖補助医療部会，2003年）。
〈http://www.mhlw.go.jp/shingi/2003/04/s0428-5.html〉

[20]　ただし，この部会報告書では，たたき台となった「専門委員会答申」と異なり，兄弟姉妹からの配偶子提供を当分の間認めないこととし，同時に出自を知る権利を保障した。その理由として，匿名性が担保されないこと，人間関係が複雑になりやすい子どもの福祉の観点から適当でないこと，兄弟姉妹への心理的圧力となることがあげられた。

後も生殖医療に関連する法整備は全く進展しなかった。そこで，日本生殖医学会倫理委員会は，2007年3月から第三者配偶子を用いる生殖医療に関しての検討を開始した。さらに 2009 年 6 月 19 日には，「第三者配偶子を用いる生殖医療についての提言」を報告し[21]，再度，早急な法整備を求めた。しかし，2009 年夏の選挙による政権交代などの混乱も加わり，進展はまったく得られなかった。この間，筆者らの調査では，わが国から海外へ渡航して提供卵子を用いる治療を受けるカップルが急増し，少なくとも 2004 から 2007 年の 4 年間に 495 人の日本人女性が米国で治療を受けていた[22]。また，報道によれば，2010 年には 133 人，2011 年には 231 人の日本人女性が，タイへ渡航して提供卵子を用いる治療を受けたという（読売新聞 2012 年 4 月 29 日）。さらに最近の新聞報道では，台湾のクリニックが，日本人の不妊カップルを対象とする卵子提供プログラムを提供しはじめたと伝えられている（朝日新聞 2013 年 11 月 3 日）。

4　日本国内での治療

国内では，大手民間 ART クリニックにより構成される JISART（日本生殖補助医療標準化機関）が，「精子・卵子の提供による非配偶者間体外受精に関する JISART ガイドライン」を 2008 年 7 月 10 日付けで公表し，倫理委員会における慎重な検討の後に提供卵子を用いる ART を施行した。そして 2012 年 4 月までに提供卵子による 9 人の児が出生している。すなわち，国内における提供卵子を用いる治療により出生子の総計は 81 人になったという報道がある（読売新聞 2012 年 5 月 1 日）。これ以外に，（海外渡航例を含め）実際にどれくらいの数の提供配偶子により生まれてきたこどもたちが日本に存在するのかは，まったくわからない状況にあり，少なくともけっして少数ではないということができる。

---

[21]　日本生殖医学会のホームページを参照。
　〈http://www.jsrm.or.jp/guideline-statem/guideline_2009_01.html〉
[22]　石原理『生殖医療と家族のかたち――先進国スウェーデンの実践』（平凡社，2010 年）。

5 期待される家族法の整備

　しかし，わが国では法整備が不十分であることから，配偶子提供により出生したこどもたちの法的地位は，きわめて不安定であると言わざるを得ない。2013年9月13日に大阪家庭裁判所は，「性同一性障害者の性別の取扱いの特例に関する法律」（特例法）に基づいて性別変更後婚姻した男性とその妻の間に，DIにより妊娠し出生したこどもについて，父親との親子関係を認めなかった。この夫について，「生殖能力がないことから，血縁関係は認められない」というこの判決の論理が，もし常にすべての例に適用されるのであれば，性同一性障害者に限らず，すべてのDIにより出生したこどもは，父親との親子関係は認められないことになる。さらに，提供卵子により出生したこどもの（産みの）母親の生殖能力についての疑問も生ずることになるだろう。また，これまで行われてきたDIにより妊娠・出生したこどもたちについて，DIによることが明らかでないから父子関係が成立するのだとすれば，こどもがみずからの出自を知ること（DIによる遺伝的な父親を知ること）は，それ自体で（社会的な）父親との父子関係を絶つための自己相反的行動ということになってしまう。すなわち，「特例法」という枠組みが，既存の法律との調整という観点で，不十分な部分を包含していることが明白となったと考えられる。

　今まで述べてきたように，これらの容認できないすべての矛盾は，母と子および父と子についての基本的な法的規定がわが国の民法（など法体系）に欠落していることに起因する。約100年前に制定された民法が，科学や医学の進歩や価値観の変化に追いつけないことは当然のことであり，むしろ必要な改正や法整備を行わなかった怠惰が批判されるべきであろう。IVFなど生殖医療について行為規制を導入することと比較すると，論点や争点がより少なく小さいと思われる家族法の整備は，一日も早く完遂すべきである。

V　代理懐胎[23]と子宮移植

　前述したように，2003年4月に厚生科学審議会生殖補助医療部会が，「精子・卵子・胚の提供等による生殖補助医療制度の整備に関する報告書」を提

出したが，この文書では，「代理懐胎（代理母・借り腹）は禁止する」と明確に記載されていた。また，日本産科婦人科学会も 2003 年 4 月の会告「代理懐胎に関する見解」により，明確に「代理懐胎の実施は認められない」としている[24]。

1 代理懐胎を必要とする場合

確かに，こどもを持つために代理懐胎を必要とする場合は，配偶子提供と比較するときわめて少数の女性に限られる。すなわち，先天的な子宮の欠損や，手術による子宮摘出後などが主な対象となるに過ぎない。また，代理懐胎が行われる場合に，妊娠と分娩に伴うさまざまなリスクについて，実際に負担するのは，妊娠・分娩を依頼するカップルではなく，すべて妊娠する第三者女性になる[25]。この問題は，医学的に見て，代理懐胎の必要性と合理性を判断する上で，今後も変動する可能性の全くないきわめて重要なポイントである。また，さらに重要な問題点として，自らの妊娠・分娩による危険の回避を目的とする裕福なカップルによる，代理懐胎を通じての第三者女性搾取の可能性を懸念する議論も充分に説得力を持つ。

したがって，国際的に見ても，提供配偶子を用いる生殖医療とは異なり，代理懐胎を依頼することが認められ，実際に施行されている国・地域は，限られている。すなわち，前述した OECD 34 カ国について見ても，オーストラリア，ベルギー，イスラエル，オランダ，英国，米国などで代理懐胎は施行されているに過ぎず，逆に 18 カ国においては，代理懐胎は法律により明確に禁止されている。

---

(23) この治療は前提条件として IVF を必要とするため，IVF surrogacy という英語が用いられる。「代理懐胎」という用語は，この重要なポイントを欠くため，翻訳としては適切でないと考えるが，政府機関などの文書に多用されるため，ここでは「IVF サロゲート」の意味で用いる。

(24) 日本産科婦人科学会のホームページを参照。
〈http://www.jsog.or.jp/about_us/view/html/kaikoku/H15_4.html〉

(25) 日本の妊産婦死亡率は，世界で最も低く人口十万人あたり 3.8 人（2011 年）にすぎない。しかし，WHO によれば，世界の妊産婦死亡率は 10 万人あたり 210 人（2010 年）にのぼり，アフリカの一部では 10 人に 1 人近くが死亡する地域も残る。また，妊娠高血圧など合併症や，出産時の大量出血になどのリスクもある。

ところが，2006年11月，日本学術会議は法務大臣と厚生労働大臣の依頼を受け，生殖補助医療の在り方検討委員会における検討を開始し，2008年4月「代理懐胎を中心とする生殖補助医療の課題」[26]を報告した。その中で，「代理懐胎については，法律（例えば，生殖補助医療法（仮称））による規制が必要であり，それに基づき原則禁止とすることが望ましい」としつつも，「厳重な管理の下での代理懐胎の試行的実施（臨床試験）は考慮されてよい」として，曖昧な結論を示した。法規制のないわが国における代理懐胎の実態は不明な点が多く，また日本から米国やインド，タイに渡航し，代理懐胎を利用した例が報道により知られているが，各種報道で伝えられた以上の，詳細は明らかではない。また，国内において代理懐胎の実施を公表してきた長野県の医師は，既にこの治療を中止したことを表明している。

2 子宮移植と法的問題

一方，代理懐胎と対照すべき治療として，さまざまな理由により子宮がないために妊娠できない女性に，子宮を移植することにより妊娠・分娩を可能にする可能性が追求されている。

2000年にサウジアラビアにおいて，20歳時に子宮摘出手術を受けた26歳の女性に対して，46歳の女性から生体間子宮移植がはじめて行われた。この症例は移植後99日で，合併症の静脈血栓症のため移植子宮を摘出することになった。また，2011年には，トルコにおいて，先天的に子宮を欠く22歳の女性に対し，交通事故による脳死女性から臓器提供された子宮移植が行われた。本例では，あらかじめIVFにより15個の胚が凍結保存されており，2013年4月に胚移植後の妊娠成立が新聞報道されたが，その後流産に終わっている。また，スウェーデンでは，ヨテボリ大学のチームにより，十数年前から子宮移植の基礎研究と動物実験が行われてきたが，2012年9月になって，世界初の母から子への子宮移植が行われた。同大学では，その後9症例の手術がおこなわれ，今後凍結してある受精胚の順次移植により妊娠・出産例の得られることが期待されている[27]。我が国では，子宮が臓器移植法

---

(26) 日本学術会議のホームページを参照。
〈http://www.scj.go.jp/ja/info/kohyo/pdf/kohyo-20-t56-1.pdf〉
(27) Personal communication from Prof. Mats Bronstrom.

の想定する臓器に含まれていないことから，子宮移植についての法的な担保はないと考えざるを得ない。

　これら子宮移植手術が報告された3カ国に共通することは，いずれも法的に代理懐胎が禁止されている国ということである。これらの国において，きわめて高額な費用に加え，手術や免疫抑制剤投与のリスク（生体移植では，ドナーに対するリスクも大きい）があるにもかかわらず，子宮移植というかなりchallengingな治療が実験的医療として試みられる背景には，明らかに法的規制の存在する影響があると考えられる。事実，スウェーデンでは，ヨテボリ大学における子宮移植手術の施行を受けて，これまで法的に禁止されてきた代理懐胎を可能にする法改正の可能性についての検討が，スウェーデン倫理評議会（Swedish Council of Ethics）において最近開始された[28]。

Ⅵ　生殖の「商業化」

1　私費で医療が行われる国々

　前述したように，時代は「こどもの持てないこと」を，「自然なこと」，「やむをえないこと」あるいは「神様の思し召し」と思う時代から，「病気であること」と認識する時代に変化した。すなわちこの過程で，「不妊症」の「疾病化」が行われたわけだが，これと同時並行して，「妊娠」を実現することが生物学的あるいは本能的行動にとどまらず，「商品」として価値を持つこと，さらに「利益を生み出す」ことが明白となった。

　特に医療が公費でなく私費で行われることが基本である国々では（就中，米国においては），生殖医療が巨大な利益を生み出しうるビジネスモデルとして直ちに認識された。これは，医療が基本的に保険診療として行われるヨーロッパ諸国や日本と比較すると，きわめて重要な相違点であり，「商業化」の議論をするときに，「医療供給体制の基本が公費なのか私費なのか」は，もっとも留意すべき基本的な前提のひとつとなる。

---

(28)　Personal communication from Prof Karl-Gosta Nygren.

2 リプロダクティブヘルス・ライツ

一方，消費者運動（コンシューマリズム）やフェミニズム運動は，生殖を消費者，とりわけ女性自身のコントロール下におく重要性の認識を共通のものとし，リプロダクティブヘルス・ライツは，基本的人権のひとつ，そのなかでも，もっとも重要な権利の一つとして認識されるようになった。不妊治療についても，英国や米国にとどまらず，我が国においても多くの当事者団体が早い時期から活発な活動を行い，生殖医療に対して，批判的な言説を含め積極的な発言や提言を行うことにより，我が国の生殖医療の発展過程において，重要な役割をはたしてきた[29]。政府省庁の審議会など各種公的委員会において，必ず当事者団体の代表が含まれるようになったことは，その明確な証左ということができよう。

3 日本と英国の状況

我が国において，しばしば生殖医療の「商業化」に関連する議論の焦点となるのは，配偶子（精子および卵子）の売買についてである。実際，生殖医療を法律やガイドラインで規制している多くの国において，原則として配偶子の売買は禁止されている。しかし，現実には，配偶子提供に伴う時間や費用に対する補償（compensation）として，事実上，一定額が支払われている実情がある。例えば英国では法律（Human Fertilisation and Embryology Act）では，「いかなる配偶子や胚あるいは admixed embryos の提供には，金銭や利益供与を与えない」ことがライセンスの条件とされ，6カ月以内の禁固あるいは Level 5 を超えない罰金あるいは双方が課されるとされている。しかし，実際の指針（Code of practice）では，提供者に対し，1回のクリニック受診に £35 まで，総計 £750 までの補償を許している。また，交通費などを別に支払うことも認めている[30]。さらに，2013 年 9 月 16 日付けの Evening

---

[29] 「フィンレージの会」など当事者団体による不妊治療批判は，当初一部の医療者から煙たがられたが，医療が当事者のためのものであること，また当事者と医療者の協力が何よりも重要で必要であることを広く認識させてきた意義は大きい。

[30] Human Fertilisation Embryology Authority（HFEA）のホームページに子細に記載されている。〈http://www.hfea.gov.uk/index.html〉

Standard 紙によれば，英国で初めての egg bank の開設[31]がアナウンスされており，英国のシステムにおいて，どのような運用がなされるか注目される。

すなわち，生殖医療の現実は，倫理的あるいは法的枠組みによる規範や規制に対して，自己決定や女性の権利を背景にして，どのようにプラグマティズムが折り合いをつけるかという状況になっていると言い換えることができよう。

Ⅶ　着床前診断と出生前診断

1　着床前診断（PGD）の登場

生殖医療技術の発展のなかで，エポックメイキングであった新規技術の一つに，着床前診断（Preimplantation Genetic Diagnosis：PGD）がある。これは，IVF により作成された胚から遺伝情報を得ることにより，特定の致死的なあるいは重篤な疾患を持つ児が妊娠し出生することを防ぐために開発された技術である。すなわち，着床前診断は，あくまでも同時に IVF を行うことが前提となる技術である。

ロンドンのハマースミス病院に在籍していたアラン・ハンディサイド（Alan Handyside）は，1990 年に囊胞線維症（Cystic fibrosis）と呼ばれる難病について，PGD により非罹患胚を選択すること（ただし，当初は遺伝子診断ではなく，男児のみが疾患に罹患するため，女児となる胚を選択した）で，健康な児の出生に至ったことを世界ではじめて報告した[32]。従来，このような重篤な遺伝性疾患のある児を持つカップルは，次の妊娠が成立した場合，妊娠中期に羊水穿刺などを受け，羊水中の胎児由来細胞を精査することにより，再び罹患児であることが診断されると，多くは人工妊娠中絶手術を受けていた。PGD は，分割した初期胚から一部の細胞を生検し，その遺伝情報を解

---

(31) 〈http://www.standard.co.uk/news/health/exclusive-uks-first-egg-bank-launches-in-london-8819479.html?origin=internalSearch〉
(32) 論文としては以下が代表的である。Handyside AH et al: Birth of a normal girl after in vitro fertilization and preimplantation diagnostic testing for cystic fibrosis. N Engl J Med 327:905-9, 1992.

析することで移植する胚を選択し，人工妊娠中絶を回避することを可能にする画期的な手法として出現したのである。

2 PGD の実施状況

もとより妊娠中期の中絶手術は分娩と同様の肉体的負担を女性に与える，また，一般に宗教的意識が希薄になってきたとはいえ，中期中絶についての心理的負担は大きなものがある。したがって，特に障害のある子どもを持つ親，また小さな子どもを亡くした経験のある親にとって，PGD は，希望の灯となり，実際，このハマースミス病院のロバート・ウインストン（Robert Winston）教授の率いるグループには，数多くの障害のある子どもの親たちにより構成される慈善団体から研究費が提供されていた。

20 年以上が経過し，各種の致死的あるいは重篤な症状を呈する遺伝性疾患が，PGD の対象となり，既に累積 5 万周期以上が今日までに施行され，これまでに少なくとも 1 万人以上の子どもが PGD を受けて，誕生していると考えられる[33]。すなわち，PGD の診断的意義とその限界は既に確定し，各国で広く一般的に臨床応用される段階となったといえる[34]。ところがわが国では，日本産科婦人科学会による「着床前診断」に関する見解に準拠し，日本産科婦人科学会倫理委員会による 1 例毎の慎重な審査が今日も引き続き行われており，症例毎に PGD 施行の許可がクリニックに与えられるという状況にある。

3 頻度の高い染色体の数的異常

一方，特定の遺伝子をターゲットとした PGD により診断する比較的希少な疾患とは別に，より頻度の高い疾患として，染色体の異数性（数的異常）を伴う一連の染色体異常がある。すなわち本来それぞれ 2 本ずつあるべき各染色体のうち，特定の染色体が 3 本あるいは 1 本である場合であり，その多くは卵子成熟過程における染色体減数分裂時の不分離（本来半分ずつに分か

---

(33) Simpson J L: Preimplantation genetic diagnosis at 20 years. Prenat Diag 30:682-95, 2010.
(34) 2013.10 に発行された IFFS Surveillance 2013 によれば，回答のあった国のうちで，着床前診断が明確に禁止されているのはフィリピンとスイスのみである。

れるべきところがうまくいかない）が原因と考えられる[35]。もっとも頻度の高い代表的な染色体異常として，21番染色体が3本ある21トリソミーがあり，その児はダウン症として知られる。

　染色体の数的異常について検査する出生前診断の手段として，羊水穿刺により得た胎児細胞を用いる染色体診断が1970年代から広く行われてきた。しかし，この方法は，侵襲的方法により検体である羊水の採取を行う必要があり，長期間の培養による細胞増殖，さらに染色体分析という煩雑な各ステップをともなうきわめて高価な検査であるという問題がある[36]。

4　トリプルマーカー検査

　一方，1984年に母体血中のαフェトプロテインという物質の濃度が，21トリソミー児の妊娠と関連することが報告され，やがて，その他の二つの物質の濃度とともに母体血中濃度を測定する（これゆえ「トリプルマーカー検査」という）ことで，胎児異常の診断を，胎児由来の細胞によらず，母体血により可能とする方法が商品化された[37]。

　具体的には，妊娠15-21週に採血し，胎児異常の可能性を示す結果は確率で報告され，患者年齢と比較して明らかに高い場合は，あらためて羊水穿刺を考慮することになる。この検査は侵襲がなく簡便で安価なため，各国で急速に普及した。特に英国や米国では，すべての妊婦がこの母体血清マーカー検査を受けることが推奨され，英国ではその費用は保険でカバーされている。

　ところが，わが国では平成11年7月21日付けの厚生省児童家庭局長名の通達で，「胎児の疾患の発見を目的としたマススクリーニング検査として行われる懸念があること（中略）から，医師は妊婦に対し本検査の情報を積極的に知らせる必要はなく，本検査を勧めるべきでもない」とした。したがっ

---

(35)　染色体不分離は女性の加齢により頻度が増加するため，たとえば21トリソミーの頻度は，35歳では1/300程度だが，母体年齢の上昇により急増し，40代半ばの女性では約10倍となることが知られる。

(36)　羊水検査は15万円程度の費用がかかる。しかし，後述するように，羊水穿刺による染色体解析の確定診断としての意義は，今日もまったく不変である。

(37)　αフェトプロテイン，hCG，非抱合型エストリオールを測定する。その後これらにインヒビンAを加えたクアトロテストが商品化された。これらの検査は，あくまでも胎児異常の可能性を確率で示すもので，最終的な確定診断には染色体検査を必要とする。

て，一部のクリニックなどで血清マーカー検査が行われてきたが，実際に検査を受ける妊婦の割合は数％程度に過ぎないと推定され，他の国々とは著しく異なる状況にある。

5　新型の出生前診断（NIPT）

さて，2012年8月に新聞報道され，広く論議が起こった新型の出生前診断である無侵襲的出生前遺伝学的検査（Non-invasive Perinatal Testing：NIPT）は，いわば，今述べてきた従来の母体血清マーカー検査の弱点を改良し，置き換えるべく開発された方法である。なぜなら，母体血清マーカー検査は，前述のように，母体中のホルモン値から統計的に予測される胎児異常の頻度を推定する検査であり，直接，胎児の遺伝子や染色体を対象とした検査ではない。したがって，たとえば，21トリソミーでは，その検出率は86.4％に過ぎないとされる。特に，染色体異常の頻度が高いことが予想される高年齢層では，その女性の年齢で規定される比較すべき参照値自体が高いため，検査の意義は小さいと言わざるを得ない。

一方，NIPTは，母体血液中に存在する胎児DNAを直接検査する方法である。すなわち，母体血に流入している少量の胎児由来DNA断片の塩基配列を解析し，由来する染色体を同定して，染色体毎にDNA断片数をカウントすることにより，他の染色体由来のDNAよりも著しく多い断片（特定の染色体の数的異常を示唆する）がないかどうか検討する[38]。この検査はいわゆる次世代シークエンサーという，高速に塩基配列を解読する機器が開発されたことにより，可能になった方法である。

6　NIPTの最大のメリット

NIPTも，もちろん最終的に確定診断としては，羊水穿刺による染色体検査が必要となるが，最大のメリットは，きわめて高い陰性的中率が得られることにある。すなわち，予想される罹患率が低くても高くても，陰性的中率は99.9％となり，陰性であれば，まず羊水穿刺を回避できるというメリットが生ずる[39]。

---

[38]　すべての断片が検査可能と仮定すれば，理論上は，トリソミーでは，特定の染色体に由来する断片が3/2倍になる。モノソミーでは1/2倍になるはずである。

わが国においては，前述のように他国とは異なる着床前診断や出生前診断をめぐる特殊な状況が存在するため，NIPTの導入に際しては，きわめて慎重な手続きが踏まれた。NIPT導入についての公開シンポジウムが開催され，2013年3月9日には，日本医師会，日本医学会，日本産科婦人科学会，日本産婦人科医会，日本人類遺伝学会による「母体血を用いた新しい出生前遺伝学的検査」についての共同声明が発表され，臨床研究として認定・登録された限定的施設においてのみ施行することになった。

NIPTは，現状では採血した検体を米国に送付して検査をするため，もし採血が可能であれば，それこそ医師の関与のないまま，検査が行われる可能性がある。遺伝カウンセリングが必要である状況が特に想定されるため，このような手続きを求め，限定的な導入を行ったことは理解できる。しかし，NIPTはきわめて高価な検査であるにもかかわらず[40]，実態として，わが国へ導入後半年間で3,000人の女性がNIPTを受けたことが明らかになっている。

7 着床前スクリーニング（PGS）とその将来

一方，前述のPGDと類似し混同されやすい方法として，着床前スクリーニング（Preimplantation Genetic Screening：PGS）がある。この方法は，IVFの着床率をあげるために，それぞれの胚の染色体数を全数検査し，正常数の胚のみを選択して胚移植する。何度胚移植しても妊娠に至らない場合や，年齢の高い女性では，染色体異数性のある胚の頻度が高いことが知られ，PGSにより治療成績が改善することが期待された。しかし，実際には限られた範囲（5～6種類の染色体）の異数性を検査しても，成績は改善されないことがその後明らかになり，むしろ，すべての染色体の異数性を検査することの有用性が期待されている（これはNIPTと同様のアプローチである）。我が国では，2013年秋現在，日本産科婦人科学会がPGSを施行することを認めていないが，NIPTが施行されている現状を考えると，今後改めて再検討する

---

(39) ただし，罹患率が高いハイリスク女性（例えば45歳）では，陽性的中率も97.1％が期待されるが，低いリスクの年齢（例えば35歳）では，陽性的中率は83.2％となり，陽性でも実際は正常である可能性が高くなる。

(40) 臨床研究では，検査料金として21万円（消費税込み）が徴収される。

必要があると考えられる。

8　今後の展望

さて，遺伝子解析に関連する技術の進歩は著しく，5年以内に現在のNIPTに用いられる遺伝子解析の手法は時代遅れのものとなる可能性が高い。新しい検査法は，より正確で費用が格段に低廉となることが予想され，より広く（スクリーニング的に）適用される可能性が高いと考えられる。遺伝子解析は，出生前診断に限らず，医療全体において，まもなく広範に応用される可能性が高い。たとえば糖尿病や高血圧の原因診断をより正確に行い，より適切な治療を提供することが，充分に予想できる[41]。したがって，遺伝子解析についての正確な理解を，早急に国民に提供する施策を講ずることは，大きな意義があると考える。

Ⅷ　まとめ

医学や医療の進歩発展は，歴史的に数々の社会的葛藤を生み出してきた。なかでも，合意形成に時間を要する，あるいは最終的合意形成が期待できない分野は，たとえば'先端医療'あるいは'先進医療'と名付けられ，empirical なアプローチで，その実施を容認することが，一定の安全性と合理性を担保したうえで，繰り返し行われてきたと考えられる。おそらく生殖医療は，その代表的分野のひとつであるといってよいだろう。法的基盤を必要とするのは，施行や実行の可否ではなく，施行や実行の結果もたらされる現実である。家族のかたちが変わったという現実が生じ，それを認識した以上，これに対応する新たな法も必要となったにすぎないと考える。

〔追記〕本稿の初校終了後（2013年12月），最高裁第三小法廷は，Ⅳ5で示した「性同一性障害者」の事例について，一・二審の判断を破棄し，夫を父親と認める決定を出した。法整備への追い風となることを希望する。

---

(41)　癌治療の分野では，既に現在，抗がん剤の副作用の程度を予測するために，遺伝子検査が行われている。

3 日本における挙児希望年齢の高齢化をめぐる生殖補助医療の実際

片 桐 由 起 子

Ⅰ　は じ め に
Ⅱ　挙児希望年齢の高齢化の現状
Ⅲ　生殖補助医療の実際
Ⅳ　お わ り に

I　はじめに

　社会における女性の役割の推移や価値観の変化を背景として，挙児希望年齢が高年齢化している．それに伴い出産年齢も年々上昇し，高齢妊娠は増加している．しかし，高齢になって挙児を希望する女性のすべてが望みどおりに妊娠・出産できるわけではなく加齢に伴い妊孕能は低下し妊娠しにくくなる．そのために20歳代，30歳代前半に比較して生殖補助医療を必要とする場合が増加する．本章では日本における挙児希望年齢の高齢化の現状と，それら社会背景の変化により変遷している生殖補助医療の実際について述べる．

II　挙児希望年齢の高齢化の現状

1　高齢出産

　近年の女性の結婚，出産に対する考え方やライフスタイルの変化，価値観の変化などにより婚姻年齢の上昇および妊娠・出産年齢の上昇が進んでいる．「高齢妊娠」とは，学術的に定義されたものではないが，日本産科婦人科学会では35歳以上の初産婦を高年初産婦と定義していることから，一般的に35歳以上の妊娠が「高齢妊娠」と評価されている．医学的にみた妊娠・分娩の最適年齢は20～30歳で[1]，特に35歳を過ぎた初産では妊娠・分娩に異常をきたすことが多くなり[2]，また，高齢妊娠・分娩は医学的のみならず社会的にも様々な問題を包括している．日本における女性の妊娠年齢は年々上昇しており，高齢出産の占める割合が増加している．厚生労働省の人口動態統計によると，第1子出生時の母の平均年齢は，1965年に25.7歳であったものが1995年には27.5歳に上昇し，以後も上昇は続いており2012年には30.3歳であった．また，高齢出産が全分娩に占める割合も，1970年に4.7％であったものが，1995年には9.5％，2005年には18.4％と上昇を続け，

（1）　Menken J, Trussell J, Larsen U: Age and infertility. Science 233: 1389-1394, 1986.
（2）　荒木勤「産道の異常」『最新産科学　異常編（改訂第20版）』271-285頁（文光堂，2002年）．

図1：出生数の年次推移――全出生数と母体年齢35歳以上の出生割合

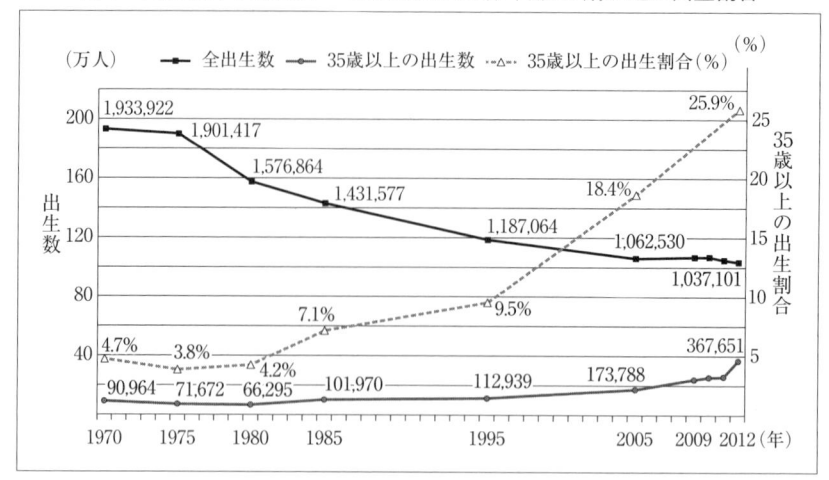

[図：1970年から2012年までの全出生数、35歳以上の出生数、および35歳以上の出生割合の推移グラフ。全出生数は1970年1,933,922人から2012年1,037,101人へ減少。35歳以上の出生数は1970年90,964人から2012年367,651人へ増加。35歳以上の出生割合は1970年4.7%から2012年25.9%へ上昇。]

出典：人口動態統計より作成。

2012年では25.9％と全体の1/4以上を占めるに至っている（図1）。

2 晩婚化

　高齢出産が増加している一因として，婚姻年齢の上昇が存在する。婚姻年齢は男女ともに上昇しているが，約40年間に男性の平均婚姻年齢の上昇が3.9歳であったのに対し，女性では5.0歳上昇しており（図2a），婚姻年齢の上昇は女性においてより顕著で，妊孕能におよぼす影響は大きい。また，離婚率の上昇に伴う再婚率の上昇も，新しいパートナーとの間に子を持ちたいと思う気持ちから、高齢になってからの挙児希望増加の一因になっている（図2b）。女性の収入の増加や価値観の変化により，未婚のまま出産するという選択肢も拡大傾向にあるが，日本では婚外子割合は1.9％と諸外国と比較すると非常に少ないため（図2c），日本における晩婚化に伴う女性の挙児希望年齢の上昇は諸外国以上に高齢出産の増加に大きく影響していると考えられる。

3 未婚化

　晩婚化に加えて，結婚せずに過ごす未婚率も近年上昇している（図3）。

3 日本における挙児希望年齢の高齢化をめぐる生殖補助医療の実際［片桐由起子］

図2a：婚姻年齢の推移

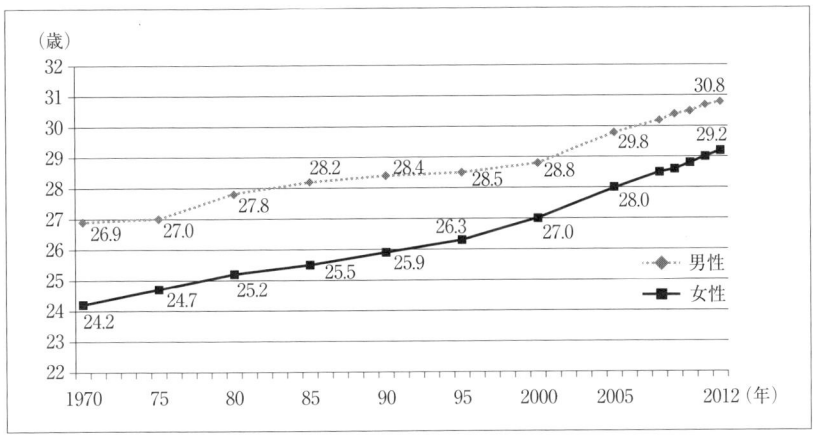

男性：26.9, 27.0, 27.8, 28.2, 28.4, 28.5, 28.8, 29.8, 30.8
女性：24.2, 24.7, 25.2, 25.5, 25.9, 26.3, 27.0, 28.0, 29.2

出典：人口動態統計平成24年より作成。

図2b：再婚が全婚姻に占める割合

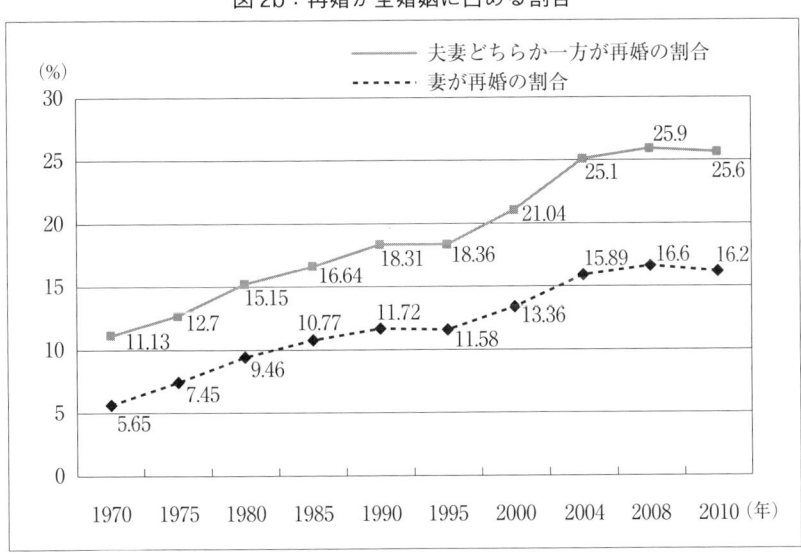

夫妻どちらか一方が再婚の割合：11.13, 12.7, 15.15, 16.64, 18.31, 18.36, 21.04, 25.1, 25.9, 25.6
妻が再婚の割合：5.65, 7.45, 9.46, 10.77, 11.72, 11.58, 13.36, 15.89, 16.6, 16.2

出典：厚生労働省人口動態統計・年報より作成。

61

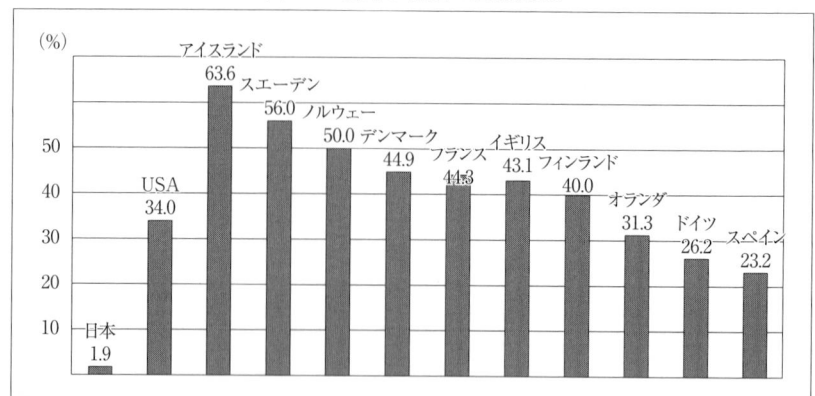

医事法講座 第 5 巻　生殖医療と医事法

図 2c：婚外子割合の国際比較

出典：内閣府平成 16 年版少子化社会白書より作成。（日本：厚生労働省「人口動態統計」，米国：疾病管制局（CDC）資料，その他の国：Euro-Stat による）

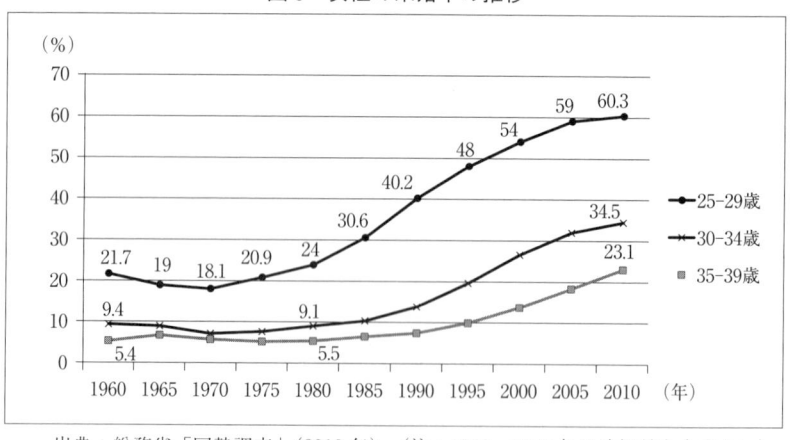

図 3：女性の未婚率の推移

出典：総務省「国勢調査」（2010 年）。（注：1960～1970 年は沖縄県を含まない）

　妊娠成立に向けた試みがなされないために妊娠しない状態を「未妊」といい，挙児を希望しているにもかかわらず妊娠の成立をみない「不妊」と区別するが，この未妊が近年増加している。
　未婚率の上昇の背景として，「結婚を望まない」あるいは「妊娠を望まない」という価値観の存在が推察されるが，結婚や妊娠・出産に対して女性た

図4：高年未妊女性の妊娠に対する意識――子宮筋腫手術患者の年齢・分娩歴・婚姻状況

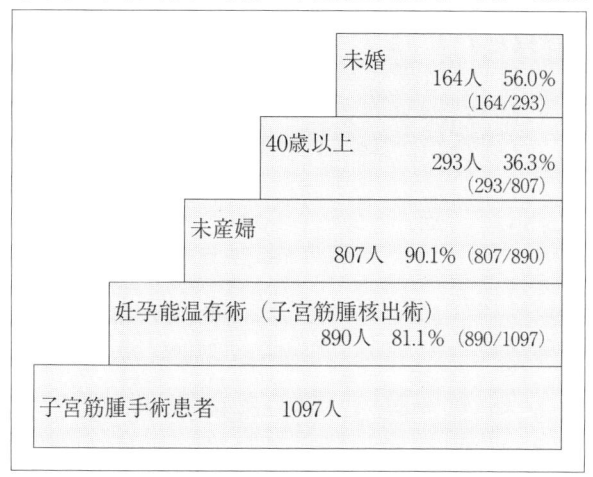

```
                          未婚    164人  56.0%
                                      (164/293)
                    40歳以上       293人  36.3%
                                      (293/807)
              未産婦              807人  90.1% (807/890)
         妊孕能温存術（子宮筋腫核出術）
                                 890人  81.1% (890/1097)
    子宮筋腫手術患者     1097人
```

ちの関心が決して低いわけではなく，むしろそれらを望んでいる女性が多い。未婚化が進行しているにもかかわらず，女性の妊娠・出産に対する関心が高いことは，子宮筋腫手術をうけた女性たちの「妊孕能温存」に向けられた術式選択の実際からうかがえる。2008年から2012年の5年間に当院で子宮筋腫の手術治療をおこなった1097人のうち，子宮筋腫核出術，すなわち子宮を残す妊孕能温存手術を選択した患者は890人（81.1%）であったが，そのうち，出産経験のない40歳以上の患者が293人存在しており，高年齢になってなお妊娠・出産を希望している女性が多い現実が浮き彫りになった。さらに，40歳以上の未産婦293人のうち164人（56.0%）は未婚で，妊娠のパートナーが存在していない状況であった（図4）。すなわち，いずれ妊娠・出産の希望はあるが直近の具体的な予定はない未妊女性の増加と，その高年齢化が現在の状況であり，妊孕能温存手術が，かつては対象とならなかった高齢の女性たちにも提供されている。

III　生殖補助医療の実際

20歳代や30歳代前半であれば医療介入を必要とせずに妊娠が成立していた可能性の高い女性たちが，加齢により妊孕能を低下させ，カップルが不妊

図5：不妊治療（高度生殖補助医療＊）患者年齢の推移——高年齢化の実際

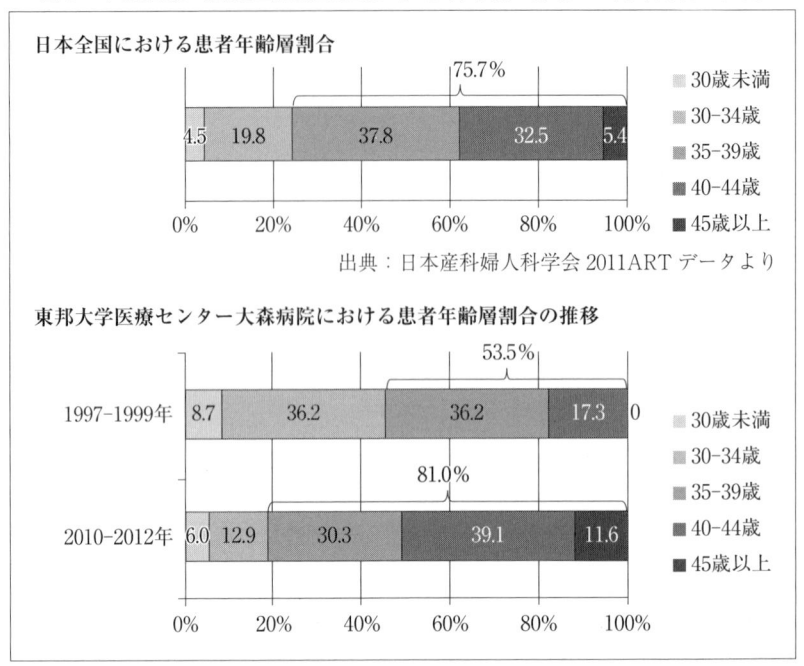

日本全国における患者年齢層割合

	30歳未満	30-34歳	35-39歳	40-44歳	45歳以上
	4.5	19.8	37.8	32.5	5.4

35歳以上 75.7%

出典：日本産科婦人科学会2011ARTデータより

東邦大学医療センター大森病院における患者年齢層割合の推移

	30歳未満	30-34歳	35-39歳	40-44歳	45歳以上
1997-1999年	8.7	36.2	36.2	17.3	0
2010-2012年	6.0	12.9	30.3	39.1	11.6

1997-1999年 35歳以上 53.5%
2010-2012年 35歳以上 81.0%

＊体外受精・顕微授精－胚移植

である頻度は40歳代では33％に至るとも推察されており，結果として不妊治療を必要とするケースが増加している。難治性不妊症患者の累積に加え，加齢による不妊症患者の増加により，不妊治療患者の高齢化は顕著である。また，かつては生理的には妊娠が困難であった超高齢女性が生殖補助医療技術を利用して妊娠することが可能となり，そのこともまた高齢妊娠・出産増加の一因となっている。

1　不妊患者の高齢化

日本における体外受精以上の生殖補助医療（Assisted Reproductive Technology：ART）を受けている患者の年齢分布によると，35歳以上が75.7％，40歳以上が37.9％を占めている。この傾向は都市部でより顕著であり，当院における生殖補助医療対象患者年齢の推移では，1997年から1999年の3

3　日本における挙児希望年齢の高齢化をめぐる生殖補助医療の実際　[片桐由起子]

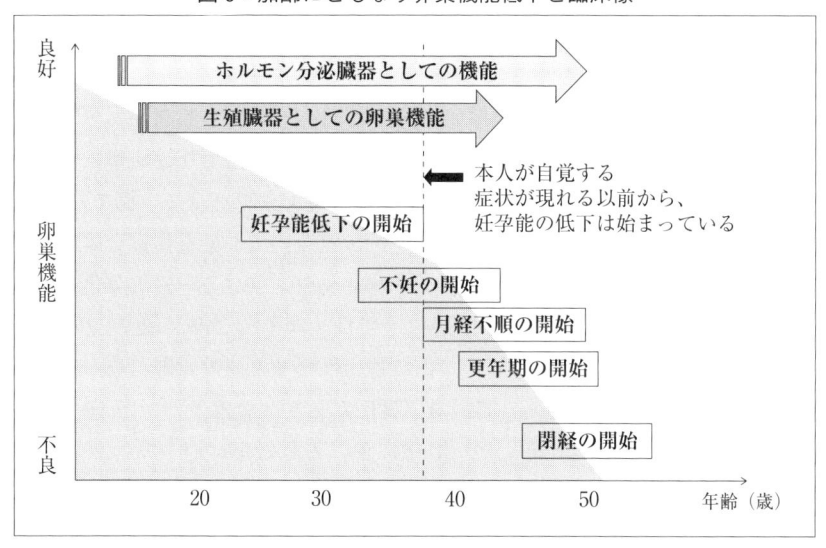

図6：加齢にともなう卵巣機能低下と臨床像

年間の統計で35歳以上の患者割合は53.5％とすでに半数を超えていたが，2010年から2012年の統計では81.0％おり，全体の半数以上である50.7％が40歳以上であった。さらに，45歳以上の患者が，当院では11.6％，全国でも5.4％存在し，その割合は20歳代の4.5％より多かった（図5）。このことから，近年，不妊治療対象者年齢が一層高齢化していることは明らかである。

　加齢に伴う妊孕能低下の背景には，子宮筋腫や子宮内膜症など器質的疾患の増加や，内科疾患の合併等複数の要因が存在するが，中でも卵巣機能の低下は非可逆性で解決困難な要素である。卵巣にはホルモン分泌臓器としての機能と，配偶子である卵子を成熟させ排卵する生殖臓器としての機能があるが，更年期症状に代表されるホルモン分泌臓器としての機能低下に伴う臨床症状に先立ち，生殖臓器としての機能低下が生じ不妊が開始することが，加齢にともなった不妊増加の最大の要因であると言える（図6）[3]〜[7]。

(3)　teVelde ER, Pearson PL: The variability of female reproductive ageing. Hum Repod Update, 8: 141-154, 2002.
(4)　Eijkemans MJ, Habbema JDF, te Velde ER: Age at last children and fertility at

2　加齢に伴う妊娠率の低下と流産率の上昇

　加齢により妊娠しにくくなることを承知している女性は少なくないが、進歩したARTが万能であると誤解し、過度に期待している傾向がある。しかし、加齢がART成績におよぼす影響は甚大で、加齢により妊娠率は低下し、たとえ妊娠が成立しても流産率が高いという現実が存在する（図7）。これは、加齢により染色体の減数分裂時の染色体組み換えや染色体接合維持に異常が生じ、染色体不分離に起因するモノソミーやトリソミー等の染色体異数体発生が増加するためである。40歳以上では、卵子の30％、胚の70〜80％に染色体異常が報告されており[8]、胚の着床不全や流産の原因になっている。日本産科婦人科学会が公表しているARTデータによると[9]、27歳でも治療周期あたりの妊娠率は25％で、40歳における妊娠率は約10％、流産率は30％を超えることは不妊治療開始前の女性たちにはあまり知られていない。

　未だ具体的には妊娠予定のない挙児希望のある高齢未妊女性の多くが現実を知らずにARTに過大な期待を抱いていること、そして20歳代あるいは30歳代前半に妊娠の機会があれば妊娠していた可能性の高い女性たちが、加齢により不妊となり高齢不妊症患者が増加していることが問題である。

3　未婚女性の卵子凍結

　加齢による卵巣機能低下に対処する選択肢として、将来、加齢などの要因により性腺機能低下をきたす可能性を懸念する女性に対して、未受精卵子あ

---

　　young age. In M. J. Eijkemans, ed. Fertility in populations and in patients. Academic thesis, Erasmus Medical Center, Rotterdam, The Netherlands, 23-34, 2005.
（5）　den Tonkelaar I, te Velde ER, Looman CW: Menstrual cycle length preceding menopause in relation to age at menopause. Maturitas, 29: 115-123, 1998.
（6）　Treloar AE: Menstrual cyclicity and the pre-menopause. Maturitas, 3: 249-264, 1981.
（7）　Broekmans FJ, Faddy MJ, Scheffer G, et al: Antral follicle counts are related to age at natural fertility loss and age at menopause. Menopause, 11: 607-614, 2004.
（8）　Munne S., Alikani M., Tomkin G, et al: Embryo morphorgy, developmental rates and maternal age are correlated with chromosome abnormalities. Fertil Steril, 64: 382-391, 1995.
（9）　「ARTデータ集2011年」〈http://plaza.umin.ac.jp/~jsog-art/data.htm〉.

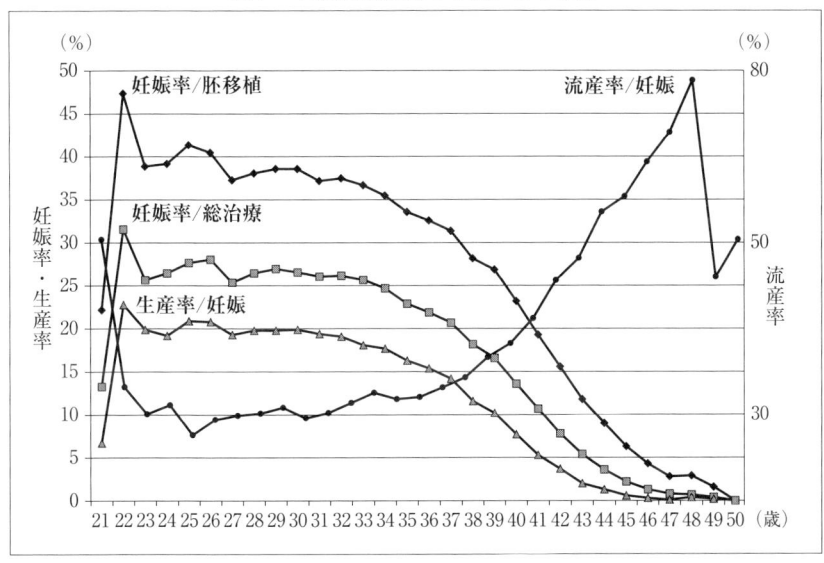

図7：不妊治療成績の年齢による推移

出典：日本産科婦人科学会ARTデータ2010より作成。

るいは卵巣組織を凍結保存する方法が始まっている。これは，本来不妊治療を目的とした生殖補助医療技術を，悪性腫瘍の治療等，医学的介入による性腺機能低下をきたす可能性を懸念する「医学的適応」のある未婚女性に対して提供する適応を，現在妊娠の予定はないが，将来妊娠を希望する未婚女性にも「社会的適応」として拡大したものである。しかし，未受精卵子の凍結保存や，融解後の受精率・妊娠率・出産率等の成績は，受精卵（胚）と比較して不良であり，今後さらに改善の必要がある。日本生殖医学会が「未受精卵子および卵巣組織の凍結・保存に関するガイドライン」を出しており，その中で「凍結・保存の対象者は成人した女性で，未受精卵子等の採取時の年齢は，40歳以上は推奨できない」「凍結保存した未受精卵子等の使用時の年齢は，45歳以上は推奨できない」としている[10]。

---

(10) 日本生殖医学会「未受精卵および卵巣組織の凍結・保存に関するガイドライン」（2013年）〈http://www.jsrm.or.jp/guideline-statem/guideline_2013_01.html〉。

医事法講座 第5巻 生殖医療と医事法

4 高齢女性におけるART後出産数と人口動態統計結果の比較

　日本国内におけるARTは日本産科婦人科学会によるART登録施設制度がとられており，ART登録施設には「生殖医学の臨床実施に関する調査の報告」の義務が存在していることから，国内のART報告数にほぼ漏れはないと考えられるが，その報告義務のもとに収集された日本産科婦人科学会ARTデータ2011によると，35～39歳，40～44歳，45歳以上の生産数はそれぞれ14,334周期，4,128周期，75周期であったのに対し，同年の人口動態統計による母体年齢別出生数は，221,272人，37,437人，843人で，ARTが年齢別全出生に占める割合は6.5%，11.0%，8.9%であった（図8）。高齢であってもARTによらずに妊娠・出産する女性も存在するが，高齢，そのなかでも特に45歳以上の出生数が増加している一方で，把握されているARTによる出生割合がそれほど高くないことから，国内統計では把握困難なARTによる妊娠，すなわち海外でのARTによる高齢妊娠・出産が増加している可能性が推察される。

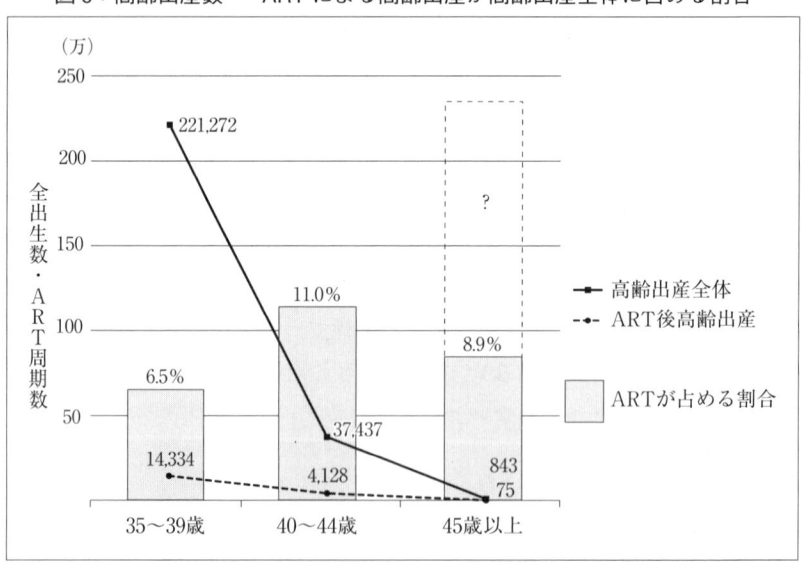

図8：高齢出産数──ARTによる高齢出産が高齢出産全体に占める割合

出典：日本産科婦人科学会ARTデータおよび人口動態統計より作成。

5　第三者が関与する妊娠・出産

　日本には現在まで生殖補助医療に関し法律やガイドラインによる規制はなく，生殖補助医療は日本産科婦人科学会の会告に準拠し，医師の自主規制のもとにドナーによる提供精子による非配偶者間人工授精（Artificial Insemination by Donor：AID）を除いて原則として婚姻している夫婦以外の第三者が関与する妊娠・出産は行われていない。AID のみが許容されてきた背景には，AID は 1940 年代から長年にわたり行われてきており，それにより多くの児がすでに出生している歴史的背景による。精巣精子による顕微授精が行われるようになって AID の実施は減少したものの，現在でも年間 3000〜4000 周期に実施され年間約 100 人程度が出生している。その一方で提供精子による体外受精は各医療施設の自主規制により一般的に行われていない。

　第三者提供卵子を必要とする例には，卵巣形成不全，早発卵巣不全（早発閉経），卵巣摘出術後，放射線療法や化学療法後など絶対的適応のあるものと，加齢に伴う卵巣反応性低下による ART 治療成績低下などを理由とする場合があるが，いずれの例も国内では実施されていない。海外で提供卵子による ART を受ける例が存在し，多くの場合，夫の精子と提供卵子により得られた胚が妻の子宮に移植されているが，近年加齢症例の渡航 ART が増加しており，妊娠が成立したのちは帰国して国内で分娩するケースがほとんどであることから，超高齢出産の背景となっている。

　胚提供による生殖補助医療は認められないという見解が日本産科婦人科学会から示されており[11]，国内で胚提供による妊娠は成立しないが，卵子と精子の双方が第三者由来である未婚高齢女性の海外渡航後妊娠・出産例が存在している。

　代理懐胎には，子を望む不妊夫婦の受精卵を妻以外の女性の子宮に移植する，ホストマザーと，依頼者夫婦の夫の精子を妻以外の女性に人工授精する，サロゲイトマザーとがあるが，日本では「母子関係は分娩の事実によって存在する」という法律上の原則が存在することから，代理懐胎では，いずれの

---

(11)　日本産科婦人科学会「胚提供による生殖補助医療に関する見解」（2004 年）〈http://www.jsog.or.jp/about_us/view/html/kaikoku/H16_4.html〉．

場合も出産した女性が母と評価され，懐胎を依頼した夫婦の子としては法的に認められない。その一方で，提供配偶子による妊娠・出産は，遺伝学的親が誰であるかにかかわらず，出産した女性が母でありその夫が父であるとされ，我々分娩に立ち会う産婦人科医師の出生証明書への記載も通常通りであり，役所に提出され母の年齢にかかわらず受理されているため「生まれた子の親が誰か」という問題は起こりにくい。そのことも提供卵子による出産が把握されることなく増加している背景の一端となっている。

6 高齢ART症例にみられる問題点

高齢ARTの問題点としては，卵巣機能低下によるART治療成績の低下と，産科異常のリスクの増加が挙げられる。妊娠の方法にかかわらず，高齢妊娠・出産では，流産，染色体異常，妊娠高血圧症候群，妊娠糖尿病，前置胎盤，常位胎盤早期剥離，早産，低出生体重児，分娩時の大量出血など，産科異常のリスクが上昇するため[12]，ART実施前の十分な理解と，妊娠の成立をゴールとすることなき対応が必要である。また，卵子提供による45歳以上の超高齢妊娠・出産では，産科異常のリスク上昇は一層深刻で，特に卵子提供妊娠では，自己胚妊娠と比較すると，妊娠高血圧症候群の発症率が有意に高いという報告がある[13][14]。

海外におけるARTでは複数の胚を一度に移植することによる多胎妊娠が多いことも問題である。多胎妊娠では母体管理を要する例が多く，出生する早産児が増加することが問題で，母体および胎児・新生児の健全なる福祉を保持する観点から，日本生殖医学会が「多胎妊娠防止のための移植胚数ガイドライン」を報告している（**表1**）[15]。したがって，国内では移植胚数は原

---

(12) 藤森敬也・園田みゆき・佐藤章「高年妊娠の産科リスク」臨床婦人科産科61巻1号14-19頁（2007年）。

(13) Wiggins DA, Main E: Outcomes of pregnancies achieved by donor egg in vitro fertilization－a comparison with standard in vitro fertilization pregnancies. Am J Obstet Gynecol 192: 2002-2006; discussion 2006-2008, 2005.

(14) 中山摂子・安達知子「卵子提供妊娠の問題点とその周産期管理」産婦人科治療103巻4号383-388頁（2011年）。

(15) 日本生殖医学会「多胎妊娠防止のための移植胚数ガイドライン」（2007年）〈http://www.jsrm.or.jp/guideline-statem/guideline_2007_01.html〉。

3　日本における挙児希望年齢の高齢化をめぐる生殖補助医療の実際［片桐由起子］

表1：多胎妊娠防止のための移植胚数ガイドライン（日本生殖医学会，2007）

1. 体外受精などの胚移植においては，日本産科婦人科学会の見解どおり，移植胚数を3個以内とすることを厳守する。
2. 多胎妊娠のリスクが高い35歳未満の初回治療周期では，移植胚数を原則として1個に制限する。なお，良好胚盤胞を移植する場合は，必ず1胚移植とする。
3. 前項に含まれない40歳未満の治療周期では，移植胚数を原則として2個以下とする。なお良好胚盤胞を移植する場合は，必ず2個以下とする。

則1個であるが，海外では複数胚移植が行われている。日本国内においても，高齢患者に対しては複数胚移植が容認されているが，それは加齢に伴う染色体異常の増加等，胚のクオリティ低下に配慮するものであり，若いドナーから提供された卵子由来の胚が複数移植されれば，たとえ患者自身が高齢であっても多胎妊娠は増加し，もともと産科異常のリスクの高い超高齢妊婦の多胎妊娠では，さらにリスクは増大する。そして，多胎妊娠が成立した場合，産科異常のリスク軽減を目的として減胎手術が行われている例が少なくない。

Ⅳ　おわりに

社会背景の変化により，挙児希望年齢は高齢化し，加齢による妊孕能の低下に伴い生殖補助医療技術を必要とする者が増加している。また，本来，生殖年齢にある不妊夫婦の治療を目的とした生殖補助医療技術の利用が拡大されてきている。社会背景の変遷に対応して，生殖補助医療技術の利用について多角的視点から検討が行われ，医療技術が提供されることが重要であると考える。

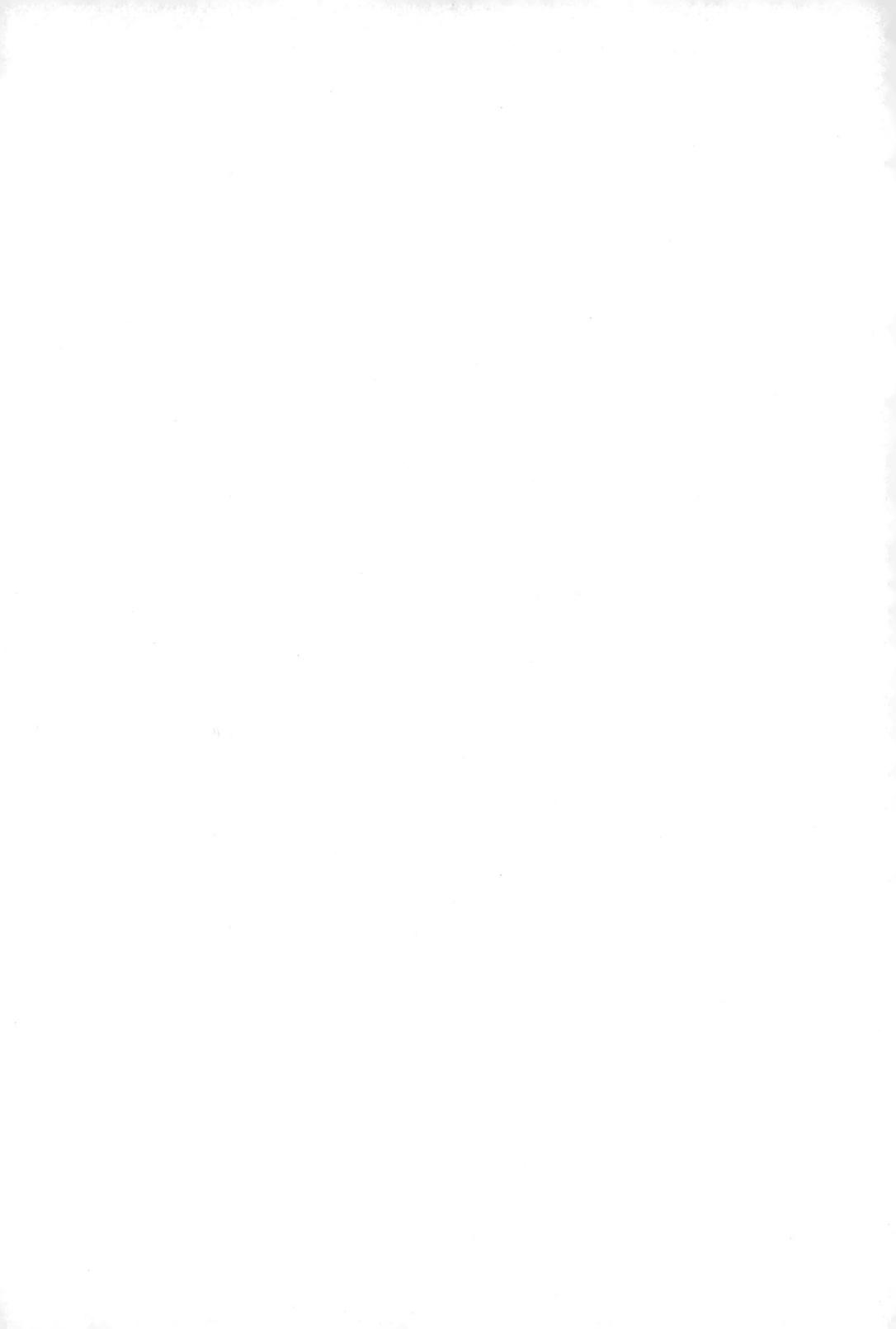

4　生殖補助医療と法

中　村　　　恵

医事法講座 第5巻 生殖医療と医事法

Ⅰ　はじめに
Ⅱ　人工授精
Ⅲ　体外受精・胚移植
Ⅳ　代理懐胎
Ⅴ　いくつかの問題
Ⅵ　おわりに

I　はじめに

　7組に1組の夫婦は不妊症[1]に悩んでいるといわれる。不妊治療の名の下に進歩してきた生殖補助医療（assisted reproductive technologies=ART）[2]は，大別すると，人為的に女性の生殖器内に精子を注入し受精を図る人工授精（artificial insemination=AI）と卵胞卵を採取し体外で精子と受精させ，分割卵を子宮内に移植する体外受精・胚移植（in vitro fertilization & embryo transfer=IVF&ET）とに分かれる。これらの技術と配偶子や受精卵（胚）の凍結保存技術をあわせて用いることにより，配偶子を提供する者，分娩する者，生まれる子の親たろうとする者の組み合わせ次第で，夫婦やカップル以外の第三者を巻き込んだ生殖のバリエーションが生み出されている。

　日本には，いまだに生殖補助医療に関する法制度はなく，日本産科婦人科学会の会告等による自主規制のみによって，人工授精，体外受精・胚移植が臨床で行われている。日本産科婦人科学会（以下，日産婦）では，昭和61年以来，体外受精・胚移植等の生殖医学の臨床実施に関して登録報告制を採用し，平成元年度以降，毎年臨床実施成績の集計結果が報告されている。平成24年度の報告，すなわち2011年分の体外受精・胚移植等の臨床実施成績は，体外受精・胚移植の治療周期総数が269,659，出生児数が32,426，累計出生児数が303,806であり，AIDの治療成績は，患者総数が892，周期総数が3,082，出生児数が92，である。平成23年の人口動態統計によると2011年の出生数は105万806人であるから，単純計算しても，100人に3人は生殖補助医療の手を借りてこの世に生を受けたことになる。このように，日本で

---

(1)　避妊をせずに男女の性交があっても一定期間（世界保健機構（World Health Organization=WHO）によると2年間，アメリカ生殖医学会（the American Society for Reproductive Medicine=ASRM）によると1年間）妊娠しない状態をいう。

(2)　ARTを直訳すれば「生殖補助技術」であるが，本稿では「生殖補助医療」の語を用いる。（医療行為といえるかどうかの議論については後述する）なお，WHOで採用されているInternational Committee Monitoring Assisted Reproductive Technologies（ICMART）作成による用語集では，人工授精はARTに含まれていないというが，本稿では人工授精も考察の対象とする。久具宏司「医療現場からみた問題点」日本学術協力財団編『生殖補助医療と法』151頁（日本学術協力財団，2012年）。

はARTの普及が拡大し，世界的にみても体外受精の登録施設数が多いとされる。不妊治療は，不妊のスクリーニング検査により，不妊原因を探ることから始まり，不妊原因の種類（男性不妊，女性不妊，男女とも不妊原因が見つけられない場合もある。）や日産婦等の会告に従い，タイミング法，排卵誘発法，人工授精，体外受精など，段階を踏んで治療が行われる。最近では，晩婚化に伴い，「妊活」の一環として，不妊治療が一般に受け入れられている感があり，患者の年齢が高い場合，段階を踏まずに早期に体外受精が行われることがある。また，体外受精および顕微授精は高額な医療費がかかるため，経済的負担の軽減を図るため，不妊治療にかかる費用の助成（特定不妊治療費助成事業）が行われている。

　生殖補助医療に関する法制化への動きが始まったのは1997年7月に旧厚生省（現厚生労働省）が生殖技術について議論するため厚生科学審議会先端医療技術評価部会を組織した時である。翌1998年10月には同部会の下に生殖補助医療技術に関する専門委員会（以下，専門委員会）が設置され，2000年12月に「精子・卵子・胚の提供等による生殖補助医療のあり方についての報告書（以下，専門委員会報告書）」[3]がまとめられた。この報告書に基づき，関係する法制度を3年以内に整備するよう求められた厚生労働省ならびに法務省は，翌年にそれぞれ審議会を立ち上げ，厚生労働省厚生科学審議会生殖補助医療部会は2003年4月に「精子・卵子・胚の提供等による生殖補助医療制度の整備に関する報告書（以下，部会報告書）」[4]を，法務省法制審議会生殖補助医療関連親子法制部会は同年7月に「精子・卵子・胚の提供等による生殖補助医療により出生した子の親子関係に関する民法の特例に関する要綱中間試案（以下，中間試案）」[5]を公表した。部会報告書においては，生殖補助医療を受けることができるのは婚姻夫婦に限られ，精子・卵子・胚（他の夫婦が自己の胚移植のために得た胚で，当該夫婦が使用しないことを決定し

（3）　専門委員会報告書及び各委員のコメントについては，ジュリスト1204号96頁（2001年）を参照。また，インターネット上の以下のサイトに掲載されている。
　　〈http://www.mhlw.go.jp/public/bosyuu/p0118-1.htm〉
（4）　部会報告書は，インターネット上の以下のサイトに掲載されている。
　　〈http://www.moj.go.jp/PUBLIC/MINJI35/refer01.html〉
（5）　中間試案は，インターネット上の以下のサイトに掲載されている。
　　〈http://www.mhiw.go.jp/shingi/2003/04/s0428-5.html〉

たものに限定）の提供による生殖補助医療を認めるというものであり，その保存期間は，配偶子は 2 年間，胚は 10 年間であり，提供者が死亡した場合にはその精子等は廃棄すること，代理懐胎は禁止される等，立法の方向性が打ち出された。しかし，その後，これらに関する法案が国会で審議されることはなかった。結局，2006 年 11 月に，法務省ならびに厚生労働省は日本学術会議に下駄を預ける形をとり，翌月より日本学術会議は生殖補助医療の在り方検討委員会（以下，検討委員会）を設置し，同委員会は依頼女性である妻の卵子を用いる代理懐胎を中心に検討をすすめ，2008 年 4 月 8 日に対外報告「代理懐胎を中心とする生殖補助医療の課題——社会的合意に向けて」（検討委員会報告書）[6]を公表し，同月 16 日にまとめたその提言を厚生労働省ならびに法務省に回答した。その後も立法作業は遅々として進まなかったが，2014 年 3 月現在，自民党の「生殖補助医療に関するプロジェクトチーム」を中心として，生殖補助医療に関する法案作成に進められているという。

　こうしたなか，生殖補助医療技術によって生まれた子をめぐる訴訟が相次いでいる公表されている。これらの判例は，生殖補助医療により生まれた子の法律上の親は誰なのかという家族法上の問題が主な争点とされている。本稿では，もっぱら医事法的観点からの考察を試みる。すなわち，生殖補助医療ははたして医療行為といえるのか，規制の仕方をどう考えるべき等についてである。以下では，人工授精，体外受精・胚移植，代理懐胎について，日本における現状を確認した後，いくつかの医事法上の問題について検討する。

II 人工授精

　日本においては，配偶者間人工授精（artificial insemination with husband's

（6） 検討委員会報告書は，〈http://www.scj.go.jp/ja/info/kohyo/pdf/kohyo-20-t56-1.pdf〉に掲載されている。また，同報告書の理解を助けるものとして，水野紀子ほか「〔座談会〕生殖補助医療を考える——日本学術会議報告書を契機に」ジュリスト 1359 号 4 頁（2008 年）がある。検討委員会報告書に対する批判として，中村恵「代理懐胎をめぐる議論の動向〈医事法トピックス〉」年報医事法学 24 号 226 頁以下（2009 年）を参照されたい。

semen=AIH）と非配偶者間人工授精（artificial insemination with donor's semen =AID）が臨床で行われている。

1　AIDに関する日産婦会告と判例

　日本初の非配偶者間人工授精による子（AID 子）が誕生したのは1949年に慶応大学病院においてであるが，日本産科婦人科学会が AID に関する会告（「非配偶者間人工授精と精子提供」に関する見解）をまとめたのは1997年になってからである。ここではじめて AID を不妊治療として行われる医療行為として承認し，AID を実施する施設は同学会に登録することとなった。被実施者は人工授精以外の方法では妊娠の見込みがない挙児を希望する婚姻夫婦であり，実施者である医師は被実施者である不妊夫婦双方に対し人工授精について十分な説明と了解を得た上で同意書を作成・保管すること，精子提供者は健康で感染症がなく自己が知る限り遺伝性疾患を認めず精液所見が正常であることを条件とし，精子提供者は匿名であるが実施者である医師は精子提供者の記録を保存すること，とされていた。

　同会告は2006年に改定され（「非配偶者間人工授精に関する見解」）[7]，AIDは，不妊の治療として行われる医療行為であり，これによって妊娠の可能性がないあるいはこれ以外の方法で妊娠をはかった場合に母体や児に重大な危険がおよぶと判断されるものを対象とすることに改められた。すなわち，依頼者が HIV-1/2 をはじめとするウィルス感染症に罹患している場合など，これ以外の方法で妊娠を図ったとき，母体や児に重大な危険が及ぶと医師が臨床的に判断した場合も適用となり得ることとなった。しかし，原則としてAID の施行は無精子症に限定されるべきであり，本治療開始前に，夫婦にカウンセリングの機会を可能な限り提供することが望ましいとする。また，HIV では感染から血中抗体が陽性になるまで，通常3か月を要するといわれ，実際にこの期間（window period）にあたる新鮮精液を用いて AID を行って感染が成立したと考えられる症例が報告されていることから，凍結精液の使用が義務付けられた。実施者は法律上の夫婦であることを確認するため，戸籍謄本を提出することが望ましいとされ，同一提供者からの出生児は

（7）　2006年の改定内容については，吉村泰典「生殖補助医療におけるガイドライン」ジュリスト1339号26頁（2007年）を参照。

10名以内とすること，精子提供者は匿名とすること，夫婦の同意の確認については，治療開始前に生まれてくる子が夫婦の嫡出子と認めることを明記した同意書に，夫婦が同席の上で署名し，夫婦とも拇印を押すなど本人確認を行った後に治療を開始すること，同意書等は各施設で責任をもって一定期間保存すること，また治療中夫婦の意思を再確認するため，施行ごとに夫婦の書面による同意を得ること，等となっている。こうした夫婦の同意の確認についての解説は，次の AID に関する判例が影響しているものと思われる。

AID に関する判例は 2 件，生殖補助医療に関するものとして初めて公表された。ひとつは東京高決平 10・9・16 家月 51 巻 3 号 165 頁であり，夫の同意を得て第三者から提供を受けた精子によって妻が妊娠・出産した子（AID 子）について，父母が離婚した後に親権者をめぐって争われた事例である[8]。いまひとつは大阪地判平 10・12・18 家月 51 巻 9 号 71 頁で[9]，

---

(8) 本件では，AID 子の法的地位につき，「夫の同意を得て人工授精が行われた場合には，人工授精子は嫡出推定の及ぶ嫡出子であると解するのが相当である。」と言及した上で，離婚の際に親権者を指定するのに AID という事実をどのように捉えるかについては，「人工授精子の親権者を定めるについては，未成年者が人工授精子であることを考慮する必要があると解される。夫と未成年者との間に自然的血縁関係がないことは否定することはできない事実であり，このことが場合によっては子の福祉に何らかの影響を与えることがありうると考えられるからである。」として，AID 子であるという事実は考慮すべき事情の一つとして捉え，子の福祉の観点から，監護意思，監護能力等の他の事情を総合的に考慮して，母を親権者に指定した。本件の判批として以下がある。澤田省三・戸籍 691 号 17 頁（1999 年），本山敦・ジュリスト 1164 号 136 頁（1999 年），田中通裕・判例タイムズ 1009 号 89 頁（1999 年），松川正毅・私法判例リマークス 2000〈上〉78 頁（2000 年），棚村政行・判例タイムズ 1036 号 154 頁（2000 年）。
(9) 大阪地裁は，AID に対し夫から同意を得たという妻の供述を裏付ける証拠はなく，「第三者の精子による人工授精を行うときは夫と妻の署名押印した契約書が手続上，必要とされているにもかかわらず」そのような書面は作成されなかったことを理由のひとつとして，夫が妻の「人工授精等による妊娠，出産を事前に包括的に承認したと認めることはできない。」と判示した。また，夫が妻の反対を押し切って子の命名をしたこと，その出生届を提出したこと等は，夫が AID 子を自己の嫡出子として承認する旨の意思表示をなしたと認めることはできないとした。嫡出性の承認に関して裁判所として初めての判断を示したものといえるが，どのような言動をすれば，嫡出性の承認と認められるのかについては言及されていない。本件の判批として，村重慶一・戸籍時報 513 号 50 頁（2000 年），澤田省三・戸籍時報 703 号 57 頁（2000 年），石井美智子・判例タイムズ 1036 号 160 頁（2000 年）がある。

AID 子について夫が嫡出否認請求をした事例であり，妻が夫以外の精子を使い人工授精又は体外受精によって子を妊娠・出産することにつき，夫が事前に包括的な承認をしていたか，子の出生後，夫が子の嫡出性を承認したと認められる意思表示をしたか，が争点とされた。当該夫婦は，複数の医療機関において，不妊治療として夫婦間の人工授精又は体外受精を行っていたが，4箇所目の医療機関においてAIDが行われ，妻が子を妊娠・出産するに至っている。精子提供者は匿名とされているため，大阪地裁の事例ではAID子は父のない子となってしまった。

2　性同一性障害者とAID

性同一性障害（Gender Identity Disorder=GID）とは，生物学的な性（sex）と性の自己意識（gender identity）が一致しない状態をいい，世界保健機関（World Health Organization=WHO）が定めた国際疾病分類（International Classification of Disease=ICD）であるICD-10やアメリカ精神医学会（American Psychiatric Association=APA）が作成する精神疾患の診断統計マニュアル（Diagnostic and Statistical Manual of Mental Disorders, Fourth Edition, Tex Revision=DSM-Ⅳ-TR）にも掲載されている医学的疾患である（なお，APAは2013年にDSM-5を公開し，GIDをGender Dysphoria（=GD）に変更している）。性同一性障害を有する人は，諸外国の統計等から，男性3万人に一人，女性10万人に一人の割合で存在すると推測されているという。わが国では，1997年に日本精神神経学会・性同一性障害に関する特別委員会が作成した「性同一性障害に関する答申と提言」[10]の中で「性同一性障害の診断と治療に関するガイドライン」（初版ガイドライン）が公表され，このガイドラインに従った国内初の性別適合手術（Sex Reassignment Surgery=SRS）が，埼玉医科大学において，1998年にFTM（Female to Maleの略，身体的性別が女性の人）に対し，1999年にMTF（Male to Femaleの略，身体的性別が男性の人）に対し，行われた。ガイドラインは3度改訂され，現在は第4版ガイドライン（2011年改訂）[11]に沿って性同一性障害に対する治療が行われている。

---

(10)　日本精神神経学会・性同一性障害に関する特別委員会「性同一性障害に関する答申と提言」精神神経学雑誌99巻7号533頁以下（1997年）。

(11)　第4版ガイドラインとその内容等については，南野知恵子代表編『性同一性障害の

2003年7月に、「性同一性障害者の性別の取扱いの特例に関する法律」(以下、特例法と略する。)が成立し、2004年7月から施行されたことにより、一定の要件の下、性同一性障害者が家庭裁判所の審判により、性別の取扱いの変更が認められるようになった[12]。性同一性障害者が生殖機能を喪失する前に精子又は卵子を凍結保存し、それを用いて生殖補助医療により子をもつことの問題は、特例法の制定前後には既に予想されていたようであるが[13]、生殖補助医療に関する法制度の問題との関連において判断されるべきこととして問題点を指摘するに止めている。

最近、性同一性障害の女性(FTM)が特例法により戸籍上の性別を変更した後に他の女性と婚姻し、その妻がAIDにより生んだ子について嫡出子出生届をしたところ、これを不受理とする行政の対応が続いた。こうした事例における親子関係について、日産婦は、2011年1月17日に法務省に質問状を送付し、同年2月18日に回答を得た[14]。

医療と法』(メディカ出版、2013年)を参照。
(12) 特例法の制定前では、戸籍法113条に基づいて、性同一性障害を理由とする戸籍訂正の申立てがなされていた。戸籍法113条は、戸籍の記載が法律上許されないものであるか、錯誤・遺漏があることが発見された場合に戸籍訂正ができると規定している。性同一性障害を理由として父母の続柄欄の訂正が認められるには、父母との続柄が真実と相違している、すなわち性別の判断に誤りがあったので、「記載に錯誤」がある場合に該当すると解釈されなければならず、こうした申立てはほとんど却下され、あるいは申立却下に対する即時抗告が棄却されていた。例えば、東京高裁は「遺伝的に規定される生物学的性」を性別の判断基準として採用し、性同一性障害の治療として性転換手術を受けた申立人に対し、戸籍訂正を認めなかった(東京高決平12・2・9判時1718号62頁)。特例法3条1項は、性同一性障害者が①20歳以上であること②現に婚姻していないこと③現に未成年の子がいないこと④生殖腺がないこと又は生殖腺の機能を永続的に欠く状態にあること⑤他の性別に係る身体の器官に係る部分に近似する外観を備えていること、という①・⑤全ての要件をみたした場合、家裁に性別の取扱いの変更審判の申立てができると規定する。
(13) 南野知恵子監修『[解説]性同一性障害者性別取扱特例法』92頁(日本加除出版、2004年)にこの問題が指摘されている。
(14) 日産婦が法務省に送付した質問の要点は、特例法により性別変更した者が変更後の性別で婚姻し、その婚姻夫婦の間に生物学的な親子関係を成し得ないことが明らかな子が生まれた場合に、その出生した子に対し、①嫡出推定により嫡出子とすることは可能か、②①が不可能な場合に、戸籍上の夫からの認知を行うことにより認知準正は可能か、③①と②がともに不可能な場合に、戸籍上の夫との間に特別養子縁組は可能か、という

この問題に関連して，最高裁がはじめての判断を示した（最決平 25・12・10 裁判時報 1593 号 4 頁）[15]。すなわち，特例法 3 条 1 項に基づき男性への性別の取扱いの変更の審判を受けた抗告人 X_1 及びその後抗告人 X_1 と婚姻をした女性である抗告人 X_2 が，抗告人 X_2 が婚姻中に懐胎して出産した男児である A の，父の欄を空欄とする等の戸籍の記載につき，戸籍法 113 条の規定に基づく戸籍の訂正の許可を求めた事案である。第一審，第二審ともに，X らの申立てを認めなかったため，X らは最高裁に許可抗告を申し立てた。

最高裁は原決定を破棄し，原々審判を取消した。「特例法 4 条 1 項は，性別の取扱いの変更の審判を受けた者は，民法その他の法令の規定の適用については，法律に別段の定めがある場合を除き，その性別につき他の性別に変わったものとみなす旨を規定している。したがって，特例法 3 条 1 項の規定に基づき男性への性別の取扱いの変更の審判を受けた者は，以後，法令の規定の適用について男性とみなされるため，民法の規定に基づき夫として婚姻することができるのみならず，婚姻中にその妻が子を懐胎したときは，同法 772 条の規定により，当該子は当該夫の子と推定されるというべきである。もっとも，民法 772 条 2 項所定の期間内に妻が出産した子について，妻がその子を懐胎すべき時期に，既に夫婦が事実上の離婚をして夫婦の実態が失われ，又は遠隔地に居住して，夫婦間に性的関係を持つ機会がなかったことが明らかであるなどの事情が存在する場合には，その子は実質的には同条の推

---

3 点である。これらに対する法務省の回答は以下のとおりである。①「当該子について，性別の取扱いの変更の審判を受けた者との間で民法第 772 条による嫡出推定を及ぼすことはできないので，性別の取扱いの変更の審判を受けた者の実子として法律上の父子関係があるとは認めることはできず，嫡出子であるとの出生届を受理することができない。」②「性別の取扱いの変更の審判を受けて男性となった者を認知者とする認知届けを受理することはできない。」③「家庭裁判所が民法上の要件を満たしていると判断して縁組を成立させる審判をした場合には，当該子を養子とする特別養子縁組を受理することができ」，また「普通養子縁組届をすることにより，両者の間に嫡出子として法律上の親子関係を創設することも可能である。」法務省の回答は結論のみで理由が明確に示されていない。国への質問とその回答については，南野代表編・前掲注(11)319～320 頁に掲載されている。

(15) 本決定の判批として，棚村政行「性同一性障害と親子関係」『医事法判例百選（第 2 版）』190 頁（有斐閣，2014 年）。（学説の状況については，同判批に引用されている参考文献を参照されたい。）

定を受けないことは，当審の判例とするところであるが」「性別の取扱いの変更の審判を受けた者については，妻との性的関係によって子をもうけることはおよそ想定できないものの，一方でそのような者に婚姻することを認めながら，他方で，その主要な効果である同条による嫡出の推定についての規定の適用を，妻との性的関係の結果もうけた子であり得ないことを理由に認めないとすることは相当でないというべきである。」「そうすると，妻が夫との婚姻中に懐胎した子につき嫡出子であるとの出生届がされた場合においては，戸籍事務管掌者が，戸籍の記載から夫が特例法3条1項の規定に基づき性別の取扱いの変更の審判を受けた者であって当該夫と当該子との間の血縁関係が存在しないことが明らかであるとして，当該子が民法772条による嫡出の推定を受けないと判断し，このことを理由に父の欄を空欄とする等の戸籍の記載をすることは法律上許されないというべきである。」

本決定については，寺田逸郎裁判官と木内道祥裁判官の各補足意見，岡部喜代子裁判官と大谷剛彦裁判官の各反対意見がある。

学説は，現行法の解釈によって嫡出推定を認めるべきではないとの消極説，嫡出子として認めるべきとの積極説があり，最高裁は3対2の僅差であるが，積極説の立場を採用した。いずれの裁判官も，立法の必要性を説いている。

III 体外受精・胚移植

日本では，現在，医学会の会告上，婚姻夫婦，事実婚カップルに対する体外受精・胚移植が医療行為として実施されている。

1 体外受精・胚移植と日産婦会告

日本初の体外受精児は1983年に東北大学において誕生したが，これに対し，日産婦は迅速な対応をして，同年に「体外受精・胚移植に関する見解」をまとめた。これ以降，日産婦では生殖補助医療に関してさまざまな見解を発表していった。会告上，体外受精・胚移植は，不妊の治療およびその他の生殖医療の手段として行われる医療行為であり，これ以外によっては妊娠の可能性がないか極めて低いと判断されるものおよびこれを施行することが，被実施者またはその出生児に有益であると判断されるものを対象とすること，

実施責任者は日本産科婦人科学会認定産婦人科専門医であり，専門医取得後，不妊症診療に 2 年以上従事し，日産婦の体外受精・胚移植の臨床実施に関する登録施設において 1 年以上勤務または 1 年以上研修を受けたものでなければならないこと，また実施医師，実施協力者はこの技術に十分習熟していること，実施前に被実施者に対して体外受精・胚移植の内容，問題点，予想される成績について，事前に文書を用いて説明し，了解を得た上で同意を取得し，同意文書を保管すること，被実施者は婚姻しており，挙児を強く希望する夫婦で，心身ともに妊娠・分娩・育児に耐えうる状態にあるもの，等となっていた。

その後，実施状況や社会の情勢の変化も考慮して，2006 年 4 月に「体外受精・胚移植に関する見解」は改定され，解説部分は削除されている。会告上，被実施者は従来と同様に「婚姻しており」となっているが，婚姻関係を厳密に確認すること（戸籍抄本などの提出などの条件）は極めて困難であるから，当該男女が社会通念上の婚姻という関係にあると当事者が判断した場合，体外受精の機会を提供しないということが異なった意味での医の倫理に関する問題を生ずることにもなるので，硬直的に原則の遵守を固執するものではないという[16]。その後，嫡出でない子の相続分を嫡出である子の相続分の 2 分の 1 とする民法の規定は憲法 14 条 1 項に違反し無効であるとした 2013 年 9 月 4 日の最高裁大法廷決定を受け，同年 12 月 5 日，民法の一部を改正する法律が成立し，非嫡出子の相続分を嫡出子の相続分の 2 分の 1 と定めた部分（民法 900 条 4 号ただし書前半部分）が削除され，嫡出子と非嫡出子の相続分が同等になった（同年同月 11 日公布・施行）。これを受け，日産婦は同会告の「婚姻」の文字を削除し，事実婚夫婦も体外受精・胚移植を受けられるように改定する方針だという[17]。なお，日産婦より早い時期（2006 年 2 月）に，不妊治療を行う医師らで構成される日本不妊学会（現日本生殖医学会）は，「事実婚における本人同士の生殖細胞を用いた体外受精実施」に関する見解を発表し，法的婚姻関係にある夫婦に限定せず，事実婚の不妊カップルに対する本人同士の生殖細胞を用いた治療を可能とする見解が示されていた。

妊娠率をあげるために，移植胚数を増やすことで多胎率も増加し，母体や

---

(16) 吉村・前掲注（7）26-27 頁。
(17) 2014 年 1 月 7 日付毎日新聞。

児の予後への影響が問題とされていた。そこで，日産婦は1996年2月に「多胎妊娠」に関する見解を作成し，移植胚数を3個以内とした。その後，同会告は2008年4月に改定され，移植胚数を原則1個とし，35歳以上の女性または2回以上続けて妊娠不成立の女性などについては2個が許容された。

　体外受精・胚移植に関連する技術として，配偶子卵管内移植（gamete intra-fallopian transfer=GIFT），接合子卵管内移植（zygote intrafallopian transfer=ZIFT），顕微授精（microinsemination）がある。現在，顕微授精技術は重度な乏精子症にとって必須の技術であり，顕微授精といえば卵細胞質内精子注入法（intracytoplasmic sperm injection=ICSI）が実施される。1994年1月に作成された「顕微授精に関する見解」は，ICSIが広く臨床応用される以前のものであり，体外受精・胚移植による分娩の成功例を有する医療機関においてのみ実施が許可されていた。そこで，2006年4月に同会告は改定され，顕微授精の登録申請が倫理委員会で許可されれば，体外受精・胚移植による妊娠分娩例がなくても実施可能となった。顕微授精に関しては，日本不妊学会が，「染色体の数異常や構造異常による男性不妊の精子の臨床応用について」（2000年3月），「Y染色体微小欠失を有する不妊患者に対する顕微授精について」（同年9月）において，高度乏精子症あるいは無精子症の男性不妊にICSIなどを臨床応用することによって受精・妊娠の報告がみられるようになったが，児に同様の染色体の数の異常や構造異常の形質，遺伝子異常が伝達する可能性のあることを十分に説明し，遺伝カウンセラーを交えた説明や情報提供が望ましく，夫婦から文書によるインフォームド・コンセントを得ることとなっている。

2　死後生殖

　夫婦の配偶子を用い生殖補助医療を行う場合，生まれた子は夫婦と血縁関係を有するため，親子法上は何ら問題が生じないとされていた。しかし，凍結保存技術の進歩によって，生殖物質の半永久的保存が可能となり，配偶子を採取する時点とそれを不妊治療に実際に使う時点との間に時間的間隔ができ，配偶子由来者の死後に，生前に凍結保存されていた配偶子を用い生殖補助医療によって子を妊娠・出産できるようになった。このような死後懐胎子と亡配偶子由来者との間に法的親子関係は認められるかが争われた訴訟があ

らわれた。最判平 18・9・4 民集 60 巻 7 号 2563 頁[18]は，民法 787 条は，生殖補助医療が存在せず，男女間の自然の生殖行為による懐胎・出産のみが問題とされていた時代に制定されたものであることをもって本件の認知請求自体が許されないとする理由はないとする原審の判断については是認する。しかし，死後懐胎子と死亡した父との関係は，実親子法における基本的な法律関係（亡き父が死後懐胎子の親権者にはなり得ないこと，死後懐胎子が亡き父から監護・養育・扶養を受け，（代襲相続も含め）相続することはあり得ないこと）が生ずる余地がないので，「その両者の間の法律上の親子関係の形成に関する問題は，本来的には，死亡した者の保存精子を用いる人工生殖に関する生命倫理，生まれてくる子の福祉，親子関係や親族関係を形成されることになる関係者の意識，更にはこれらに関する社会一般の考え方等多角的な観点からの検討を行った上，親子関係を認めるべきか否か，認めるとした場合の要件や効果を定める立法によって解決されるべき問題であるといわなければならず，そのような立法がない以上，死後懐胎子と死亡した父との間の法律上の親子関係の形成は認められないというべきである。」として，認知請求を棄却した。

　これを受け，日産婦は，2007 年 4 月に「精子の凍結保存に関する見解」を発表し，本人が死亡した場合，凍結保存精子は廃棄することとした。また，2010 年 4 月に改定された「ヒト胚および卵子の凍結保存と移植に関する見解」において，胚の凍結保存期間は被実施者夫婦の婚姻継続期間中かつ卵子を採取した女性の生殖年齢を超えないこと，卵子の凍結保存期間も卵子を採出した女性の生殖年齢を超えないこと，とされている。

3　第三者の配偶子を用いる体外受精・胚移植

　第三者から提供された配偶子（卵子・精子）を用いた体外受精・胚移植および第三者から提供された胚を移植することについて，部会報告書は，第三者からの精子・卵子または胚の提供を受けなければ妊娠できない夫婦に限って，第三者から提供される精子・卵子による体外受精および第三者から提供

---

[18]　本判決の判批として，中村恵「夫の死後の凍結精子による子からの認知請求」『医事法判例百選（第 2 版）』86 頁（有斐閣，2014 年）と同判批に引用している参考文献を参照されたい。

される胚の移植を受けることができるとした。そして，厚生労働省雇用均等・児童家庭局母子保健課は日産婦に必要な制度の整備がなされるまで第三者から提供される配偶子等の生殖補助医療の実施を控えるよう依頼文書を送った。日産婦は，2004年4月に，「胚提供による生殖補助医療に関する見解」を発表し，部会報告書とは異なり，精子卵子両方の提供によって得られた胚だけでなく，不妊治療の目的で得られた胚で当該夫婦が使用しない胚も，それを別の女性に移植したり，その移植に関与してはならないことにした。こうした日産婦の謙抑的な姿勢に対し，日本生殖医学会では，2009年3月に，「第三者配偶子を用いる生殖医療についての提言」を出した。それによると，解決すべき問題点は多いが，第三者配偶子を用いる治療を必要とする夫婦が一定数存在する以上，遵守すべき条件を設定した上で提供配偶子を使用した治療を実施する合理性があり，治療を受ける夫婦の安全と利益を担保し，生まれてくる子及び提供者の権利と福祉を守るために，法律やガイドラインなど一定の条件に基づく管理された治療が妥当であることから，国は，第三者配偶子を用いる生殖医療の情報管理のための生殖医療に関する公的管理運営機関の設立と民法上の法的親子関係を明確化する法律整備について至急取り組む必要があることを提言している。なお，日産婦は，2010年4月に改定した「ヒト胚および卵子の凍結保存と移植に関する見解」において，凍結融解後の胚および卵子は，卵子採取を受けた女性に移植されるものとしている。

　法制化が遅々として進まない状況のなか，2003年3月に創設された全国21ヶ所の民間不妊クリニックで構成される「日本生殖補助医療標準化機関（JISART）」は，オーストラリアの制度を参考に，実施規定と「精子・卵子提供による非配偶者間体外受精に関するJISARTのガイドライン」（2008年7月）に基づき，同年に早発閉経患者に対し，（患者の友人からと，患者の姉妹からの）卵子提供による非配偶者間不妊治療を行った（ガイドライン上，加齢により妊娠できない夫婦は除外され，被提供者は戸籍謄本により確認された法律上の夫婦に限定している）。また，卵子を無償提供する女性を登録する「卵子バンク」（卵子提供登録支援団体（OD-NET））が設立されている（2008年8月30日付読売新聞）。JISARTの卵子提供実績は，2007～2008年は2件，2009年は4件，2010年は7件，2011年は9件，2012年は4件，2013年は

12件，2014年は4件であり，合計42件の卵子提供による体外受精を実施し，18人の子どもが生まれ，妊娠中は3人であるという。既成事実が積み重ねられている状況である。

IV 代理懐胎

代理懐胎には，夫の精子を妻以外の第三者の子宮に医学的方法で注入して妻の代わりに妊娠・出産してもらう場合と，夫の精子と妻の卵子を体外受精して得た胚を妻以外の第三者の子宮に入れて，妻の代わりに妊娠・出産してもらう場合の二種類がある。専門委員会報告書ならびに部会報告書は，①生まれてくる子の福祉を優先すること，②人を専ら生殖の手段として扱ってはならないこと，③安全性に十分に配慮すること，④優生思想を排除すること，⑤商業主義を排除すること，⑥人間の尊厳を守ること，という6つの基本的考え方のもと，この代理懐胎については禁止する方針を打ち出した。日産婦においても，2003年4月の「代理懐胎に関する見解」は，①生まれてくる子の福祉を優先するべきである，②代理懐胎は身体的危険性・精神的負担を伴う，③家族関係を複雑にする，④代理懐胎契約は倫理的に社会全体が許容していると認められない，ことを理由に，代理懐胎の実施は認められず，対価の授受の有無を問わず，代理懐胎の実施に関与してはならず，代理懐胎の斡旋を行ってはならないとしている。その後，日本学術会議は，依頼女性である妻の卵子を用いる代理懐胎を中心に検討をすすめ，2008年4月に検討委員会報告書を公表した。

検討委員会は，代理懐胎を中心とする生殖補助医療に関する諸問題について，以下の提言をまとめた。①代理懐胎については，法律による規制が必要であり，生殖補助医療法（仮称）のような新法に基づき，当面代理懐胎は原則禁止とすることが望ましい。②営利目的の代理懐胎を行った場合には，施行医，斡旋者，依頼者を処罰対象とする。③先天的ないし後天的に子宮のない女性を絶対的適応の例として，対象を限定した厳重な管理下での代理懐胎の試行的実施（臨床試験）は考慮されてよい。④施行にあたっては，医療，福祉，法律，カウンセリング等の専門家によって構成される公的運営機関が登録，追的調査，指導，評価等の業務を公正に行い，一定期間後に代理懐胎

の医学的安全性，社会的倫理的妥当性等について検討した上で，問題がなければ法改正して一定のガイドラインの下に容認し，弊害が多ければ施行を中止する。親子関係については，施行や外国に渡航して行われた場合も含めて，⑤代理懐胎者を母とし，⑥代理懐胎を依頼した夫婦と生まれた子については，養子縁組または特別養子縁組によって親子関係を定立する。以上のほか，今後の検討課題として，⑦出自を知る権利，⑧卵子提供や夫の死後凍結精子による懐胎のほか，新たに出現する可能性のある問題等が指摘され，⑨生命倫理に関する諸問題については，公的研究機関を創設するとともに，新たな公的な常設の委員会を設置し，政策の立案なども含め，処理していくことが望ましく，⑩代理懐胎をはじめとする生殖補助医療について議論する際には，子の福祉を最優先とすべきこととされている。

　検討委員会提言は，代理懐胎を原則禁止としながら，試行的実施は認めるという矛盾にみちたものとなっている。論点を整理し，今後国民的議論が展開されるきっかけを作るとともに，その判断材料を提供することを検討委員会の任務としたのであれば（検討委員会報告書2頁），両論併記にした方が理論的にはすっきりしたのではないだろうか。

　上記の検討委員会の審議のさなか代理懐胎をめぐる最高裁決定（最決平19・3・23民集61巻2号619頁）が下されている。本件は，アメリカにおいて，日本人夫婦が，双方の配偶子による受精卵をアメリカ人女性に移植し，出生した子らを連れて帰国後，当該子らの嫡出子出生届を提出したところ，品川区が受理しなかったため，その不受理処分を不服として争った事案である。第一審（東京家審平17・11・30家月59巻7号105頁）は，日本民法の解釈上出産した女性が母となるとして本件申立てを却下したが，第二審（東京高決平18・9・29家月58巻11号40頁）は，本件でのネバダ州での外国判決（子が生まれて程なく，依頼者夫婦は，同州裁判所に対し，親子関係確定の申立てをし，同裁判所はX_1（夫）X_2（妻）が血縁上及び法律上の実父母であることを確認し，双子の父母とする出生証明書の発行を命じている。）を承認することは民事訴訟法118条3号及び法例33条（法の適用に関する通則法42条）にいう公序良俗に反しないとして，第一審の決定を取消し，本件出生届の受理を命じた。品川区は東京高裁の許可を得て最高裁に抗告した。

　最高裁は，以下のように判示した。「民法が実親子関係を認めていない者

の間にその成立を認める内容の外国裁判所の裁判は，我が国の法秩序の基本原則ないし基本理念と相いれないものであり，民訴法118条3号にいう公の秩序に反するといわなければならない。」「実親子関係が公益及び子の福祉に深くかかわるものであり，一義的な明確な基準によって一律に決せられるべきであることにかんがみると，現行民法の解釈としては，出生した子を懐胎し出産した女性をその子の母と解さざるを得ず，その子を懐胎，出産していない女性との間には，その女性が卵子を提供した場合であっても，母子関係の成立を認めることはできない。」「本件（ネバダ）裁判は，我が国における身分法秩序を定めた民法が実親子関係の成立を求めていない者の間にその成立を認める内容のものであって，現在の我が国の身分法秩序の基本原則ないし基本理念と相いれないものといわざるを得ず，民訴法118条3号にいう公の秩序に反することになるので，我が国においてその効力を有しないものといわなければならない。そして，Xらと本件子らとの間の嫡出親子関係の成立については，Xらの本国法である日本法が準拠法となるところ（法の適用に関する通則法28条1項），日本民法の解釈上，X_2らと本件子らとの間には母子関係が認められず，Xらと本件子らとの間に嫡出親子関係があるとはいえない。」なお，3人の裁判官による補足意見が付されており，迅速な立法を望むこと，事後的措置として本件子らと依頼者夫婦との間に特別養子縁組が成立する余地があることが示されている。

中間試案第1は，女性が自己以外の卵子を用いた生殖補助医療により子を懐胎し，出産したときは，その出産した女性を子の母とすることとなっている。今回の最高裁決定は，立法の先取りをした格好であり，政策的に結論が導き出されたようにも思える。

代理懐胎に関する同種の判例は，上記のほか，大阪高決平17・5・20判時1919号107頁（本件は最高裁平成17・11・24決定（判例集未搭載）により特別抗告は棄却された[19]）があり，日本人夫婦の夫の精子とアジア系アメリカ人女性から提供された卵子を体外受精させた受精卵を別のアメリカ人女性の子宮に移植し妊娠・出産したもので，依頼者夫婦の妻と生まれた子との間に血縁関係はない事例である。

---

(19) 判決全文が資料として，町野朔=水野紀子=辰井聡子=米村滋人編『生殖医療と法』244頁（2010年，信山社）に収録されている。

V　いくつかの問題

　かつて筆者は，生殖補助医療という舞台に現れる登場人物として，①施術する医師とその医療関係者，②施術を受ける不妊症患者側（依頼者）・第三者の配偶子提供を受ける場合には配偶子提供者，③生まれてくる子，をあげ，それぞれに関わるいくつかの問題点について検討したことがある[20]。ここでは重複を避け，その後の状況変化を踏まえ，生殖補助技術の実施者と被実施者に関わる問題について若干検討する。

　まず，生殖補助技術の実施者に関わる問題として，その技術は医療行為として行われるべきか，実施者の資格要件および実施施設の基準は何か，がある。

　日産婦会告等は，ARTを医療行為として認めている。こうした技術は畜産学の転用という側面ももつため医師でなくとも習熟した技術者であれば行えるし，人工授精法は比較的簡単に素人でも行えるとされる。しかし，ARTを行うことは多かれ少なかれ身体的侵襲を伴うのであり，感染症や排卵誘発剤による副作用のおそれなどの点から，医療行為として位置づけるべきであろう。ただ，ここで留意すべきなのは，ARTは先端科学技術のひとつであるから，技術の安全性や確実性は必ずしも保障されていない実験的医療だという点である。最近では，ARTで生まれた子にエピジェネティック変異による遺伝子発現の異常が起こっている可能性を否定することはできないことが指摘されている[21]。こうしたリスクを明らかにするには，ARTを

---

[20]　具体的には，①では，生殖補助技術と医療行為との関係，実施者・実施施設の要件，インフォームド・コンセントの内容，施術に関する同意書の法的意味，②では，被実施者の要件，生殖物質の法的地位，③では，障害児が出生した場合や胚・配偶子の取り違えにより子が出生した場合と不法行為との関係，子の出自を知る権利，を問題点として取り上げている。中村恵「生殖補助医療をめぐる問題」宇都木伸＝塚本泰司編『現代医療のスペクトル──フォーラム医事法学』144頁以下（尚学社，2001年）を参照されたい。

[21]　室伏きみ子「未来への責任：代理懐胎を中心とした生殖補助医療への生物学的考察」日本学術協力財団編『生殖補助医療と法』176頁以下（日本学術協力財団，2012年）参照。なお，エピジェネティックとは，「DNAの塩基配列の変化を伴わずにNDAやその発現調節に関わるタンパク質の修飾形態が変わることで，従来，変化することは

受けた世代だけでなくその後の数世代にわたる長期的な追跡調査が必要となる。科学は万能ではない。自然の摂理の一部を解明しているに過ぎない。また，一般医療が原因治療であり何らかの疾患を治すのであるが，ARTは，例えばAIDでは男性に不妊原因があるのに施術を受けるのは女性である。これらを唄教授は「医療行為$-\beta$」という[22]。そして，ARTは生命の出産という結果をもたらすということが通常の医療とは全く異なる点である。これを唄教授は「医療行為$+\alpha$」という。ここでは人を手段として用いてはならないという倫理原則に抵触するおそれがあり，「$+\alpha$」を考えると医プロフェッションの規範だけでは十分ではないとされる。

　実施者の資格要件および実施施設の基準は何か。この点に関しては，日産婦は2010年4月に改定した「生殖補助医療実施医療機関の登録と報告に関する見解」を公表し，ART実施施設が満たすべき義務，施設・設備・要員の基準および登録および安全管理に関する留意点について，最小必要要件を示している[23]。ARTの過程で行われる各手技は日産婦に登録された医療施設でのみ実施できるとされており，その各手技とは，①採卵および採卵に必要な麻酔，②媒精，③卵細胞質内精子注入，および類似の顕微授精手技，④卵子および受精卵の培養，⑤卵子および受精卵・胚の凍結と，凍結物の保管，⑥凍結保存されている卵子および受精卵・胚の解凍，⑦胚移植，である。これらの実施登録施設に必要不可欠な要員として，実施医師（実施責任者と同一人可，1名以上），看護師（1名以上），胚を取り扱える技術者（医師あるい

　　　ないと考えられていた遺伝子の発現調節に大きな変化が生じ，細胞とそれから構成される生体の運命までを変えてしまうという現象と，その現象を探求する学問」と定義されているという。

(22)　「医療行為$+\alpha$」「医療行為$-\beta$」については，唄孝一「人工生殖について思ってきたこと・再論」家永登＝上杉富之編『生殖革命と親・子』109頁以下（早稲田大学出版部，2008年）。

(23)　この改定は2009年2月に報じられた香川県立中央病院で起きた受精卵取り違え事件を契機として行われ，体外での配偶子・受精卵の操作にあたっては複数のスタッフによるダブルチェックを義務づけるなど，安全管理に関する留意事項が盛り込まれた。実施医療施設が，日産婦が行う「生殖医学の臨床実施に関する調査」の報告義務を怠ったり，「ARTの臨床実施における安全管理に関する調査票」を用いた報告がない場合および報告内容に問題がある場合には，その登録が抹消されることがあるとされる。会告に法的拘束力はないが，こうした義務づけにより，自主規制の強化が図られている。

はいわゆる胚培養士）があげられ，その他連携が望ましい要員として，①泌尿器科医師，②コーディネーター，③カウンセラー，があげられている。実施医師は日産婦認定産婦人科専門医であることのほか，日本生殖医学会認定生殖医療専門医であることが望ましいとされている[24]。

　日本生殖医学会は，生殖医療従事者資格の認定制度をもうけ，生殖医療専門医と生殖医療コーディネーターの資格に関する規約および細則を定めている。生殖医療コーディネーターとは，生殖医療の検査・治療に関する看護，カウンセリング，患者教育，生殖医療の患者等への支援，などを行う者とされる。生殖医療コーディネーターとして認定されるには，所定の要件を満たすほか，看護師として5年以上の実務経験を有しかつ生殖医療に3年以上従事している者で，公益社団法人日本看護協会の認定看護師制度における不妊症看護あるいは専門看護師制度における母性看護の資格を有しなければならない。実は，似たような資格制度として，NPO法人「日本不妊カウンセリング学会」が認定している「不妊カウンセラー・体外受精コーディネーター」というものがある。患者側への支援の重要性はいうまでもないが，こうした資格の乱立はかえって現場への混乱をもたらしかねず，国家資格ないし公的な機関による資格制度の一元化をすべきであろう。

　先の2010年に改定された日産婦会告においてはじめて明記された「いわゆる胚培養士」（エンブリオロジスト）[25]の約7割は臨床検査技師出身とされ，最近では少数ながら農学部や畜産学部出身者も増えているといわれる。胚培養士については，1960年5月に発足した哺乳動物卵子の研究を行っている農学および医学系の研究者によって発足した「哺乳動物卵子談話会」から発展した「日本卵子学会（旧日本哺乳動物卵子学会）」が，2004年4月より生殖補助医療胚培養士制度，2007年4月より生殖補助医療管理培養士制度を発足している。このほか，2010年改定前の日産婦会告上の「実施協力者」と

---

[24]　日本生殖医学会における生殖医療専門医の認定要件は，生殖医療の実施研修が通算5年以上かつ生殖医療臨床研修施設で3年以上の臨床研修が必要とされるなど，若干，日産婦における実施医師の要件よりも厳しくなっている。また，日本生殖医学会の生殖医療専門医は，産婦人科専門医のみではなく，泌尿器科専門医も認定対象とされる。
[25]　胚培養士の実態については，須藤みか『エンブリオロジスト――受精卵を育む人たち』（小学館，2010年）を参照。

して生殖補助医療に携わった臨床検査技師を中心として，エンブリオジストの知識と技術の向上をめざして1996年に組織された会が発展した「日本臨床エンブリオロジスト学会」において，認定資格制度がもうけられている。前述のコーディネーターと同様の状況がある。欧米では，生殖補助医療の現場では医師よりエンブリオロジストの権限が強いとされ，生物学系の博士でなければならないなど学術面での独立性も高いとされる。やはり国家資格ないし公的機関による資格の一元化をすべきであろう。

　生殖補助技術の被実施者に関わる問題として，誰がARTを受けることができるのか，がある。ARTを医療行為として位置づけるからには，医的適応以外の条件については，どのように考えるべきであろうか。リプロダクティブ・ヘルス／ライツや世界人権宣言16条の家族形成権を持ち出せば，事実婚カップルでも独身者でも同性愛者でも，ARTによって子をもうけることができると主張されうる。ただし，その具体的内容は明らかではない。最近，アメリカ生殖医学会において，こうした問題が議論された。同学会の倫理委員会は，独身者，非婚の異性カップル，ゲイやレズビアン・カップルは子をもち，養育する利益を有し，研究結果は，レズビアンやゲイである親とともにいる子の発達・適応・幸福が異性カップルとともにいる子のそれと著しい違いはないということを示すこと等を理由として，生殖補助医療を求めるすべての者を，独身，婚姻，性的志向に関係なく，平等に扱うべきであるとする結論に至っている[26]。法制化を考えるにあたって，日本においても，さらなる議論が必要である。

VI　おわりに

　法規制の態様としては，立法によるものとして，①刑罰法規による禁止，②行政法規による取締り，③民事法規による合理化，立法によらずに④現行法の解釈による対応，があるとされる[27]。生殖補助医療に関する判例や学説

---

(26)　The Ethics Committee of the American Society for Reproductive Medicine, *Access to Fertility Treatment by Gays, Lesbians and Unmarried Persons: a Committee Opinion*, 100 FERTILITY & STERILITY 1524 (2013).

(27)　田中実「医学の発展と法的規制」加藤一郎＝森島昭夫編『医療と人権』158頁（有

に見られるように、早期の立法化が望まれている状況においては、④は論外となろう。各種審議会の報告書は、①～③が組み合わせさって作成されている。日本においても法規制のあり方が議論されているが、アメリカのような個人の自由や自己決定・自己責任を基調とする手続法的規制によるのか、フランスのような個人に対し国家による後見を基調とする実体法的規制によるのか、いずれにしても、具体的立法に取り組む場合には、国が目指す社会的理念、基本的視点に関する社会的合意が不可欠とされる[28]。

　法規制を検討するにあたり最も重要な視点は、生まれてくる子の利益と権利をいかに守るかである。自然の生殖行動により生まれようが、ARTによって生まれようが、子は子であることに変わりはない。この世に生を受ける方法の違いによって法的に扱いを区別することは法的な差別につながるおそれがある。規制を徹底させるために、法的親子関係を認めないとすることが妥当かどうか（例えば、代理懐胎の禁止を徹底するために養子縁組を認めない等）。また、子の法的親は誰かという親子法上の問題とは別に、子の出自を知る権利をどのように保障すべきか、検討しなければならない[29]。

　2014年3月6日、自民党の「生殖補助医療に関するプロジェクトチーム」は生殖補助医療に関する法案の素案を示し、議員立法で今国会の法案提出を目指すとする報道があった。素案は3案からなり、精子・卵子のいずれかが第三者提供である場合に加え、精子、卵子がともに第三者提供というケースも容認している。また、代理出産は、妻が先天的に子宮がなかったり摘出したりした場合などに限って認め、実施する医療機関を厚生労働相が指定する

斐閣、1984年）。

(28)　滝澤正「生命倫理問題に関する法的対応の二類型——アメリカ型とフランス型〈共同研究・生命倫理法の展開——比較法的考察／Ⅱ比較法〉」上智法学論集48巻3・4号189頁以下（2005年）。

(29)　子の出自を知る権利については、児童の権利条約7条（父母を知る権利）、8条（アイデンティティーの権利）を根拠として議論されている。児童の権利条約7条については、石川稔・齋藤薫「登録・氏名及び国籍等に関する権利——［7条］」森田明・石川稔編『児童の権利条約——その内容・課題と対応』174頁以下（一粒社、1995年）、同条約8条については、宮下毅「アイデンティティーの権利——［8条］」同編同書195頁以下。また、ドイツでは連邦憲法裁判所の判例によって子には自己の血統を知る権利が基本権として認められるという（海老原明夫「自己の出自を知る権利と嫡出否認」法学協会雑誌115巻3号349頁以下（1998年）参照）。

点で共通している。その上でＡ案は代理出産について，夫婦間の精子・卵子による受精卵のほか，妻に卵巣がない場合は夫の精子と第三者の女性の卵子を使うことも認める。Ｂ案は精子・卵子の使用を夫婦間に限っており，Ｃ案は代理出産自体を家裁による許可制としている。3案とも出産した女性を母とするが，Ｃ案では家裁の許可を得て行う代理出産の場合，依頼者夫婦を父母としている。今後の動向に留意しなければならない。

5　人工妊娠中絶と法

石川友佳子

Ⅰ　はじめに
Ⅱ　未出生の生命への侵害に関する法規制
Ⅲ　ドイツにおける人工妊娠中絶規制
Ⅳ　未出生の生命の法的地位
Ⅴ　おわりに――日本における法規制

I　はじめに

　近年，生殖医療技術は，急速な発展を遂げている。この生命を生み出す技術は，人工授精や体外受精など，難治性不妊の治療に大きな成果を挙げている[1]。しかし，この技術は，その反面，未だ出生していない生命へ人為的介入し，出生前診断とその診断結果に基づく堕胎，そして着床前診断とその診断結果に基づく受精卵の廃棄など，初期の人間の生命への侵害を可能にした。また，体外受精により，人の生命の最も初期の存在といえるヒト胚に母胎外で直接侵害を加えることが可能となり，現在，生殖医療や再生医療の分野でヒト胚を用いた研究も行われている。これらの研究は，生殖補助医療技術の向上や再生医療における移植用細胞の作成という目的をもっており，多くの人々を救う治療法をもたらすことが期待できるが，その過程ではヒト胚の滅失・廃棄を伴うため，ヒト胚への生命侵害が問題となる。

　このように，近年，重要性を増しつつある生殖医療を論じる際には，未出生の生命への侵害が許容されるか否かも考えることが必要であり，未出生の生命への侵害についての法的規制は，従来から，堕胎罪と人工妊娠中絶規制である。出生前診断・着床前診断の是非や診断結果に基づく未出生の生命への侵害，そしてヒト胚の研究利用については，人工妊娠中絶規制との整合性が意識されなければならないであろう。

　また，国際的にも提唱されてきたリプロダクティブ・ライツという観点においても，人工妊娠中絶は重要視される。もちろん，リプロダクティブ・ライツは，性と生殖に関する健康を保障するための権利であり[2]，女性の中絶

（1）　人工授精・体外受精等の実施数については，日本産科婦人科学会「平成24年度倫理委員会　登録・調査小委員会報告」日本産科婦人科学会雑誌65巻9号2083頁以下（2013年）参照。

（2）　非常に多岐にわたる概念であるが，その概要は「1．子どもを持つことが可能であることと同時に，自分たちの生殖能力を調節して希望する数の子どもを希望するときに持つことができること，2．安全な妊娠・出産の経験，母児の生命健康にとって安全な妊娠出産を可能にするためのケアやサービスを受けることができること，3．望まない妊娠や病気に感染するおそれなしに性的関係を持つこと」とまとめられている。伊佐智子「わが国のリプロダクティブ・ライツをめぐる問題状況と議論状況について」社会と

問題だけに限定されるものではないが,「望まない妊娠」を回避するための「妊娠するかどうか」という避妊に関する自己決定権とともに,「生むかどうか」の中絶に関する自己決定権も重要な構成要素である。

いま一度,このテーマについて考察し,未出生の生命の保護のあり方および女性の権利について検討しなければならない。

II　未出生の生命への侵害に関する法規制

1　堕胎罪と人工妊娠中絶

刑法典 212 条以下では,胎児の生命・身体を保護するため,自己堕胎罪,同意堕胎罪や業務上堕胎罪等が規定され,妊婦からの嘱託により堕胎した医師,さらに堕胎した妊婦自身も処罰される。それに対して,母体保護法(2条2項,14条)は,一定の要件のもとで堕胎行為を「人工妊娠中絶」として許容する。すなわち,「胎児が,母体外において生命を保続することのできない時期に」(現在では,妊娠満 22 週未満),「妊娠の継続又は分娩が身体的又は経済的理由により母体の健康を著しく害するおそれのある」場合(医学的適応事由,社会・経済的適応事由),または「暴行若しくは脅迫によって又は抵抗若しくは拒絶することができない間に姦淫されて妊娠した」場合(倫理的適応事由),本人および配偶者の同意を得た上で,指定医師が人工妊娠中絶を行う。

これらの適応事由は違法性阻却事由[3]と解されており,適応事由の存否は

倫理(南山大学)23 号 59 頁(2009 年)。リプロダクティブ・ライツについては,同「生む権利としてのリプロダクティブ・ライツ——少子社会における生殖の自己決定権の重要性」日本法哲学会編『法哲学と法学教育——ロースクール時代の中で』168 頁(有斐閣,2006 年),堀口悦子「リプロダクティブ・ライツとジェンダー」法律時報 78 巻1 号 26 頁(2006 年),同「リプロダクティブ・ヘルス/ライツの現状」労働法律旬報 1487 号 44 頁(2000 年),石井美智子「リプロダクティブ・ヘルス/ライツ」ジュリスト 1237 号 174 頁(2003 年)も参照。

(3)　通説は,母体保護法 14 条 1 項における医学的適応事由,社会・経済的適応事由及び倫理的適応事由を違法性阻却事由と解している。しかし,法律に定められた適応事由が,胎児の生命という法益との比較衡量上,内容的に堕胎行為の違法性阻却事由たりう

たった一人の指定医師の判断に委ねられているため，極めて緩やかに運用され，生命保続可能性のない妊娠 22 週未満であれば，ほぼ全面的に人工妊娠中絶が可能となる。現行法では，堕胎行為は，刑法により原則上禁止され，母体保護法の適応事由にあてはまる例外的状況においてのみ人工妊娠中絶として許容されるという法規制になっている。しかし，母体保護法を厳格に適用すれば，適応事由，特に経済的適応事由による人工妊娠中絶の許容はそれほど容易ではないはずだが，現在のところ，この要件のきわめて緩やかな運用が黙認され，年間多くの人工妊娠中絶が行われている[4]。このような「規範と事実の乖離」は，胎児の生命・身体の保護および女性の自己決定権への法の態度を曖昧にしていると言えよう。

2 規制モデル

妊娠中絶規制については，主な規制モデルとして「適応事由モデル」と「期限モデル」がある。「適応事由モデル」は，一定の適応事由にあてはまる場合に人工妊娠中絶を許容するのに対して，「期限モデル」は，妊娠後一定の期間内であれば，中絶理由を問うことなく，妊娠中絶を許容するものである。そのため，一般には，「期限モデル」の方が女性の自己決定を最大限に尊重し，「適応事由モデル」は「胎児の生命」をより尊重した規制モデルであるといえる。しかし，実際には，「適応事由モデル」においても，医学的適応事由に妊婦の精神的健康を害する場合が含められていたり，社会・経済的適応事由が拡大適用されていたりなど，その許容要件が限定機能を有していない場合も多く，事実上，いずれの規制モデルにおいても，妊娠初期の妊娠中絶を規制する機能はそれほど認められない。もちろん，胎児の生命は最大限に尊重されなければならず，妊娠中絶も回避されることが最も望ましいが，そのためには，どのような法規制が最も適切なのであろうか。

るのかという点に疑問を呈し，「結論的には，違法阻却による正当化は必ずしも自明ではなく，責任阻却による場合も含まざるをえない」とする見解もある。中山研一「妊娠中絶に対する法政策のあり方」判例時報 1441 号 13 頁以下（1993 年），上田健二「妊娠中絶問題と法秩序の補充性原理（二）」同志社法学 47 巻 1 号 54 頁以下（1995 年）。
（4）厚生労働省「衛生行政報告例」によると，平成 24 年度では，19 万 6639 件の実施が報告されている。

妊娠中絶規制をめぐる従来からの議論は,「胎児の生命」と「女性の利益」が衝突する形で論じられることが多く,それぞれの利益を強調する対極間のどこに妥協点を見いだすかという形で妊娠中絶規制が検討されてきた。しかし,両者の利益は単純に対立するものではなく,妊娠中絶の問題をより一層解決困難にしてきた原因は,このような論じ方にあるといえよう。

近年,このような妊娠中絶に関する従来からの対立構造を捉えなおすべきだとする見解が主張されている[5]。このような見解は,第一に,妊娠という女性と胎児との特殊な共生関係,またその後の養育を考慮すると,妊娠中絶の対立構造を,通常の利益衝突と同列に扱うことはできない,という。確かに,妊娠中絶が行われる場合,最終的には女性の決断により胎児の生命が侵害されることから,「胎児の生命」と「女性の利益」が対立する側面があることを否定できないが,女性と胎児は身体的に結びつき,妊娠や出産,又は妊娠中絶という選択は女性にとっても心身ともに大きなリスクを負わせる。胎児は単なる「他者」ではなく,女性との関係では「他者を侵害するな」という問題に尽きるものではない。さらに,妊娠中絶の背景には,「女性にとって子どもを産めない環境」や「胎児の父親の利益」などが複雑に絡み合っていることも,重要な要素として指摘している。妊娠中絶の選択が女性一人の利己にのみ基づくかのように論じられるのは問題の歪曲でしかなく,当然,妊娠中絶の法規制には様々な観点からの考察が必要となる。妊娠中絶を選択する際に問題となる要素は,必ずしも「女性の利益」だけではない。

妊娠中絶の(刑罰による)法的禁止が,胎児の生命保護に適さないことは古くから指摘されている[6]。上記のように,妊娠中絶の選択が必ずしも女性一人の都合ではないことから,刑罰による妊娠中絶の禁止が深刻な葛藤状態

---

(5) 松尾智子「妊娠中絶における女性と胎児(序論)——権利衝突という視点を超えて」ホセ・ヨンパルトほか編『法の理論21』157頁(成文堂,2001年),同「人工妊娠中絶における女性と胎児——望まない妊娠と選択的妊娠中絶の問題解決に向けて」ホセ・ヨンパルト他編『自由と正義の法理念 三島淑臣教授古稀祝賀』515頁(成文堂,2003年),同「秋葉悦子先生のコメントについて」ホセ・ヨンパルトほか編『法の理論23』171頁(成文堂,2004年),森脇健介「いわゆる『中絶の権利』に関する一考察——〈女性の自己決定権〉対〈胎児の生命権〉枠組の転換のために」早稲田法学会誌55巻319頁(2005年)。

(6) 太田典礼『堕胎禁止と優生保護法』(経営者科学協会,1967年)を参照。

にある女性をさらに追い込み，自殺や闇堕胎，そして国外への堕胎ツアーなどの手段に走らせたことは周知の事実である。以上のような背景事情が改善されないまま，刑罰により女性にのみ妊娠の継続を強制することはできないであろう。

Ⅲ　ドイツにおける人工妊娠中絶規制

　近年，ドイツにおける法制が注目されている。ドイツでは，1970年代以降，より有効な人工妊娠中絶規制が目指され，数回にわたり改正作業が行われていた[7]。その過程で，期限モデル規定を基本法違反として無効とした連邦憲法裁判所第1次堕胎判決[8]と，相談モデルによる保護への移行を憲法上是認できるとした連邦憲法裁判所第2次堕胎判決[9]が下されている。両判決やドイツ学説による議論は，胎児の法的地位，国家の保護義務，刑法による規制の必要性，そして有効な人工妊娠中絶規制のあり方について詳細に検討しており，その成果は日本の法制においても大いに参考になるだろう。

---

(7)　アルビン・エーザー（上田健二・浅田和茂訳・解説）「比較法的観点から見たドイツ妊娠中絶法の改革」同志社法学48巻2号1頁（1996年）を参照。

(8)　BverfGE 39, 1 ff. 日本における同判決の概要・解説としては，宮沢浩一「西ドイツ連邦憲法裁判所の堕胎罪規定違憲判決について」ジュリスト587号83頁（1975年），嶋崎健太郎「胎児の生命と妊婦の自己決定──第一次堕胎判決」ドイツ憲法判例研究会編『ドイツの憲法判例（第2版）』67頁（信山社，2003年）がある。本判決が無効とした第5次刑法改正法（Bundesgesetzblatt, 1974, Teil Ⅰ, S.1297）は，妊婦の同意を得て医師によって行われた妊娠中絶は受胎後12週を超える期間が経過していないとき処罰されない，という期限モデルを採用していた。

(9)　BverfGE 88, 203 ff. 日本における同判決の概要・解説としては，上田健二・浅田和茂訳・要約「ドイツ連邦憲法裁判所第二次妊娠中絶判決の概要」同志社法学45巻4号158頁（1993年），堀内捷三「揺れ動くドイツの堕胎罪」法学セミナー464号22頁（1993年），小山剛「第2次堕胎判決」ドイツ憲法判例研究会編『ドイツの憲法判例Ⅱ（第2版）』61頁（信山社，2006年），同「連邦憲法裁判所第二次堕胎判決における保護義務論の展開（一）」名城法学43巻3号85頁（1993年），レンツカール・フリードリッヒ「ドイツ連邦憲法裁判所の第二次妊娠中絶判決について」ジュリスト1034号68頁（1993年）がある。

1 連邦憲法裁判所第1次堕胎判決と第2次堕胎判決

(a) 胎児の法的地位

両判決ともに，母胎内で成長する未出生の生命も独立の法益である，とする。すなわち，人間の生命として，人間の尊厳保障および生命保護を享受し，既に出生した生命との差異はない。人間の生命の成長過程は連続的事象で明確な区切りがなく，様々な成長段階の境界付けを許さないという生命過程の連続性，そして生命が存在していること，ただそれだけに基づいて，「生きている」者すべてに，人間の尊厳保障および生命保護が認められる，と[10]。両判決は，胎児の生命と既に出生した生命とが同価値であることを認めた上で，この未出生の生命という法益を，全妊娠期間を通じて，妊婦の利益，その他の諸利益に優越させ，原則的に妊娠中絶の禁止，さらに妊婦に胎児の懐胎義務が課せられることを判示する。

しかし，未出生の生命を保護するために，妊娠中絶を禁止し，妊婦に胎児の懐胎義務が課せられるべきであるとしても，刑法という手段を用いるかどうかは慎重に判断されなければならない。妊娠は妊婦の身体的及び精神的状況へ深刻に影響し，しばしばその人生の重大な変更をもたらし，そして，大きな負担を妊婦に与えることもある。そのような場合においても，刑法という手段を用いて，妊婦に懐胎義務を強制していいのか。ここで，期待可能性の基準が挙げられ，妊娠の継続が期待不可能に思われる場合として，医学的適応事由，胎児性適応事由[11]，倫理的適応事由および社会的・困窮状況適応事由[12]という例外状況が想定される。このような例外状況においてのみ，懐胎義務は課せられず，妊娠中絶は正当化される。第1次堕胎判決は適応事由にあてはまらない場合での妊娠中絶を当罰的不法と解していたが，第2次堕胎判決では，適応事由にあてはまらない場合でも相談モデルによる妊娠中絶

---

[10] BverfGE 88, 251 ff.
[11] ドイツ第5次刑法改正法は，胎児性適応事由として，「子の遺伝因子のため若しくは出生前の有害な影響のためにその健康状態に除外しえない損傷を被り，その損傷が妊婦に妊娠の継続を要求しえないほどに重大であると認められる場合」と規定する。
[12] 他の適応事由と同程度に妊娠の継続が期待できないほど，妊婦に重大で他の方法では回避しえない困窮状況が存在する場合。

の不処罰を憲法上是認できるものとした。すなわち、相談モデルとは、葛藤状態にある妊娠初期の段階では、妊婦を胎児の懐胎へと導くために、妊婦の相談に重点をおき、その際、妊婦が妊娠葛藤について率直に話せるように、また相談の効果が有効に現われるように顧慮して、刑罰威嚇及び第三者による適応事由該当の確認を断念するといった保護構想である。第1次堕胎判決と第2次堕胎判決のこのような結論の違いを理由付けるのは、特に、過去における法実務の経験、つまり、1871年の刑法典218条による厳格な規制（その規制のもとでは判例は厳密な医学的適応事由のみを承認していた）においても、1976年以降の適応事由モデルにおいても、堕胎が多数行われ、また行われつづけていることを阻止できなかったことが述べられている。

(b) 相談モデル

人工妊娠中絶規制において、相談モデルは、新たな方向性といえよう。ドイツの妊娠中絶規制は、胎児に対して人間の生命としての完全な生命保護を認め、妊娠中絶は原則的に違法とするが、妊娠特有の葛藤状況を考慮した上で、「相談モデル」を採用している。つまり、妊婦が中絶手術の少なくとも3日前に「相談」を受け、受胎後12週以内に、妊婦の要求に応じて医師が実施した妊娠中絶は処罰されない（ドイツ刑法典218条以下）。このことにより、「処罰されない妊娠中絶」を希望する女性には「相談」が義務付けられるが、妊娠中絶をするか否かは第三者の確認・決定に委ねられず、妊婦自身が最終的な決定を下すことができる。

このような「相談モデル」の採用の理由は、第2次堕胎判決において、以下のように述べられている。すなわち、妊娠初期では妊婦だけが新しい生命の存在について認識し、特殊な結びつきによって未出生の生命は完全に妊婦に依存すること、そして、望まない妊娠が妊婦に対してその人生にかかわる重大な打撃を与えることもあること等から、妊娠初期において未出生の人間の生命に対する有効な保護は妊婦に対抗してではなく、妊婦とともに保護することによってのみ可能である。また、妊娠初期の妊婦はしばしば母であるという心の準備ができておらず、自分の中で成長する生命との結びつきを感じていないことがあるため、刑罰威嚇よりも、妊婦が葛藤を克服するのを助け、その胎児に対する責任を理解させることが重要である、と。

この規制モデルにおいて重要な役割を果たすことになる「相談」は、胎児

の生命の保護を第一目標としており，妊婦を妊娠継続へと勇気付け，彼女と子供との生活のための展望が開かれるよう努めなければならないとされる。すなわち，「未出生の生命に対する保護効果が，妊娠中絶を考えている女性へ相談が影響を与えることによって，決定的に──予防的に──達成されなければならない。相談モデルは，──家族環境やそれ以外の社会的環境並びに医師の答責性は別として──最終的に妊娠中絶を事実上決定し，その限りで責任を負わなければならない（最終責任）女性の責任自覚を強化することを目標とする。このことは，女性が未出生の生命にとって有利な結果となるよう行動するための積極的前提を作り出すような諸条件を必要とする」[13]。したがって，胎児が固有の生命権を有することや妊娠中絶が原則的に許されないことを妊婦に意識させ，その上で，妊娠継続・養育のために必要な援助等の情報が妊婦に伝えられたり（必要に応じて，医学・心理学・社会教育学・法学などの専門家も相談に参加する），胎児の父親や妊婦の意思決定に影響を与えうる人々も相談に参加することが求められる。「相談モデル」の効果をより発揮させるには，妊婦の家族など周囲の人々も保護構想に組み込むことが重要となる。妊娠，出産，その後の養育が妊婦１人の個人的問題ではないという観点からも，特に，胎児の父親の相談への参加は重要であろう。また，胎児の父親の参加は，父親の意向により妊婦に妊娠を強要する形での参加ではなく，妊婦の合意のもとに許されている。「相談」を通して妊婦に必要な情報の提供や援助を行うことにより，妊婦が妊娠を中絶するかどうかについての責任ある決断を行えるよう，その責任意識の強化が目指されている。

　しかし，第２次堕胎判決は，相談モデルによる保護構想を憲法上是認できるとしながらも，胎児の生命という法益の法的地位（既に出生した生命との同価値性を認める）にかんがみて，相談モデルによる妊娠中絶（受胎後12週以内に，相談後，妊婦の要求に基づいて医師によって行われる妊娠中絶）を正当化（違法ではないと）してはならないと判示する。すなわち，「未出生の人間の生命という法益の憲法的地位は，引き続き一般的法意識に現存していなければならない（いわゆる積極的一般予防）。したがって，相談モデルも，憲法下での法秩序において，──医学的適応事由及び胎児性適応事由（ドイツ刑

---

[13] BverfGE 88, 270.

法典新規定218a条2項および3項）の諸事例に匹敵しうるように——期待可能な犠牲限界を超える程に重大で異常な負担が子供の懐胎によって女性に生じるとき，その例外状況においてのみ，妊娠中絶は適法でありうるということを表明しなければならない」[14]。「相談モデルと結びつく目的，つまり初期12週の間に相談後妊婦の要求に基づいて——適応事由の存否の確認なく——医師によって行われる妊娠中絶を刑罰をもって罰しない……このような妊娠中絶は正当化される（違法でない）と言明されえない」[15]，と。本判決は，以上のように，相談モデルによる妊娠中絶が適法なものとはされないことを表明するが，相談モデルの有効性を確保するために，数々の調整を図る。

　本判決は，その調整として，相談モデルによる妊娠中絶を行う際，妊婦や医師の行為に対して第三者による胎児を救うための緊急救助が行われる可能性を排除し，また妊娠中絶についての医師および病院との契約が法的に有効とみなされるべきことを挙げる。さらに，本判決は，相談モデルによる妊娠中絶に対して法定健康保険の給付請求権を認めるのは基本法違反であるとしながらも，妊婦が経済的理由から妊娠中絶の費用を自己負担できないような場合にはそれに対する社会扶助を認める。そして，中絶を行う妊婦へ賃金の支払い継続を保障し，国家に対して妊娠中絶を実施するための施設を十分に提供するよう義務付ける。

　その他にも，ドイツ刑法では，適応事由（医学的・社会的適応事由，倫理的適応事由）による妊娠中絶の正当化や医師の義務違反に対する処罰なども規定し，さらに，妊婦に対する扶養義務を尽くさず，そのことによって妊娠中絶を惹起した者や妊娠中絶を強要した者といった妊婦の意思決定を重大に侵害する周囲の者も刑事処罰の対象となる。

　以上のような法制には，胎児の生命に優越的価値を認めながら「相談モデル」により刑事処罰を断念している点や，「違法であるが処罰されない妊娠中絶」という法的構成についての理論上の矛盾が批判されていたり，また相談制度の具体的内容やその義務化についても疑問が提示されているが，「適応事由モデル」でも「期限モデル」でもない「第三の道」は，基本的に肯定的評価を受けているように思われる。

---

(14)　BverfGE 88, 272.
(15)　BverfGE 88, 273.

確かに，環境，文化，生命観や宗教観が大きく異なるドイツの法制を参考に，日本の法制を検討するのは，多くの議論を必要とするだろう。しかし，ドイツ法制の根底にある「女性の利益・主体性を尊重することなしに，胎児の保護はありえない。女性の保護とともにのみ胎児も保護されうる」，「処罰に代えて援助を」という基本的理念には賛同できる。妊娠中絶が行われる背景を真摯に考察し，「胎児の生命」と「女性の利益」との単純な対立構図を否定するならば，このような保護モデルには，問題の核心を捉えた的確な方向性があるように思われる。

2 学説による両判決の評価

相談モデルそれ自体は，肯定的に評価されていても，両判決の具体的帰結については，ドイツ学説上，胎児の法的地位との矛盾が指摘されている。

胎児の法的地位に関して，第2次堕胎判決も第1次堕胎判決の基本的見解を継承し，未生の生命も独立の法益である，とする。すなわち，人間の生命として，基本法第1条1項における人間の尊厳保障および基本法第2条2項における生命保護を享受し，既に出生した生命との差異は認められない。未出生の生命という法益は，全妊娠期間を通じて，妊婦の利益に優越し，原則的に妊娠中絶は禁止され，妊婦には子供の懐胎義務が課せられる，と。

両判決は上記のような胎児の法的地位を前提としながらも，第1次堕胎判決では，妊娠という妊婦と胎児の特殊な関係を考慮して「立法者は原則的に，自分が既に生まれた生命の保護のためにその目的にとって有益であり，命じられていると判断する刑法上の措置と同じ措置を，未出生の生命の保護のために講じることは義務付けられない」[16]と述べ，医学的適応事由のみならず，胎児性適応事由，倫理的適応事由及び社会的若しくは困窮状況適応事由による妊娠中絶も不処罰としている。第2次堕胎判決では，各適応事由を正当化事由として認め，また相談モデルによる妊娠中絶（受胎から12週以内に，相談後，妊婦の要求に基づいて医師によって行われる妊娠中絶）についても胎児の法的地位を根拠に正当化（違法ではないと）してはならないと述べつつもその不処罰を許容している。胎児の生命と既に生まれた人の生命との同価値性

---

(16) BverfGE 39, 45.

を前提とするならば，胎児性適応事由，倫理的適応事由及び困窮状況適応事由による妊娠中絶だけでなく，医学的適応事由による妊娠中絶でさえもその正当化は難しく，更に，妊娠による妊婦の特殊な葛藤状況を考慮しても，初期12週における胎児殺害を理由を問わず不処罰にすることは，既に生まれた人に対する刑法的保護に比べてあまりにも保護が薄すぎるように感じさせる。第2次堕胎判決は，刑法上の手段をもって妊婦に子供の懐胎継続を強制することよりも，相談モデルの方が胎児に対してより有効な保護を提供できると述べるが，しかし，相談モデルでは，たとえそれが全体として未出生の生命一般の保護にとって有効な手段であるとしても，問題とすべき個々の生命の保護にとっては十分なものとはいえないと批判されている[17]。

更に，第2次堕胎判決は，法秩序の統一性を前提として，妊娠中絶の憲法上の禁止を明確にし，そのような一般的法意識を形成するため，相談モデルによる妊娠中絶が正当化されていると刑法上も言明してはならない，という。それにもかかわらず，それぞれの法領域においてその帰結が断念されている。具体的には，第三者による胎児の生命を守るための緊急救助の排除，妊娠中絶についての医師契約及び病院契約を適法と見なすこと，経済的に妊娠中絶が困難な女性に対しての社会扶助の保障，中絶を行う女性への賃金支払い継続の保証，および妊娠中絶を実施する施設の国家による提供義務である。相談モデルによる妊娠中絶が正当化されてはならないこととこれらの具体的帰結を理論的に結びつけることは極めて困難であることが指摘されている[18]。特に，中絶施設を提供する国家的義務が問題視され，相談モデルによる妊娠

---

(17) Norbert Hoerster, Das "Recht auf Leben" der menschlichen Leibesfrucht – Rechtswirklichkeit oder Verfassungslyrik?, JuS 1995, Heft 3, S.195 f. ; Rudolphi, Systematischer Kommentar zum StGB, Band Ⅱ, 50 Lieferung, 6 Auflage, 2000, Vor §218 Rn.40.

(18) Eser, §218 Rn.38, §218a Rn.12 ff., in: Adolf Schönke/Horst Schröder/Peter Cramer, Strafgesetzbuch Kommentar, 27 Auflage, 2006 ; Kröger, §218a Rn.21 ff., in: Leipziger Kommentar Großkommentar, 11 Auflage, 2002 ; Gropp, §218a Rn.6 ff, in: Münchener Kommentar zum Strafgesetzbuch, 2003 ; Georg Hermes und Susanne Walther, Schwangerschaftsabbruch zwischen Recht und Unrecht, NJW 1993, Heft 37, S.2342. なお，上田健二「ドイツ連邦憲法裁判所新妊娠中絶刑法違憲判決の理論的分析」ジュリスト1034号73頁以下（1993年），同「ドイツ新妊娠中絶法の刑法解釈論」『中山研一先生古稀祝賀論文集 第一巻 生命と刑法』85頁以下（成文堂，1997年）も参照。

中絶が胎児の基本権を考慮して違法[19]であるならば、それに対して国家的援助を提供することは違法行為への共働であり、そのような法規定は法治国家の基本原理に矛盾する、と述べられている[20]。相談モデルによる妊娠中絶の違法性から矛盾なく導き出される帰結は法定健康保険の給付請求権を認めないことだけであるとされ、それについても妊婦に経済的必要性がある場合には社会扶助の適用が保障されており、経済的に困窮していない場合にだけ経済的制裁を課すのでは、妊娠中絶は違法との一般的法意識を形成することはできず、未出生の生命の価値意識を弱める結果になってしまう[21]。結局は、相談モデルによる妊娠中絶は、ドイツにおいて、法的にも実際的にも適法なものとして扱われている、と主張される[22]。

以上のような判決の帰結から、未出生の生命と既に生まれた生命との同価値性の否定を導き出す見解も存在し、両判決は未出生の生命に対しても人間の尊厳保障及び生命保護を最も厳格に認めようとする見解を明確に言明したにもかかわらず、反対説、すなわち未出生の生命に関してその成長に応じて保護の程度を段階付けていく見解からもその根拠として持ち出される結果となった。

---

(19) 第2次堕胎判決は、相談モデルによる妊娠中絶が正当化される（違法でない）と言明されてはならないと述べるにとどまっているが、多くの学説では、そのような妊娠中絶の違法性を確認したものと解されている。

(20) Reinhard Merkel, Grundrechte für frühe Embryonen?, in: Festschrift für Heinz Müller-Dietz, 2001, S. 498 ff.; Günther Jakobs, Rechtmäßige Abtreibung von Personen?, JR 2000, Heft 10, S. 407; Eser, a. a. O. [Anm. 18] §218a Rn. 14; Gropp, a. a. O. [Anm. 18] §218a Rn. 6; Kröger, a. a. O. [Anm. 18] §218a Rn. 23.

(21) Kristian Kühl, Strafgesetzbuch Kommentar, 25 Auflage, 2004, S. 882.

(22) 相談モデルによる妊娠中絶が実際上は適法なものとして扱われているという認識から、胎児と既に生まれた人との同価値性を否定するものとして、Merkel, a.a.O. [Anm. 20] S. 502 ff.; Jakobs, a.a.O. [Anm. 20] S. 407; Horst Dreier, Stufungen des vorgeburtlichen Lebensschutzes, ZRP 2002, Heft 9, S. 379 ff.; Edzard Schmidt-Jortzig, Systematische Bedingungen der Garantie unbedingten Schutzes der Menschenwürde in Art. 1 GG, DÖV 2001, Heft 22, S. 931; Norbert Hoerster, Das "Recht auf Leben" der menschlichen Leibesfrucht – Rechtswirklichkeit oder Verfassungslyrik?, JuS 1995, Heft 3, S. 192 ff.

胎児の法的地位についての判決の立場を支持した上で、判決の帰結（適法な妊娠中絶との等置）を批判するものとして、Rudolphi, a.a.O. [Anm. 17] Vor §218 Rn. 39 ff.

Ⅳ　未出生の生命の法的地位

　以上のような堕胎判決を経て，ドイツ学説上，ますます未出生の生命の法的地位に対する活発な議論が行われた。人工妊娠中絶規制から導き出される未出生の生命の法的地位は，生殖医療研究について検討する際にも，最も重要な判断要素となる。以下では，未出生の生命の法的地位に関するドイツの学説を概観する。

1　生命侵害に関して，未出生の生命に人間の尊厳保障および生命保護を完全な範囲で認める見解

　堕胎判決では，胎児の生命は既に生まれた人と同程度の人間の尊厳保障および生命保護を享受する，と述べられていた。堕胎判決は，生命過程の連続性，同一性，そして生命の現に存在することに基づいて，胎児に人間の尊厳保障および生命保護を認めている。人間の尊厳保障に関して，その担い手がその尊厳を自覚していること（人格や理性，又は自己意識を備えていること）が必要かどうかについて，判決は「人間という存在」，すなわち人間という種にその能力が備わっているということ，その潜在性で十分であるという[23]。

　ここで，ドイツ刑法典218条以下による妊娠中絶規制との整合性が問題となる。刑法典218条以下によると，着床完了前の行為は処罰範囲から排除され，その後も受胎後12週までの相談モデルによる妊娠中絶の不処罰，倫理的適応事由による妊娠中絶の正当化，受胎後22週までの妊婦の不処罰，出産開始までの医学的適応事由による妊娠中絶の正当化が規定されている。従って，刑法上，着床までの体内における胚は完全な無保護状態に置かれており，着床完了後もある特定の期限に区切られて徐々に胎児に対する刑法的保護の強度が増している。

　第一に，妊娠初期12週までにおいては，妊婦が少なくとも手術の3日前までに相談を受け，そのことを証明書により医師に対して明らかにした上で医師による妊娠中絶が行われた場合，不処罰となる。確かに，相談は胎児の

---
[23]　BverfGE 39, 37, 41 ; BverfGE 88, 251 ff.

生命の保護へと方向付けられていなければならないとされるが，最終的に妊娠中絶を行うかどうかの決定は依然として妊婦に委ねられている。また，第2次堕胎判決によって，相談モデルによる妊娠中絶を違法（正当化されない）とすることが明言されるが，既に判決の具体的帰結においてその効果は失われ，学説上，当該妊娠中絶はもはや適法なものと見なされていると指摘されている。第二に，適応事由による妊娠中絶が正当化されている。妊娠初期12週までは倫理的適応事由による妊娠中絶の正当化が可能であり，胎児性適応事由を吸収した医学的・社会的適応事由による正当化は出産まで許容されている。従って，妊娠全期間を通して，妊婦の生命に対する危険だけではなく，その身体的健康状態又は精神的健康状態に対する重大な侵害の危険までもが胎児の生命侵害を正当化するものと見なされている。第三に，刑法典第211条以下における殺人罪と刑法典第218条における妊娠中絶との間には，その法定刑に大きな開きがある。既に出生した人に対する謀殺は終身刑，故殺は5年以上の自由刑が予定されている一方で，胎児に対しては，妊婦自らによる自己堕胎において1年以下の自由刑又は罰金刑，医師による他者堕胎において3年以下の自由刑又は罰金刑，更に妊婦の意思に反する不同意堕胎や妊婦の死の危険や重大な健康障害の危険を軽率に惹起した場合には6月以上5年以下の自由刑が規定されている。

　胎児に対しても絶対的な生命保護を認める見解は，妊娠特有の妊婦と胎児との特殊な結びつきを根拠として挙げる[24]。つまり，妊婦と胎児との特殊な共生関係がもたらす，妊婦の利益と胎児の生命との客観的利益衝突や望まない妊娠をした妊婦の主観的葛藤から，刑法典218条以下における法規制を正当化する。未生の生命が完全に妊婦に依存していること，望まない妊娠が妊婦に対してその人生に関わる程の重大な打撃を与えることもあることから，特に妊娠初期においては刑罰をもって妊婦に子供の懐胎を強要することより

---

(24) Gropp, a. a. O.［Anm.18］Vor §§218 ff. Rn.38.；Eser, a. a. O.［Anm.18］Vorbem §§218 ff. Rn.9 f.；Andreas Hoyer, Embryonenschutz und Menschenwürde, in: Festschrift für Klaus Rolinski, 2002, S.88 f.；Elke H. Mildenberger, Der Streit um die Embryonen, MedR 2002, Heft 6, S.297 ff.；Erwin Deutsch, Embryonenschutz in Deutschland, NJW 1991, Heft 12, S.724.；Christian Starck, Verfassungsrechtliche Grenzen der Biowissenschaft und Fortpflanzungsmedizin, JZ 2002, Heft 22, S.1070 f.；Hans-Ludwig Günther, Strafrecht und Humangenetik, ZStW 102, Heft 2, 1990, S.289 f.

も相談や援助の提供によって対応することがより有効である。胎児の生命保護は妊婦に対抗してではなく，妊婦と共に保護することによってのみ可能である，と。

しかしながら，妊娠がもたらす客観的利益衝突や妊婦の主観的葛藤を根拠とするならば，何故に，相談モデルによる妊娠中絶の不処罰に対して妊娠初期12週という期限が付されるのかは説明できないように思われる。妊婦と胎児との特殊な結びつきがもたらす以上のような状況は，妊娠全期間を通して，少なくとも胎児が母胎から離れても独立して生存できる可能性を獲得するようになるまでは続くはずである。以上のような根拠では，妊娠初期12週を境界として妊娠中絶の処罰・不処罰を分ける理由が明確ではない。このような境界にとって重要であるのは，未出生の生命が成長することによって，その生命権がより強力な法的保護の下に置かれたということではないだろうか。胎児に対する有効な生命保護という観点においても，妊娠初期においては，刑罰より相談・援助による相談モデルの方がより有効な保護をもたらすとされるが，妊娠中絶を行うかどうかの最終決定は依然として妊婦に委ねられており，結局，相談の結果，妊婦の決心が変わらなければ，その理由を問わず妊娠中絶が行われることになる。刑罰による厳格な禁止の方が，妊婦に対して威嚇的に作用し，妊娠中絶を阻止するような場合も少なくないであろう。本見解の立場に立ちながら，このような場合の胎児に対する生命侵害を甘受することができるのかは疑問である。たとえ相談モデルによる保護規制が，全体として胎児の生命をより有効に保護しうるとしても，生命保護は個々の生命へ向けられたものでなければならない。また，本見解では，妊婦による自己堕胎は別として，他者堕胎，特に妊婦に対する身体傷害も付け加わる不同意堕胎の法定刑も理解しがたい。行為者に対して，責任減少による減軽は認められない。適応事由による妊娠中絶の正当化も解消困難な才盾を生じさせる。堕胎判決は，適応事由による妊娠中絶の正当化を許容する基準として期待不可能性という基準を挙げ，医学的適応事由の他に，刑事学的適応事由，胎児性適応事由および困窮状況適応事由を挙げる。しかし，従来からの刑法上の一般的な正当化モデルでは，適応事由による正当化を根拠付けることはできず，それを克服するような論証も判例及び学説によって十分になされているとはいえない。基本法第1条1項に規定される人間の尊厳は，

憲法における最高価値として，如何なる衡量・制限も許されないとされるが，未出生の生命に対しても既に出生した生命と同様に人間の尊厳保障を認めるならば，適応事由における妊婦にとって期待不可能な葛藤状況が常に妊婦の利益になるように解決され，胎児は常に人間の尊厳にとっての重大な「存立基盤」[25]であるはずの生命が侵害されることを甘受しなければならないというのは理解しがたいように思われる。胎児が妊婦の胎内に存在するという両者の特殊な関係を考慮しても，結局，妊娠中絶事例において，胎児はその人間の尊厳及び生命権において衡量・制限可能な法益と解されており，妊婦の生命だけでなく，その他の重大な利益に対しても胎児の生命侵害は許容されている。ここでは，未出生の生命と既に出生した人との間に同程度の人間の尊厳保障及び生命保護を確認することはできない。

2 未出生の生命に対してはより，相対的な，その成長に応じて段階付けられた法的保護のみを認める見解

以上のような法的状況から，未出生の生命は，既に出生した生命とは異なり，より相対的な保護のみを享受するという見解が有力に主張されている。つまり，未出生の生命は，その受精の時点から人間の生命として保護を必要とし，また保護に値する法益であるが，その保護強度はその成長に応じて徐々に増大していき，出生をもって完全な人間の尊厳保障及び生命保護を享受する，というものである。

この見解では，人間の生命は，その受精による生命発生の時点から基本法1条1項における人間の尊厳保障及び基本法2条2項における生命保護を享受する，と認められる。しかし，第2次堕胎判決によって相談モデルが憲法上是認され，実務上も相談モデルによる妊娠中絶が適法なものであるかのように扱われていること，医学的適応事由だけでなく，社会的適応事由や倫理的適応事由も妊娠中絶の正当化事由として認められていること，母胎内においては着床までの初期胚が全くの無保護状態に置かれていることなどから，未出生の生命に対して，既に出生した生命と同様に，その生命侵害に関して完全な人間の尊厳保障及び生命保護を認めることはできない。従って，現行

---

(25) BverfGE 39, 41 f.

の人工妊娠中絶規制に従い，未出生の生命の成長段階に応じて徐々にその法的保護の程度を強力にしていき，出生をもって完全な法的保護を人間の生命は享受する[26]。このことによって，胎児や初期胚の保護に際して「全か無か」（例外なき完全な保護か，全くの無保護か）といった解決を避け，事例に即して柔軟に対応することができる，という。この見解においては，侵害行為の目的やその方法等が利益衡量において重要な役割を果たす。

V　おわりに——日本における法規制

　以上のように，ドイツにおいては，妊娠中絶規制から，未出生の生命が他の利益との衡量が可能な法益であること，その法的保護が既に出生した生命と同程度には認められないことが，有力説によって主張されており，妥当な見解であると思われる。同様のことが，日本の法制にもいえる。

　日本でも，現行刑法上，既に出生した生命と未出生の生命との間には，殺人罪の客体である「人」と堕胎罪の客体である「胎児」として，著しい保護の格差がある。堕胎罪は，刑法典第212条以下に規定されているが，その法定刑は殺人罪に比べ，極めて軽いものとなっている。妊婦との利益衝突も存在しない不同意堕胎ですら，6月以上7年以下の懲役が規定されているにすぎない。また，母体保護法が「胎児が，母体外において，生命を保続することのできない時期に」（第2条2項），本人及び配偶者の同意をもって人工妊

---

(26) Hans-Ludwig Schreiber, Die Würde des Menschen – eine rechtliche Fiktion?, MedR 2003, Heft 7, S. 369 ff.; Rudolf Neidert, Zunehmendes Lebensrecht, Deutsches Ärzteblatt 97, Heft 51-52, S. A 3485 f.; Jochen Taupitz, Abgestufte Menschenwürde, Pharm. Ztg., Nr. 34, 2001, S. 25.; 同「胚の地位」龍谷大学「遺伝子工学と生命倫理と法」研究会編『遺伝子工学時代における生命倫理と法』282頁以下（日本評論社，2003年）。

　未出生の生命に対する相対的保護を，基本権主体性の有無に関連しない客観法的保護義務の観点から論じる見解として，Reinhard Merkel [Anm. 20] S. 495 ff.; Erhard Denninger, Embryo und Grundgesetz, Kritische Vierteljahresschrift für Gesetzgebung und Rechtswissenschaft, 2003, S. 201 ff.

　人間の尊厳の不可侵性及び絶対的衡量不可能性を否定し，人間の尊厳の相対化を認めることによって未出生の生命に対する相対的保護を根拠付ける見解として，Michael Kloepfer, Leben und Würde des Menschen, in: Festschrift 50 Jahre Bundesverfassungsgericht, Bd. 2, 2001, S. 95 ff. 101 ff.

娠中絶が行われることを条件に，堕胎罪に関する違法性阻却事由として，医学的・経済的適応事由（第14条1項1号），及び倫理的適応事由（第14条1項2号）を規定している。これらの適応事由の存否はたった一人の指定医師の判断に委ねられているため，極めて緩やかに運用され，生命保続可能性のない妊娠22週未満であれば人工妊娠中絶が可能となる[27]。ここでは，衡量において，胎児の生命が，両親，特に妊婦の諸利益に対して大きく後退させられている。学説上も，胎児に対して，人間の生命としての要保護性を認め，ある一定の保護規制が必要であるという点では広く一致しているが，その権利主体性には否定的な見解も存在する[28]。胎児に対しても，人間の生命としての同価値性を前提に，既に出生した人と同程度の絶対的な人間の尊厳保障及び生命保護を付与しなければならないとする学説も存在する[29]が，現行法との整合性を考慮すると，大多数の見解は既に出生した「人」との法的地位及び法的保護の相違を認めているといえよう。

　未出生の生命に対する法の立場は，出生前診断や着床前診断，および生殖医療研究等についての検討に際しても，その基礎に置かれなければならない。もちろん，人工妊娠中絶という場面において，未出生の生命への侵害が広く許容され，未出生の生命と既に出生した生命との同価値性を肯定できないからといって，直ちに，着床前診断や生殖医療研究によるヒト胚への生命侵害が許容されるわけではない。人工妊娠中絶規制においては，妊娠という特殊な状況が衡量要素として重要な役割を果たしており，妊婦に対して胎児の懐

---

[27] 生命保続可能性という基準に，（母体の安全という理由の他に）未生の生命の成長に応じた法的保護の段階付けを認めることができる。山口厚『刑法各論（第2版）』19頁（有斐閣，2010年），同「人の保護と胎児の保護」法学教室199号78頁（1997年），松尾・前掲注（5）「妊娠中絶における女性と胎児（序論）」166頁以下。なお，林幹人『刑法各論（第2版）』11頁以下（東京大学出版，2007年）も参照。

[28] 中山茂樹「胎児は憲法上の権利を持つのか」法の理論19号28頁以下，41頁以下（2000年），同「基本権を持つ法的主体と持たない法的主体（二）」法学論叢143巻4号57頁以下（1998年）。それに対して，石村修「憲法における胎児の生命権」専修法学論集28号152頁以下（1978年）は，胎児も憲法13条における生命権の主体である，とする。

[29] 秋葉悦子「松尾智子『妊娠中絶における女性と胎児（序論）——権利衝突という視点を超えて』を読んで」ホセ・ヨンパルトほか編『法の理論23』164頁以下（成文堂，2004年），上田・前掲注（3）72頁以下。

胎義務を強要しえない法規制もやむを得ないものとされていた。それぞれの領域において，それぞれ異なる状況や対立利益を考慮した上で，判断しなければならない。

6 出生前診断と法

丸山英二

Ⅰ　は じ め に
Ⅱ　障害児出産回避のための遺伝相談において医療従事者に課される義務
Ⅲ　避妊・不妊手術・人工妊娠中絶と法
Ⅳ　胎児異常を理由とする中絶の合法性——裁判所の判断
Ⅴ　ＰＭ病事件
Ⅵ　7判決の若干の考察
Ⅶ　海外の法状況管見
Ⅷ　結びに代えて

6　出生前診断と法　[丸山英二]

I　はじめに

1　はしがき

　2012年8月末に新しい方法を用いた非侵襲的出生前検査（Non Invasive Prenatal Testing = NIPT）の導入が報道されて[1]以降，出生前診断（本稿では先天異常に関するものに焦点を絞る）に対する関心が高まり，改めてそのあり方が論じられるようになった。また，2013年5月には，函館において，ダウン症候群の子の両親が羊水検査の結果を誤って告げた産婦人科医院と医師を訴える訴訟が提起された[2]。このような状況を背景に，本章は，出生前診断とそれに密接に関連する胎児異常を理由とする選択的中絶をめぐる法律問題を解説しようとするものである[3]。

2　本章の対象

　出生前診断は，①胎児治療を目的とするもの，②分娩方法の決定や出生後のケアの準備を目的とするもの，③妊娠の継続・中絶を決定するための情報の提供を目的とするものの3種類にわけられる[4]。ここでは，そのうち，③の妊娠を継続するか，人工妊娠中絶をするかの選択を行うために，胎児の先天異常罹患に関する情報を提供するためのものに焦点を定める。その点では，出生前診断の一部しか取り扱わないことになる。他方，本稿は，障害児の出産の回避のために提供される医療であれば，胎児の検査・診断を伴わないものも対象に取り込む。その意味では，本稿の対象は，障害児の出産の回避のために提供される（先天性風疹症候群のように，遺伝的要素を欠く先天異常も視野に入れる）広い意味での遺伝相談ということができる。本稿は，そのような遺伝相談において，医療従事者が障害児の出生を回避するために果たすべ

（1）　平成24(2012)年8月29日読売ほか各紙。
（2）　平成25(2013)年5月20日各紙。
（3）　着床前診断については，第II節2において僅かに言及するにとどまっている。着床前診断特有の問題については，別稿を期したい。
（4）　佐藤孝道『出生前診断』2頁以下（有斐閣，1999年）。

き義務を尽くさなかった場合にどのような法的責任が追及されるのかという問題と，その結果，遺伝相談において妊婦（およびその配偶者）や依頼者にどのような権利・利益が保障されるのかという問題を考察しようとするものである。

II　障害児出産回避のための遺伝相談において医療従事者に課される義務

　障害児の出産の回避のための遺伝相談において医療従事者に課される義務は，以下のように整理することができる（以下において「正しく」，「適切に」は，「過失なく」の意である）。

1　障害児出生のリスクを認識し説明する義務

　①妊婦の高齢，②障害児出産の既往，③風疹等の罹患，服薬，放射線被曝，④家系内の遺伝疾患罹患状況・遺伝子変異の存在についての情報，⑤超音波検査などから，障害児が生まれるリスクを正しく認識するとともにそれを妊婦・依頼者に適切に説明する義務。これらの義務が課されるためには，リスクの認識が可能であることが前提となる。

2　障害児出生のリスクを確認するための検査に関して，説明・実施・結果説明をする義務

　障害児が生まれるリスクを確認するために利用可能な検査法（胎児に関する羊水，絨毛，母体血中［セルフリー］胎児ＤＮＡ〔NIPTの場合〕，母体血清マーカー，母体血中胎児［有核赤血球］細胞，超音波，受精卵などの検査，および妊婦・先子に関する検査）について，①適切に説明する，②妊婦・依頼者が希望する場合には，正しく実施する，③その結果に基づいて正しい診断を下す，④正確な診断を適切に妊婦・依頼者に説明する，義務。これらの義務が課されるためには，検査が医学的，制度的，社会的に可能であることが前提となる。

　なお，上記に掲げた検査法のうち，羊水や絨毛を試料として用いるものは，その採取に侵襲性が伴い，流産をもたらす危険があるとされている。これに対して，母体血中胎児ＤＮＡ，母体血清マーカー，母体血中胎児細胞，超音

波を用いるものは侵襲性が低い。しかし，いずれも，妊娠後になされるため，胎児に障害があれば，妊娠の中絶を検討することが必要になる。侵襲性が低い検査法は，その結果に基づいて中絶に関する判断をするには精度が十分でなく，羊水や絨毛などを用いる確定診断が必要とされてきた。

受精卵を対象とする検査は着床前診断と呼ばれ，受精卵＝胚が8細胞に分割した時期にそのうちの1～2細胞を取り出して遺伝学的検査を行うものである。着床前に診断結果を得ることができるので中絶の問題は回避できるが，体外受精・胚移植が必要になる[5]。

3　障害児出生を回避する手段に関して，説明・実施する義務

障害児出産のリスクが高い場合に，①避妊，②不妊手術，③人工妊娠中絶，など，障害児の出生を回避するためにとりうる手段を適切に説明し，妊婦・依頼者が希望する場合には，それを適切に実施する（ないしは，その実施が得られる施設を紹介する）義務。これらの義務が課されるためには，出生回避の方法が，医学的，制度的，社会的に利用可能であることが前提となる。次節では，これらの出生回避の方法の利用可能性のうち，法的な問題を検討する。

Ⅲ　避妊・不妊手術・人工妊娠中絶と法

医療従事者の過失によって障害児出生の回避の選択ができなかったことを理由に損害賠償を請求するためには，その選択が法的に可能なものでなければならない。そこで，以下において障害児の出生を回避するために用いることのできる医療技術の法的許容性について検討する。

---

(5)　山中美智子「出生前診断と医療現場」丸山英二編『出生前診断の法律問題』20頁（尚学社，2008年），特集「今日の臨床：出生前診断の新しいトレンド」臨床産科婦人科66巻12号1048頁以下（2012年），特集「AYUMI：最近の出生前診断をめぐって」医学のあゆみ246巻2号143頁以下（2013年），特集「出生前診断」公衆衛生78巻3号145頁以下（2014年），特集「出生前遺伝学的検査」日本産科婦人科学会雑誌66巻3号971頁以下（2014年）。

1 避妊

わが国では，避妊具・避妊薬を必要とする避妊について，(1999年以前における低用量ピルなど) 特定の具体的な方法が認可されず，現実に利用することができないということはあったが，それを禁止する法規定は存在しない。したがって，避妊によって障害児の出生を回避できたにもかかわらず，医療従事者の過失によって回避できなかったということは法的に問題なく主張することができる。

2 不妊手術

わが国において，人工妊娠中絶と不妊手術に関わる法律としては，母体保護法（平成8年6月の改正までは，「優生保護法」と称した）がある。同法は第2条において，「この法律で不妊手術とは，生殖腺を除去することなしに，生殖を不能にする手術で厚生労働省令をもつて定めるものをいう」と定義し，その実施のための要件として，同法第3条は以下のように規定している。

1　医師は，次の各号の一に該当する者に対して，本人の同意及び配偶者（届出をしていないが，事実上婚姻関係と同様の事情にある者を含む。以下同じ。）があるときはその同意を得て，不妊手術を行うことができる。ただし，未成年者については，この限りでない。
　　一　妊娠又は分娩が，母体の生命に危険を及ぼすおそれのあるもの
　　二　現に数人の子を有し，かつ，分娩ごとに，母体の健康度を著しく低下するおそれのあるもの
2　前項各号に掲げる場合には，その配偶者についても同項の規定による不妊手術を行うことができる。
3　第1項の同意は，配偶者が知れないとき又はその意思を表示することができないときは本人の同意だけで足りる。

さらに，同法第28条は「何人も，この法律の規定による場合の外，故なく，生殖を不能にすることを目的として手術又はレントゲン照射を行つてはならない」と規定し，第34条はそれに違反した者について「1年以下の懲役又は50万円以下の罰金に処する。そのために，人を死に至らしめたときは，3年以下の懲役に処する」と規定している。

母体保護法第3条は，障害のある児の生まれる可能性がある場合にその出生を回避することを目的とする不妊手術を掲げてはいない。次項の人工妊娠中絶についてと同様に胎児条項を欠いているのである。この点についてどのように考えるかであるが，不妊手術は，障害をもつ子であれ，そうでない子であれ，一切の挙児の可能性を排除するものであるので，法律の文言通り，障害のある児の出生を回避することを明示的な目的とする不妊手術は認められないとして良いのではないかと考えられる。このような見解に立つ場合，不妊手術の実施やそれに関する説明における医療従事者の過失のために障害児が出生しても，慰謝料の賠償は認められるとしても，障害のゆえに必要となる通常外の費用の賠償は認められないことになる。

3　人工妊娠中絶[6]

　刑法は，妊婦自らの手によるもの，医師等の手によるものを問わず，堕胎を禁止している。刑法で禁止されている堕胎には，自然の分娩期より前に胎児を母体外に排出することとともに，胎児を母体内で殺すことも含むものと理解されている[7]。具体的な規定としては，自己堕胎に関して刑法第212条が「妊娠中の女子が薬物を用い，又はその他の方法により，堕胎したときは，1年以下の懲役に処する」と規定し，業務上堕胎に関して同第214条が「医師，助産師，薬剤師又は医薬品販売業者が女子の嘱託を受け，又はその承諾を得て堕胎させたときは，3月以上5年以下の懲役に処する。よって女子を死傷させたときは，6月以上7年以下の懲役に処する」と規定している。

　他方，母体保護法は，第2条2項で「この法律で人工妊娠中絶とは，胎児が，母体外において，生命を保続することのできない時期に，人工的に，胎児及びその附属物を母体外に排出することをいう」と規定した上で，第14条で次のように規定し，その要件を満たすものを合法化している。

1　都道府県の区域を単位として設立された公益社団法人たる医師会の指定する医師（以下「指定医師」という。）は，次の各号の一に該当する者に対して，本人及び配偶者の同意を得て，人工妊娠中絶を行うことがで

---

(6)　伊佐智子「出生前診断にかかわる法状況とその議論」丸山編・前掲書注(5)99頁。
(7)　板倉宏「堕胎の罪」団藤重光編『注釈刑法5巻』192頁（有斐閣，1965年），前田雅英『刑法各論講義第5版』93頁（東京大学出版会，2011年）。

きる。
　一　妊娠の継続又は分娩が身体的又は経済的理由により母体の健康を著しく害するおそれのあるもの
　二　暴行若しくは脅迫によつて又は抵抗若しくは拒絶することができない間に姦淫されて妊娠したもの
　2　前項の同意は，配偶者が知れないとき若しくはその意思を表示することができないとき又は妊娠後に配偶者がなくなつたときには本人の同意だけで足りる。

　なお，母体保護法第2条2項にいう「胎児が，母体外において，生命を保続することのできない時期」に関しては，平成8年9月25日厚生省発児第122号厚生事務次官通知「母体保護法の施行について」第二　1において，「法第2条第2項の『胎児が，母体外において，生命を保続することのできない時期』の基準は，通常妊娠満22週未満であること。なお，妊娠週数の判断は，指定医師の医学的判断に基づいて，客観的に行うものであること」と定められている。

　母体保護法には，胎児の障害を理由とする中絶を認める胎児条項が含まれていない。本章が焦点を定めるのは，医療従事者が障害児の出生を回避するために果たすべき義務を尽くさなかった場合にどのような法的責任が追及されるのかという問題である。妊娠後に障害児出生の可能性が判明した場合には，回避の手段となり得るのは人工妊娠中絶である。したがって胎児条項を欠いている母体保護法のもとで，胎児の障害を理由とする中絶が許されるか否かが問題になる。

　優生保護法が平成8年に母体保護法と改正される以前には，「本人又は配偶者が……遺伝性身体疾患又は遺伝性奇型を有しているもの」（旧法第14条1項1号），「本人又は配偶者の4親等以内の血族関係にある者が遺伝性精神病，遺伝性精神薄弱，遺伝性精神病質，遺伝性身体疾患又は遺伝性奇型を有しているもの」（同2号）についても，本人および配偶者の同意の下に，人工妊娠中絶を行うことができるとされていた。これらの規定は，親やその血族の遺伝性障害罹患から，遺伝性障害を罹患・発症する児の出生の可能性がある場合を推測することによって，障害児の出生を防止しようとしたものといえよう。そのような障害児の出生を防止しようとする規定が，「優生上の

見地から不良な子孫の出生を防止する」という旧法第1条の目的規定に収められた文言とともに，法の優生的性格を一掃しようとする法改正の際に削除されたのは当然であった。この方針に則して考えると，現行法第14条1項1号の適用による異常胎児の中絶は認めるべきではないことになろう。

しかし，現実には，現行法第14条1項1号の「妊娠の継続又は分娩が身体的又は経済的理由により母体の健康を著しく害するおそれ」を緩やかに解して，胎児の異常を理由とする中絶が実施され，近年起訴された例がないことから，胎児異常を理由とする中絶を得ることが可能となっている。それでは，胎児の異常が診断・予測される場合に児の中絶を選択することは，法的にどの程度保護されていることなのであろうか。次節では，裁判所の判断を考察する。

Ⅳ 胎児異常を理由とする中絶の合法性──裁判所の判断

わが国では，医師のミスで胎児異常（の可能性）を理由とする中絶の選択が妨げられたとして，両親が医師・医療機関を訴えた事件がこれまでに5件知られている。いずれも優生保護法の時代のもので，そのうち，4件は先天性風疹症候群の事件，1件はダウン症候群をめぐる事件であった。風疹症候群に関わる事件では，妊婦の風疹罹患が胎児異常をもたらす危険性についての判断や風疹罹患を確認するための抗体価検査の実施に関して医師が過失を犯したと主張され，裁判所はそれらの主張を認めた。4件すべてにおいて，医療側は両親に対する慰謝料の支払いを命じられたが，その理由づけは，微妙に異なっていた。ダウン症候群をめぐる事件では，原告は敗訴した。

以下，胎児異常を理由とする中絶の合法性に関する裁判所の考えを探る目的で，これらの判決を概観する（X_1は母，X_2は父）。また，第Ⅴ節で紹介するPM病事件をめぐる2判決もあわせて，これまでの7判決の若干の考察を第Ⅵ節で行うが，その際には，判決名のあとの［　］内に付した番号で各判決を表示することにしたい。

1 東京地裁昭和54年9月18日判決[8] [①]

【事実の概要】

X_1（原告）は，昭和51年4月の初診時（妊娠7週）に，同年2月末頃風疹と思われる疾病に罹患した旨を産婦人科医師Y（被告）に伝えた。Yは，妊婦の血液検査の結果がHI抗体価512倍であったにもかかわらず，異常児出産の危険はないと判断し，それについて説明することを怠った。同年11月に出生した子は，全盲で，高度の知能障害を患い，生後2年以上になっても立つことができない状態にあった。X_1とその夫X_2（原告）は，「もし，先天性異常児を出産する可能性について正確に知らされていたならば出産をするか否かを慎重に考慮して選択し得た」と主張して，それぞれ500万円の慰謝料（および弁護士費用として50万円。以下では弁護士費用はすべて省略する）を請求する訴えを提起した。

【判　旨】

裁判所は，「Yは，X_1の本件妊娠については，妊娠のごく初期の段階で風疹に罹患したものであるから，先天性異常児出産の可能性があり，かつその確率は相当に高いものであること，仮に先天性風疹症候群児が出生した場合その臨床症状は，眼，心臓等人体の極めて重要な部分に重度の障害を呈する場合が多く，悲惨なものであること等を，医学的知識のないXらにおいて出産すべきかどうかの判断が可能である程度に具体的に説明，教示する義務があったにもかかわらず，右義務を怠り，何等の具体的説明も行わず，かえって生んでも大丈夫であるとの指示を行ったものであって，Yには過失があった」とした上で，その過失によってXらの受けた精神的苦痛に対する慰謝料としてXらそれぞれに300万円を支払うようYに命じた。

なお，Yは控訴したが，東京高裁は，昭和55年7月17日に控訴を棄却する判決を下した。

---

(8) 判時945号65頁。

2　東京地裁判決昭和 58 年 7 月 22 日[9][②]

【事実の概要】

X₁（原告）は，昭和 51 年 7 月 22 日の初診時（妊娠 8 週）に，同年 6 月下旬頃，先子が風疹に罹患したことを Y（被告・国）の設置する病院の産婦人科医に告げた。しかし，その医師は抗体価検査をしなかった。翌昭和 52 年 2 月に出生した子には，肺動脈狭窄，ファロー四徴症，白内障，感音性聴力障害があり，同 55 年 6 月心不全により死亡した。X₁とその夫 X₂（原告）は，「妊娠を継続して出産すべきかどうかを検討し，適確な決断をする機会を奪われた」と主張して，それぞれ 750 万円の慰謝料を請求する訴えを提起した。

【判　旨】

裁判所は，子どもの風疹罹患を告げられた産婦人科医には，問診，抗体価検査等を行って風疹罹患の有無・時期を適確に診断するとともに，X₁に対し，先天性風疹症候群の危険性やその病態等について十分な説明を行うべき義務があったのにもかかわらず，その義務を履行しなかったのであるから，同医師に過失があるとした。

損害について，Y は，風疹罹患を理由とする中絶は優生保護法上許されていないから，産婦人科医の過失と X らの損害との間には相当因果関係がないと主張した。これに対して裁判所は，「風疹が全国的に流行した昭和 51 年当時，妊娠初期に風疹に罹患した妊婦に対して人工妊娠中絶手術が施された例が多数あったこと，そして，産婦人科医の中にはその優生保護法上の根拠として，『妊娠中に風疹に罹患したことが判明したため，妊婦が異常児の出産を憂慮する余り健康を損う危険がある場合には同法 14 条 1 項 4 号[現行法同 1 号]……に該当する。』と唱える者があったことが認められる。そして，右の見解がいうような場合には，人工妊娠中絶を行うことが適法と認められる余地もあり得るものと解されるのであり，また，X₁についても右のような事由に該当する可能性があったことは否定し難いところである。そうであるならば，X らは生まれる子の親であり，その子に異常が生ずるかどうかにつき切実な関心や利害関係を持つ者として，医師から適切な説明等を受け妊

（9）　判時 1100 号 89 頁，判タ 507 号 246 頁。

娠を継続して出産すべきかどうかを検討する機会を与えられる利益を有していたと言うべきである。また，この利益を奪われた場合に生ずる打撃の大きさを考えれば，右利益侵害自体を独立の損害として評価することは十分可能である」として退け，Yに対して，Xらそれぞれに150万円の慰謝料を支払うよう命じた。

3　東京地裁判決平成4年7月8日[10][③]

【事実の概要】

X_1，X_2夫婦（原告）の長男が昭和62年1月23日頃風疹に罹患，その後，X_1にも発熱などの症状が現れたため，X_1が妊娠の可能性を心配して1月29日に産婦人科医Y（被告）が経営する産婦人科医院を受診した。同日には妊娠の判定はできなかったが，HI検査のため採血された（結果は抗体価8未満）。X_1は2月9日に受診し，妊娠の確定診断を受け，再度，採血された（結果は抗体価8未満）。X_1は2月12日，発疹を発見したため受診，採血（結果は抗体価8）。2月19日夜に切迫流産の徴候がみられたため受診，翌20日から27日までY医院に入院した。この間，Yは切迫流産の予防のための処置に追われ，予定されていた4回目のHI検査実施は失念された。その後も風疹罹患の有無について確定的な診断がなされないまま，同年10月13日に女児が生まれたが，重度の先天性風疹症候群（精神運動発達遅延，白内障，聴覚障害，摂食障害等）と診断された。Xらは，人工妊娠中絶の機会が奪われたとして，約5880万円の医療費・付添費用とそれぞれ1000万円の慰謝料の合計約7880万円の一部として5000万円を請求した。

【判　旨】

裁判所は，4回目の検査と風疹罹患に関する確定診断の不実施は診断義務不履行・注意義務違背となるとした。その上で，Xらに与えられるべき損害賠償のうち，慰謝料について裁判所は，「確かに，生まれる子に異常が生ずるかどうかについて切実な関心や利害関係を持つ子の親として，重篤な先天性異常が生じる可能性があるとわかったとき，それが杞憂に過ぎないと知って不安から開放されることを願い，最悪の場合に備えて障害児の親として生

---

[10]　判時1468号116頁。

きる決意と心の準備をし，ひいては，妊娠を継続して出産すべきかどうかの苦悩の選択をするべく，一刻も早くそのいずれであるかを知りたいと思うのが人情である。XらがYに求めたのも，このような自己決定の前提としての情報であり，債務不履行又は不法行為によってその前提が満たされず，自己決定の利益が侵害されたときには，法律上保護に値する利益が侵害されたものとして，慰謝料の対象になるものと解するのが相当である」として，自己決定の利益が侵害されたことによる精神的苦痛についてXらそれぞれに450万円の慰謝料の支払を命じた。

しかし，医療費等についての損害賠償は認めなかった。その理由として裁判所は，「優生保護法上も，先天性風疹症候群児の出生の可能性があることが当然に人工妊娠中絶を行うことができる事由とはされていないし，人工妊娠中絶と我が子の障害ある生とのいずれの途を選ぶかの判断は，あげて両親の高度な道徳観，倫理観にかかる事柄であって，その判断過程における一要素たるに過ぎない産婦人科医の診断の適否とは余りにも次元を異にすることであり，その間に法律上の意味における相当因果関係があるものということはできない。また，先天性障害児を中絶することとそれを育て上げることとの間において財産上又は精神的苦痛の比較をして損害を論じることは，およそ法の世界を超えたものといわざるを得ない」として損害の認定が不可能であることを掲げた。

4 前橋地裁判決平成4年12月15日[11][④]

【事実の概要】

昭和63年7月21日，X_1（原告）は，5日前から発疹，発熱等の症状がみられ，また，妊娠の可能性があり（6月14日以降無月経），さらには，妊娠初期の風疹罹患による異常児出生の危険について認識があったため，Y_1（被告，桐生市外6箇町村医療事務組合）が開設する病院の皮膚科と産婦人科を受診し，妊娠の有無と風疹罹患の有無の診断を求めた。皮膚科医師Y_2（被告）は，風疹，麻疹のウイルス性感染症を疑い，風疹抗体価検査等のため採血をした。22日にY_1病院産婦人科からX_1に妊娠している旨の電話連絡があっ

---

(11) 判時1474号134頁，判タ809号189頁。

た。28日，X₁は再度受診し，Y₂から，抗体価は64倍であったと伝えられた。Y₂は風疹罹患の可能性を否定する診断を下し，再検査の指示はしなかった（と裁判所は認定した）。平成元年3月27日に女児Aが出生したが，先天性風疹症候群による感音性難聴，白内障，心室中隔欠損症を患っていた。X₁とその夫X₂（原告）は，中絶の選択をなしうるための情報が奪われたとして，それぞれ1,000万円の慰謝料，特殊教育費用1,000万円，眼鏡・補聴器費用100万円の合計3,100万円をYらに請求した。

この事件でも，慰謝料のほかに子の特殊教育費用等が請求されたため，Y₂の過失とAの障害との間の因果関係が争点となった。

【判　旨】

裁判所は，Y₂が，抗体価再検査の指示を出さず，風疹罹患の可能性を否定したことは，当時の医学的常識に反した診断であるとして，過失があったと判断した。

因果関係に関して，裁判所は，Aの障害の原因はY₂の誤診ではなく，X₁の風疹罹患であり，Aには，障害を持って出生するか，出生しないか，という可能性しかなかったことを指摘した。また，裁判所は，「Xらの請求の当否は，結局Aが障害をもって出生したことと，出生前に人工妊娠中絶されてしまって出生しなかったこととの比較をして，損害の有無を判断することになるが，このような判断は，到底司法裁判所のよくなしうることではなく，少なくとも，中絶されて出生しなかった方が，障害をもって出生してきたことよりも損害が少ないという考え方を採用することはできない。まして，現在の優生保護法によって，本件のような場合には，人工妊娠中絶は認められないと解せられる以上，法的に見ても，X₁がAを中絶することは不可能であったのだから，元々，前記のような比較をすることはできない」と述べ，さらに，本件が優生保護法の「母体の健康を著しく害するおそれ」に該当するとするXらの主張に対しては，「そもそも，異常児の出生の可能性は，合法的な妊娠中絶の理由にはならないと解する。もちろん，当裁判所は，現実には違法な中絶が行われているという実情が仮にあるとしても，それを前提に判断することはできない」として，特殊教育費用等の賠償を否定した。

他方，「もし，Y₂が，正確に診断し，その結果をX₁に伝達していたとすれば，Xらは，中絶は不可能であったにしても，Aの出生までの間に，障害

児の出生に対する精神的準備ができたはずである。しかし，現実は，信頼しきっていた Y_2 の診断に反して，先天性風疹症候群に基づく障害をもったAの出生を知らされたわけであるから，その精神的驚愕と狼狽は計り知れないものがあ」り，この精神的苦痛については賠償の義務が課されるとして，Yらに対して，Xらそれぞれに150万円の慰謝料を支払うよう命じた。

5 京都地裁判決平成9年1月24日[(12)][⑤]

【事実の概要】

X_1（原告）は，妊娠満20週と1日にあたる平成6年2月15日に，Y_1（被告）が経営する病院の産婦人科医師 Y_2（被告）に，羊水検査の実施を申し出たが，Y_2 は，結果の判明が法定の中絶期間を経過するとしてこれを断り，受検できる他の機関も教示しなかった。X_1 は，平成6年6月7日に女児を出産したが，子はダウン症候群を患っていた。X_1 とその夫 X_2（原告）が，Y_2 の不法行為責任および Y_1 の使用者責任を主張し，Yらに対して慰謝料としてそれぞれ1500万円を請求する訴えを提起した。

【判　旨】

裁判所は，X_1 の申し出に対する Y_2 の対応に過失があるかの問題に関して，まず，出産を検討する機会を得るべき利益が侵害されたとするXらの主張について，本事案では，「仮に，X_1 の羊水検査の申し出に従って，羊水検査を実施して，出生前に胎児がダウン症であることが判明しても，人工妊娠中絶が可能な法定の期間を越えていることは明らかであるから，Xらが出産するか否かについて検討する余地はすでに無く，X_1 の羊水検査の申し出に応じなかった Y_2 の措置が，出産するか否かを検討する機会を侵害した」とはいえないとして退け，続いて，中絶が不可能であったとしても，出産準備のための事前情報を受ける利益が侵害されたとする主張については，「人工妊娠中絶が法的に可能な期間の経過後に胎児が染色体異常であることを妊婦に知らせることになれば，妊婦に対し精神的に大きな動揺をもたらすばかりでなく，場合によっては違法な堕胎を助長するおそれも否定できないのであって，出産後に子供が障害児であることを知らされる場合の精神的衝撃と，妊娠中に

---

(12)　判時1628号71頁，判タ956号239頁。

胎児が染色体異常であることを知らされる場合の精神的衝撃とのいずれが深刻であるかの比較はできず，出産準備のための事前情報として妊婦が胎児に染色体異常が無いか否かを知ることが法的に保護されるべき利益として確立されているとは言えないから，出産するか否かの検討の余地が無い場合にまで，産婦人科医師が羊水検査を実施すべく手配する義務等の存在を認めることはでき」ないと述べ，同様に退けた。

さらに，妊婦の申し出がなくても，高齢出産の場合には，医師の側から，人工妊娠中絶に間に合う適切な時期に，染色体異常児の危険や羊水検査の実施などにつき説明すべきであったとするXらの主張については，「何歳を適応として妊婦に対し積極的に染色体異常児の出生の危険率や羊水検査について説明するかは，医師の裁量の問題であって，病院の羊水検査に対する方針や，当該妊婦の臨床経過など個々の状況によって異なる事柄であり，満39歳の妊婦で，妊婦から相談や申し出すらない場合に，一般的に，産婦人科医師が積極的に染色体異常児出産の危険率や羊水検査について説明すべき法的義務があるとは認められない。そして，Y_1病院では，当時，高齢を理由とした羊水検査は勧めず，受け付けない方針であったこと，X_1は平成5年12月には看護婦から羊水検査で出生前診断が可能であること及びY_1病院では実施していないことを聞いていたこと，羊水検査は，羊水穿刺による子宮内胎児死亡，胎盤早期剥離，流産，子宮内感染が生じた例も報告されるなど危険なものであり，X_1は，当時，子宮筋腫の手術後で，合併症による流産の危険性があり，薬を内服していて安静を保っている状態で，羊水検査の実施は流産率が更に上がる危険があったこと，X_1は検診以外に頭痛，腹痛で通院を繰り返し，出産に対し神経質な状況であったことに鑑みれば，Y_2がX_1に対しダウン症児出産の危険性や羊水検査の説明等をしなかったことにつき，産婦人科医師としての過失を認めることはできない」と述べてこれも退けた。

Y_2の行為には産婦人科医師としての義務違反を認めることはできないとして，請求棄却。

V　PM病事件

1　選択的中絶が含まれない遺伝相談事件

　前節で考察した5事件は，いずれも，妊娠後の医師の過失のために障害児が出生したと主張された事件であったため，胎児の異常を理由とする妊娠中絶の許容性の問題がクローズアップされた。しかし，問題は中絶の可否だけではない。③判決や④判決に係る事件のように，医療費・付添費用や特殊教育費用などの財産損害の賠償が請求される場合には，子の出生によって損害が生じるということを認めるかどうかという問題にも直面することになる。以下では，後者の問題をめぐって，第一審と第二審とで判断が分かれたPM病事件を紹介する。

　この事件では，夫婦が子をもうけるか否かの判断を下すために医師が与えた説明に過失があったために重度の障害を持つ子が出生した，と主張されて損害の賠償が請求された。主張された医師の過失は妊娠前のものであったので，中絶は問題とはならない。また，狭い意味での出生前診断を超えるものともいえる。しかし，第Ⅰ節2において掲げた遺伝相談における過失という点では前節の諸事件と共通するものである。

2　事実の概要

　X_1とその夫X_2（いずれも原告）の長男Aは，平成4年1月に出生したが，出生1カ月後から眼振，運動発達遅延，低緊張などが認められたため，いくつかの病院を受診したが，原因は不明であった。平成5年6月，Y（被告，社会福祉法人日本肢体不自由児協会）が開設する心身障害児総合医療療育センター（以下，Yセンター）の小児科医師Dの診察を受けたところ，Dは重篤な遺伝性神経疾患であるPM病（ペリツェウス・メルツバッヘル病）を疑い，Xらに，その旨とPM病について説明した。Aは，それ以降，2，3カ月おきにYセンターでD医師の診察を受けていた。

　平成6年当時，Yセンターでは，Dおよび他の医師が，それまでにA以外に，5家族の5名のPM病患者を診察していた。Dは，そのうち兄弟姉妹の

いる男子3名、女子1名の患者について、いずれもその兄弟姉妹にPM病を発症したものはいないという経験を有していた。同時に、PM病の原因について、伴性劣性遺伝形式をとるものが多いが、典型的な伴性劣性遺伝の場合と比較して男児の発症例が少なく、女性の発症例や孤発例が多いとの報告や、兄弟発症例の報告があることを認識していた。

　平成6年11月、Aの診察時に、XらはDに「次の子供を作りたいが、大丈夫でしょうか」（以下「本件質問」という）と尋ねたところ、Dは、Xらの家族にAと同様の症状を持つ者がいないことを確認した上で、「私の経験上、この症状のお子さんの兄弟で同一の症状のあるケースはありません。かなり高い確率で大丈夫です。もちろん、A君がそうであるように、交通事故のような確率でそうなる可能性は否定はしません。A君の子供に出ることはあるが、兄弟に出ることはまずありません」と説明した。このときDがXらに対し説明した時間は5分程度であった。

　平成7年中も、Aは概ね3カ月おきにDの診察を受けた。平成7年6月、他院でのMRI検査の結果に基づいて、Aの病名がPM病と決定された。さらに、平成8年1月、他施設での遺伝子解析の結果がXらに説明された。その結果は、AにPM病の原因とされるPLP遺伝子の変異はないが、同遺伝子の重複が認められるというものであった。その時に、X_1がDに妊娠を知らせた。平成8年7月に生まれた次男Bには異常がなかった。平成8〜10年の間、Aは年に2、3回、Dの診察を受けたが、その際、Xらから、次に子を生むことについての相談はなかった。平成11年7月の受診時、X_1は妊娠していることをDに伝えた。同年10月に出生した三男CはPM病に罹患していた。

　Xらは、本件質問に対してDは、PM病が伴性劣性遺伝疾患であること、そのため、男子に2人に1人の確率でPM病の子供が生まれ、女子に2人に1人の確率でPM病の保因者の子供が生まれる危険性があることを説明すべきであり、そのような説明がなされていれば、Cをもうけることはなかったと主張して、Yを相手どって、PM病罹患の子をもう1人持つことになったことによる精神的損害とCの介護費用、家屋改造費、車いす代、おむつ代、特別仕様車の費用等の賠償として、Xら各々に8,000万円余を支払うよう請求した（Dは被告とされなかった）。

3　東京地裁判決平成15年4月25日[13][6]

（a）　説明義務違反

　東京地裁は，Dの説明は，一般通常人に対して「次の子供にＰＭ病に罹患した子供が生まれる可能性は低いという認識を与え，ＰＭ病に罹患した子供が生まれるのではないかという親の不安をかなりの程度解消するもの」であり，他方，説明がなされた当時の医学的知見と，Ａの発症原因が特定されていなかったことを踏まえると，「Ｘらの第2子以降にＰＭ病が発症する危険性は，出生児が男子であれば，相当程度あったと考えられるから，不正確な説明であって」，Ｄに説明義務違反があったと判示した。

（b）　介護費用等の賠償

　介護費用等の賠償について，地裁は，Ｄの説明を受けたＸらの対応はやや楽観的すぎるものであったこと，Ｄが適切な説明をしてもそれを聴いたＸらが第2子以降をもうける決断をした可能性を否定できないこと，Ｄの説明はＡの診察時になされ，Ｘらと医師との遺伝相談契約上の義務としてなされたものでなく，Ｄは信義則上認められる説明義務を負っていたに過ぎず，このような説明義務を怠ったことによる責任の範囲は自ずから限られることを指摘したあと，「Ｃは，同人が今ある姿，すなわちＰＭ病を発症すべき状態でなくては，この世に生を受けることのできなかった存在であるところ，かかるＣの出生に伴って，Ｘらが事実上負担することになる介護費用等を損害と評価することは，Ｃの生をもって，Ｘらに対して，健常児と比べて上記介護費用等の出費が必要な分だけ損害を与えるいわば負の存在であると認めることにつながるものといわざるを得ず，当裁判所としては，かかる判断をして，介護費用等を不法行為上の損害と評価し，これとＤの説明義務違反との間に法的因果関係があると認めることに躊躇せざるを得ない」し，「夫婦が子供をもうけることは，基本的に種々の事項を考慮した上で自らの権利と責任において決定すべき事柄であり，ＸらがＣをもうけるに当たっても，最終的には自らの決断によって出産をしたものと認められ，ＰＭ病発症の可能性は，かかる決断をするについて極めて重要な要素ではあるが，その1点のみを

---

(13)　判時1832号141頁，判タ1131号285頁，最高裁ホームページ。

もって子をもうけるか否かが決まるわけではないこと，Xらは，Dから適切な説明を受けていたとしても，第2子以降をもうけるという決断をしていた可能性を否定できないこと等の事情を総合考慮すると，法的観点からすると，Dの説明義務違反によってCが出生するに至ったと評価することができず，Dの説明義務違反とCの出生との間には因果関係があると認めることはできないし，Cの出生自体に伴う出費等を損害ととらえることはできないから，Cの出生に伴ってXらに生じた介護費用及び家屋改造費等の積極損害［財産的損害のうち，逸失利益ではなく，既存の財産を減少させるもの］について，Dの説明義務違反と相当因果関係のある損害であるとは認められない」と述べて，その認容を否定した。

(c)　慰謝料・結論

地裁は，慰謝料の請求に関しては，夫婦が，挙児の決定をする際に，「子供に異常が生ずるか否かは極めて切実な関心事であるとともに，重大な利害関係を有する事柄であり，これらについて質問を受けて説明義務を負担する医師は，自己決定を行う前提としての重要な情報を提供するものであるから，その説明内容に誤りがあるときは，夫婦の自己決定に不当な影響を与えたものとして，慰謝料請求の対象になる」(抄)のであって，本件において，Dは，「本件質問に対し不正確な説明を行うという説明義務違反によって，Xらの自己決定に不当な影響を与えるとの不法行為を行ったものであり，Yは，Dの使用者として，Xらに対し，その自己決定に不当な影響を与えたことを理由とする慰謝料の損害賠償義務を負うべきである」と述べた上で，Xらの置かれた極めて過酷な状況を考慮して，Xらそれぞれについて，800万円の慰謝料を認容した。

この判決を不服として，XらとYの双方が控訴した。控訴を受けた東京高裁は，地裁が認めなかった財産損害についても賠償を認容する判決を下した。

4　東京高裁判決平成17年1月27日[14][⑦]

(a)　説明義務違反＝過失

高裁は，説明義務違反について，平成6年11月当時の医学的知見からす

---

(14)　判時1953号132頁。

ると，AのPM病の原因としては，A自身に生じた突然変異のほかに，X_1が保因者であり，その伴性劣性遺伝によることが有力なものとして考えられたことを指摘した上で，「伴性劣性遺伝である場合には，次子が男子であればPM病を発症する蓋然性は格段に高くなるのであるから，この点に言及することなく前記のように説明することは，次子がPM病となる可能性の程度が著しく低く，通常一般の場合と特に変わらないという誤解をさせる不正確なものであったというべきである。そうすると，……Dがした上記の説明は，……当時の医学的知見に基づく正確な説明をすべき義務に反するものというべきであり，したがって，Dにはこの点において過失があるというべきである」として，肯定した。

Dは伴性劣性遺伝の可能性を指摘することにより家族間に無用な紛争を招くことを危惧したとするYの主張に対して，高裁は，「Xらが，もともと微妙な問題についてDに質問して情報の提供を求める以上，提供された情報がもたらす事態は，当該家族において引き受けるほかないものであり」，「上記の危惧を理由に，伴性劣性遺伝の可能性を伝えないことは，裁量の範囲を越える」として退けた。

（b）　**介護費用等の賠償**

Dの過失とCの出生との間の因果関係について，高裁は，「Dが，当時の医学的知見に基づき，X_1がPM病の因子を保有している可能性とその場合に生まれて来る子がPM病となる蓋然性の程度について正確な説明をした場合には，Xらは，PM病の子が生まれるのを避ける方法が見出されるまでは，子をもうけることを差し控えたものと認められる」と述べて，Dの説明義務違反とCの出生，およびこれによりXらに生じた損害との間には事実的因果関係があると判示した。

介護費用および家屋改造費等の積極損害について高裁は，「Xらは，Cの扶養義務者であるから，Cが生存し，かつCに対し扶養義務を負う期間，CがPM病であるために要する介護費用等の特別な費用を共同して負担することとなるから，そのうちの相当のものは，Dの義務違反行為と相当因果関係のある損害と認めるべきである。この特別な費用を損害として認めることは，CがPM病の患者として社会的に相当な生活を送るために，Xらが両親として物心両面の負担を引受けて介護，養育している負担を損害として評価する

ものであり，Ｃの出生，生存自体をＸらの損害として認めるものではない。上記のような費用を不法行為の損害と評価し，Ｄの説明義務違反との間に法的因果関係を認めることがＣの生を負の存在と認めることにつながり，社会的相当性を欠くということはできない」と述べて，その賠償を認めた。その際，高裁は，Ｘらの年齢，ＰＭ病患者の短命の傾向，ＣおよびＡの施設入所の可能性などを考慮して，介護費用その他の積極損害の算定にあたっては，Ｃの出生後20年間の限度で認めるべきものとした。

（ｃ）　慰謝料・過失相殺・結論

慰謝料に関して高裁は，Ｘらには「積極的損害の賠償によってもなお回復し難い精神的苦痛が生じたものと認められる」として，それぞれに対して600万円を認容した。

高裁は，ＸらはＡのＰＭ病を遺伝病ではないかと疑っていたこと，ＤもＡが遺伝病であることを否定していなかったこと，Ｘらは本件質問からＣ出生までの約5年間，Ｄらに子をもうけることについて相談をしなかったこと，Ｘらが更に情報収集に努めていればその安心が誤解であることを知り得たことなどを指摘し，それらに鑑みて，Ｘらそれぞれについて生じた損害額の25％を過失相殺によって減額し，それぞれに2,195万円の損害賠償を認容した。

高裁判決に対して，Ｙは上告および上告受理申立てをしたが，いずれも棄却・不受理とされた。

Ⅵ　7判決の若干の考察

1　はじめに

第Ⅳ節および前節で紹介した7判決のうち，ダウン症候群をめぐる⑤を除いて，医療側に過失が認定され，原告に慰謝料が認容された。そのうち①，②では，慰謝料のみが請求されていた。③，④，⑥，⑦の事件では，慰謝料に加えて子の医療費，特殊教育費用，介護費用などが請求された。損害賠償請求訴訟において，原告が財産的損害の賠償を請求する場合には，被告の過失と損害との間の因果関係の証明が必要とされる。他方，精神的損害に対す

る慰謝料に関しては，その認定・算定は裁判官の自由裁量によるべきものとされ，因果関係の証明は必要とされない。

2　慰　謝　料

　慰謝料に関しては，①が出産すべきかどうかの判断を可能とする情報，②が「出産すべきかどうかを検討する機会」，③が「自己決定の前提としての情報」，④が「障害児の出生に対する精神的準備」が，それぞれ否定されたことを，⑥が親の「自己決定に不当な影響を与えたこと」，⑦が「積極的損害の賠償によってもなお回復し難い精神的苦痛が生じた」こと，を理由に認容している。他方，⑤は，精神的準備をすることが法律上保護される利益として確立されてはいないと判示し，慰謝料を認容しなかった。7 判決が述べるところを細部にまでわたって整合的に理解することは難しいが，結論だけをみると，医療側に過失があったと認定される場合には，妊婦とその配偶者に慰謝料が与えられる，ということはいえそうである。

3　財産的損害の賠償

　この種の事件において，財産的損害は障害をもった子の出生によって必要になった費用ということになる。したがって，因果関係の成否は，医療側の過失がなければその費用は発生しなかったか，で決められる。妊娠後の事件においては，医療側の過失がなければその子を中絶できたかどうかが問われる。この点について，④は明確に「現在の優生保護法によって，……人工妊娠中絶は認められない」と述べ，③もそれに近い判断を示している。他方，②は，慰謝料認容の根拠としてではあるが，「人工妊娠中絶を行うことが適法と認められる余地もあり得る」と述べている。

　この点に関連して，妊娠前のケースであれば，避妊等を行うことができたかが問われることになるが，わが国において避妊等の利用可能性が問題となることはなく，因果関係の成立を認める障害にはならない。そのことを率直に示したのが⑦ということになる。⑥は，ＰＭ病発症の可能性は両親が挙児の決断をするについて決定的なものではないことなどを掲げているが，その説得性には疑問がある。少なくとも，子の障害の有無が挙児の是非を決める決定的要因であるケースを想定することは可能である。

より深刻な問題は，子の出生によって必要になった費用を損害と捉えると，子の出生を損害と評価することにつながることである。このことは，⑥だけでなく，③，④も指摘するところである。この問題は，民事訴訟によって救済を得るためには損害の証明が必要であるという現在の枠組みを前提とする限り避けることができない。この点について，⑦は，両親が「介護，養育している負担を損害として評価するものであり，［患児］の出生，生存自体を［両親］の損害として認めるものではない」と述べて，救済の障害にはならないとした。

Ⅶ　海外の法状況管見

第Ⅲ節3で述べたように，わが国の母体保護法に胎児条項はない。これに対して，イギリス[15]やフランス[16]の法律では胎児条項が置かれ，子が重篤な障害・疾患を有する可能性が高い場合に，期間の制限なく中絶が許容されている。このような国々と，理由を問わず中絶を選択する権利が認められているアメリカ[17]や，中絶が理由を問わず事実上得られるカナダ[18]などでは，医師が出生前診断あるいはひろく遺伝相談において過失を犯し，その結果，子が先天性障害を持って出生した場合に，親が，医師の過失がなければ，その子の出生を回避できたはずである，と主張して損害賠償を請求するいわゆるロングフル・バース訴訟（wrongful birth action/suit）が成立することになる。もっとも，親が被る損害については，わが国の判決も指摘したように，障害のある子が生まれた場合と中絶で出産を回避した場合とを親の立場から比較することが避けられない。

国や州などによってばらつきがみられるが，裁判所の多くは，医療側に過失が認められる場合，子の障害が原因で余分にかかる費用について両親に賠

---

(15) Abortion Act 1967, section 1 (1) (d) (2013).
(16) 本田まり「出生前診断に対する主要国の法制度・フランス」丸山編・前掲書注(5) 60頁.
(17) 丸山英二「出生前診断に対する主要国の法制度・アメリカ」丸山編・前掲書注(5) 43頁.
(18) See, G. T. Houseman, Wrongful Birth as Negligent Misrepresentation, 71 (1) U. Toronto Fac. L. Rev. 9 (2013).

償するよう命じてきた。財産的損害を認定することに伴う問題に関して，裁判所は，子の出生が損害なのではなく，損害は，子の持つ障害である，あるいは，親が，子の出生か中絶かの選択の機会を奪われたことである，と説明したり，障害に対する治療・介護費用について救済を与えることの必要性を訴えたりして原告側を勝訴させてきた（補足的に，遺伝相談の適切な実施を確保するために，不適切な実施に法的制裁を課す必要性が説かれることもあった）。

Ⅷ 結びに代えて

　医学の進歩によって，障害児出生の回避という選択肢が現実的なものになってきた。他方，その医療に過失があったために障害児が出生した場合，障害のために必要となる費用の補填を医療側に求めるためには，現在の損害賠償法では損害発生の証明が必要になる。障害児の生を損害と認定することに伴う問題は，わが国では，過失の証明があれば慰謝料が認容できるため潜在化するが，財産的損害の賠償請求の形がとられれば，問題は再度顕在化する。

　さらに一般化して問題を掲げると，医学の進歩によって可能になった選択肢は，可能になったからといって，それを提供さらには保障すべきだということには直結しない。そのことは，選択肢の目的が，生命尊重など他の社会的価値と牴触する場合にとくに言えることである。その選択肢の利用が禁じられず，その選択肢の利用を求める者に対して医療者がそれを提供した場合には，常に過失のない提供が保障されるべきなのか，その選択肢の過失なき提供を求めることは，権利（法的保護に値する利益）なのか，恩恵に過ぎないものなのか，問題の解決は容易でない。

7　アメリカにおける生殖補助医療の規制
——代理母契約について考える——

永 水 裕 子

医事法講座 第 5 巻　生殖医療と医事法

　　Ⅰ　はじめに
　　Ⅱ　代理母契約について異なる態度をとる各州
　　　　――リーディングケースから学ぶ
　　Ⅲ　統一親子関係法
　　Ⅳ　州法の規定――ニュー・ヨーク州の立法過程
　　Ⅴ　結びに代えて――我が国への示唆

I　はじめに

　我が国においては，代理懐胎の是非および代理懐胎により出生した子の親子関係の確定をめぐって活発な議論が繰り広げられており，代理懐胎により生まれた子の親子関係については最高裁の決定が出されている[1]。また，行為規制という観点からは，代理懐胎を認めないとする（旧）厚生省厚生科学審議会先端医療技術評価部会生殖補助医療技術に関する専門委員会の報告書（2000年），厚生労働省厚生科学審議会生殖補助医療部会の報告書（2003年），並びに，関連学会である日本産科婦人科学会の会告（2003年）がある一方で，日本学術会議の審議結果報告書「代理懐胎を中心とする生殖補助医療の課題——社会的合意に向けて」（2008年）は，代理懐胎は原則として禁止が望ましいが，「母体の保護や生まれる子の権利・福祉を尊重し，医学的，倫理的，法的，社会的問題を把握する必要性などにかんがみ，先天的に子宮をもたない女性及び治療として子宮の摘出を受けた女性に対象を限定した，厳重な管理の下での代理懐胎の試行的実施（臨床試験）は考慮されてよい」としている。そこで，本稿においては，そのような代理懐胎の試行が認められるための前提として締結される代理母契約とはどのようなものであるべきか，あるいは，代理母契約を無効とすべきかについて考えることとする[2]。その素材としてアメリカ合衆国を選択したのは，アメリカにおいては生殖補助医療そのものに対する連邦レベルの規制がないことと，州によって生殖補助医療に

（1）　最決平成19年3月23日民集61巻2号619頁。
（2）　岩志和一郎「代理母契約——ドイツの議論と対応を追って」森泉章ほか編『続現代民法学の基本問題』629頁，646-47頁（第一法規，1993年）にも，有効・無効の議論は代理母問題の実際的な解決にはならないという見方もあるが，その有効・無効の評価は，代理母関係に伴う報酬支払いをめぐる争いや損害賠償の認否などの問題の解決の前提であり，またより根本的には，法的規制の要否やあり方を検討するうえで不可欠な事項であると述べられており，その意義はあるものと考える。また，石井美智子「代理母——何を議論すべきか」ジュリスト1342号10頁以下（2007年）も，代理母契約の有効性と親子関係確定の問題は切り離して考えるべきであるが，親子関係について確定するにあたっては，やはり代理懐胎を認める場合，禁止する場合，規制のない状態に分けて論じる必要があるとされており，代理母契約の有効性について考察する意義はある。

対する態度が異なることから，法的規制のないわが国にとっても参考になることが多いと考えたからである[3]。本稿においては，代理母契約が公序良俗に反するゆえに無効と考えるべきか，あるいは，一定の要件を充たすならば有効とし国が法律により管理していくべきかに焦点をあて，代理母契約の有効性[4]が争われた有名な裁判例の紹介だけでなく，ベビー M 事件などをきっかけとして州法制定について多くの議論が行われたニュー・ヨーク州法の立法過程（代理母契約を無効・非強行とする。）と，ユタ州[5]などが採用している統一親子関係法の第 8 章及びその解説（規制モデルを採用）とを多少なりとも比較していくことにより，ポリシーの異なる州が，どのような理由によりそれらのポリシーを採用し州法を制定したのかについて考察を加え，それによりわが国において代理母契約をどのように考えるべきかの参考とできれば幸いである。なお，代理懐胎によって子が出生したときの親子関係がどのようになるかについては我が国においてもアメリカの状況が詳細に紹介されているため，本稿では取り上げないこととする[6]。

---

(3) 石川稔「人工生殖の比較法的研究──アメリカ」比較法研究 53 号 7 頁，19 頁（1991 年）。制定法についても 17 頁以下に紹介されているが，本稿で言及されているユタ州については，裁判が起こった結果として統一親子関係法を土台とした法律に改正されている（Note, *infra* note (5), at 1439-40.）など当時の状況と異なる点を比較するのも興味深い。石川稔・中村恵「アメリカにおける人工生殖をめぐる法的状況」唄孝一＝石川稔編『家族と医療──その法学的考察』369，384-389 頁（弘文堂，1995 年）にも制定法の紹介がある。

(4) 1984 年という早い段階において，アメリカの代理母契約の内容（ひな型）について紹介している文献として，石川稔「新・家族法事情──代理母契約（その 1）」法学セミナー 353 号 98 頁以下（1984 年）がある。

(5) UTAH CODE ANN. § 78B-15-801 to -809 (2013). 統一親子関係法を土台として制定されている（*Note, Recent Legislative Developments*, 2005 UTAH L. REV. 1438, at 1439.）。石井・前掲注（2），18 頁にも，8 章を採択しているのはユタ州やテキサス州があるが，それぞれの州の制定法の内容は，依頼親が婚姻していることを要件とするなど，統一親子関係法とは異なる部分もあることが指摘されている。

(6) 中村恵「人工生殖と親子関係（一）（二・完）──アメリカ法を中心として」上智法学論集 41 巻 3 号 107 頁以下，41 巻 4 号 265 頁以下（1998 年）ほか注 3，注 8，注 16 などで挙げられている文献を参照。

II 代理母契約について異なる態度をとる各州——リーディングケースから学ぶ

1 代理懐胎

　1980年代に入り人工生殖技術は代理母という問題をもたらした。代理母には，夫の精子を人工授精させた女性が子を分娩するもの（伝統的な代理母（traditional surrogacy））と，夫の精子と妻の卵子を体外受精させた受精卵を妻以外の女性に移植して分娩してもらうもの（妊娠による母という形での代理母（gestational surrogacy））があり，当初は伝統的な代理母だけであったが，体外受精の成功率の上昇とともに，後者の代理母が行われるようになり，これによって子を妊娠・出産する者と子の遺伝学的形質を提供する者との分離が可能となった[7]。アメリカにおいては，それぞれについて代理母契約の有効性および子の親は誰かについて有名な裁判例があり，考慮事項が多少異なっていることから，代理母契約の有効性について考える材料として紹介を行うこととする。

2 ベビーMケース——伝統的な代理母（traditional surrogacy）の場合

　伝統的な代理母の場合に裁判で主要な問題とされたのは，金銭支払いを伴う代理母契約が，赤ちゃん売買を禁止する制定法（多くは養子縁組の前提手続としての親の権利の終了に金銭授受を禁止）に反するか否かであるが，これについてはリーディングケースであるベビーMケースを見ていくことにしよう[8]。

（7）　中村・前掲注（6）「人工生殖と親子関係（一）」125-126頁，石井・前掲注（2）10-11頁。

（8）　我が国におけるこのケースの紹介として，早川武夫「代理マザ（Surrogate Motherhood）」比較法研究50号105頁以下（1988年），同「代理出産児はだれの子か」法学セミナー391号8頁以下（1987年），樋口範雄「代理母訴訟判決——ニュー・ジャージー州のベビーM最高裁判決をめぐって」法学教室96号76頁以下（1988年）などがある。このケースとジョンソン・ケースを紹介・比較するものとして，中村・前掲注（6）「人工生殖と親子関係（一）」の他に，カルヴィン・パン（伊川正樹（訳））「代理母契約に関するアメリカ諸州における法的実験室での試験管の検証——代理

ベビー M ケースの事実関係は以下のとおりである。スターン氏の妻は，多発性硬化症に罹患しており，その当時，多発性硬化症の女性は妊娠すると症状が悪化し母体に多大な影響が出ると考えられていた。そこで，スターン夫婦は養子縁組も考えるが，これが困難だったこともあり，新聞広告に出ていた代理母斡旋業者に依頼し，代理母となる女性と出会うことになる。この女性は婚姻しており既に2人の子どもがいるが，子どものいないカップルに幸せをもたらしたいという気持ちから代理母を志願したとされている。スターン氏及び代理母とその夫（以下，両当事者とする）は，斡旋業者が用意した契約書に多少の修正を加えた上で，代理母契約を締結した。その内容は次のとおりである。すなわち，スターン氏の精子を使って代理母が妊娠すること，その女性は妊娠および分娩のリスクを引き受けること，精神科医の評価を受けること（その代金はスターン氏が支払う），スターン氏には子どもに名前を付ける権利があること，スターン氏が死亡した場合には，子どもはその妻の監護の下に置かれること，代理母は中絶を行わないこと，羊水検査を受けて，子どもに遺伝上あるいは先天性の異常が発見された場合には，スターン氏の要請により中絶を行うこと，生まれてきた子に遺伝上あるいは先天性の異常があった場合には，スターン氏が法的責任を引き受けること，子どもが生まれたらその子をスターン夫妻に引き渡し，代理母が有している親としての権利を終了させ，それにより，スターン氏の妻が子と養子縁組を行うことである（なお，スターン氏の妻は，おそらく赤ちゃん売買に関する制定法の適用を回避するために，契約当事者ではない）。また，その対価として，スターン氏から代理母に対して金銭が支払われる。両当事者はこの契約の内容について十分理解したうえで契約を締結した。ところが，子どもが生まれると，代理母は，子の引き渡しを拒み，逃亡劇まで繰り広げた。

　事実審裁判所は，何が子どもの最善の利益になるかを考慮し，契約を強制的に履行させ，契約に基づいて，子をスターン氏の単独監護の下に置き，代理母の親としての権利を終了させ，スターン氏の妻と子との養子縁組をする命令を出した。もちろん，その前提として，代理母契約を有効であると考えている[9]。代理母契約について6つほど懸念があるとしながらも，今回の

母出産事件・日本最高裁決定を契機として」名城法学60巻1・2号104頁以下（2010年）（94頁以下において，いくつかの州法の状況が分かり参考となる）などがある。

ケースはそれに該当しないという形で処理している。例えば，搾取されるという点については，代理母となろうとする者は相談したりアドバイスを受けたりする機会を有しており，無理に契約関係に入らされるわけではないことから問題ないとする。また，良く挙げられる有償の代理母契約は人間の尊厳を否定するという懸念については，本件の生物学上の父親はスターン氏であることから，自分の子どもを買うということにはならないため，スターン氏の代理母への支払いは，そのサービスに対するものであって子どもを手放すことに対するものではないから問題ないとする。さらに，経済的に優位に立つ者が劣位にある者を使って子どもを作らせることになるのではないかという懸念については，自分と血のつながりのある子が欲しいと思うのは生物として当然の欲望であり，そのような攻撃的な主張は認められないと述べる（全く反論になっていないのであるが）。この他に，憲法上の権利（生殖を行うという基本的な権利）についても，一部の憲法学者の論文を引用しつつ，代理母を利用して子を設ける権利は第14修正に基づく権利であるから，契約も有効であるとする（さらに，平等保護条項の下で，男性も女性も子のいないカップルのために何かをする権利があると述べている）。

　上告が行われ，ニュー・ジャージー州最高裁は[10]，金銭支払いを伴う代理母契約が，赤ちゃん売買を禁止する制定法に反すること，および代理母契約自体が州の公序に反し無効かつ非強行であるとする（金銭支払いを伴わない代理母契約については，それが子を引き渡すという拘束的な契約でない限りは，現行法に反していないと判示する）。ただし，子の監護については，契約とは切り離して，「子の最善の利益」を基準として依頼者夫婦に監護権を認めている。

　代理母契約に関する判示部分についてより詳しく紹介すると，まずは，事実審が代理母契約を有効であるとしながらも，監護については子の最善の利益を基準とすることについて，矛盾していると指摘している。つまり，代理母契約を有効であるとして強行することは，子どもの最善の利益評価にかかわらず，何らの条件も設けずに代理母の親としての権利を終了させ，依頼者夫婦に子の監護を認めることになるというのである。次に，金銭支払いを伴

---

(9) In the Matter of Baby M, 525 A.2d 1128 (N. J. Super. Ct. Ch. Div. 1987).
(10) In the Matter of Baby M, 537 A.2d 1227 (N. J. 1988).

う代理母契約が，赤ちゃん売買を禁止する制定法に反するという点については，代理母契約の文脈において赤ちゃん売買の可能性があること，とりわけ子や産みの母親の利益を考慮することなく，子を養子にしたりする可能性があることが挙げられる。親の権利を終了するという契約についても，それは制定法に基づく厳密な手続きを経なければできないことであり，代理母契約に入っている一文で実現されることはないとされる。さらに，有償の代理母契約自体が州の公序に反し無効かつ非強行であるとする点については，代理母契約は，自然親の1人と子どもを永遠に引き離すことを目的としているが，当州のポリシーは，子どもは可能な限り2人の自然親に育てられるべきであるとされてきていること，および，代理母契約は，子どもに対する血縁上の父親と母親の権利は同等であるというポリシーにも抵触することが述べられる。その後で養子縁組と代理出産との違いについて分析がなされるが，結局のところ，女性から子どもを取り上げるために，その苦境を利用するという点において同じであり，程度の違いがあるにすぎないように思われるとされる。最後に，お金では買えないものがあると述べた上で，「代理母契約の長期にわたる効果は不明であるが，不安はある。すなわち，自分の命は買われたものであり，自分はお金を得るためだけに自分を生んだ人の子であるということを子どもが知ったときの衝撃，自然母（natural mother）が自らの身体と子を売却したという現実とともに感じる大きな孤独感がもたらす衝撃，自然父（natural father）と養親となる母親が自らの行為のもたらした結果に気付いたときの衝撃である。」「代理母契約は，我々の法の目的と相反する原則に基づいている。それは，母親から子どもを分離させることを保障し，適格性とは関係なく養子縁組を目指し，子どもを完全に無視し，母親の希望や母としての適格性に関係なく，母親から子どもを奪うものであり，この契約は，金銭を利用することを通じて，これらすべてを行い，その目的をすべて達成するのである。」

3　ジョンソンケース——妊娠による母という形での代理母（gestational surrogacy）

　妊娠による母という形での代理母が問題となった，ジョンソンケースの事実関係は以下の通りである[11]。カルバート氏の妻は，子宮に腫瘍ができたた

め子宮切除術を受けたが、卵巣から卵子を放出できるため、夫婦の受精卵を利用して代理母に懐胎してもらおうと考えていた。夫妻の話を聞いたジョンソンという女性は、彼らのために代理母となることを決めた。カルバート夫妻とジョンソンは、夫妻の精子と卵子をかけあわせてつくられた胚をジョンソンの子宮に戻し、生まれてきた子どもはカルバート夫妻の子として夫妻の家に連れて帰ること、およびジョンソンが夫妻のためにその子に対する親としての権利すべてを放棄するという契約を締結した。その見返りとして、夫妻は一万ドルを分割でジョンソンに支払い、夫妻はジョンソンを20万ドルの生命保険に加入させ、その掛け金を支払うこととなった。胚を子宮に戻したところ、1カ月もたたないうちにジョンソンの妊娠が確認されたが、その後、夫妻とジョンソンの関係が悪化したことから、夫妻は生まれてくる子の法的な親が自分たちであるという宣言を求めて訴訟を起こし、ジョンソンは自らが子どもの親であるという宣言を求めて訴訟を提起した。そして、両訴訟は併合された。生まれてきた子どもは、血液検査の結果、ジョンソンとの遺伝学的なつながりがないことが明らかとなった。子どもの遺伝学上の父母がカルバート夫妻であることから、事実審裁判所において、夫妻が子どもの「遺伝学的、生物学的、そして自然」親であり、ジョンソンには親としての権利がないこと、および代理母契約が適法であり強行可能であることが判示された。ジョンソンは控訴をし、中間上訴裁判所は原審の判示を肯認したが、代理母契約については、以下のように判示されている[12]。

まずは、本件は、人工授精で妊娠した女性が子どもに対する親としての権利を放棄する契約をしたベビー M 事件と異なり、契約の強行性について述べる必要がないとされる。つまり、本件は現行法を適用すれば解決する問題であり、ジョンソンは契約を強行することを求めたわけではなく、契約とは関係なく、制定法に則って親としての権利を求めたのである。このように、仮に裁判所が当該契約を公序に反しているという理由で、強行することを拒否すると判示したとしても、結果は同じである。従って、当該契約が強行可

---

(11) ジョンソンケースを紹介するものとして、山海谷超「ルポ代理母裁判①〜⑥」法学セミナー 436 号 56 頁、437 号 68 頁、438 号 58 頁、439 号 50 頁、440 号 44 頁、441 号 82 頁（1991 年）がある。

(12) Anna J. v. Mark C. et al., 286 Cal Rptr. 369 (Ct. App. 1991).

能か否かについて判示する必要はないのである。さらに，中間上訴裁判所は続けて，受精卵を戻す形の代理母契約は，新しく複雑な問題であるとした上で，代理母が中絶をしたい場合はどうするのか，代理母が有害物質を摂取した結果，生まれてきた子に障害があるとしたらどうなるのか，胎児に特別な医学的治療が必要となり，それを行えば代理母に危険が及ぶ場合はどうするのかなどの問題を提起している。そして，これらの問題に鑑みれば，契約の強行可能性についての問題というのは思ったよりも根深いものであり，この問題に対応しうるのは立法府であること，そして，裁判所は最終手段としてのみこれらの問題について判示することができると述べる。

　ジョンソンが上告をしたが，カリフォルニア州最高裁も中間上訴裁判所の判示を肯認した[13]。子を産んだ女性と遺伝的なつながりを持つ女性が異なる場合に，最高裁が法的親子関係確定のために打ち立てた基準は，子を設ける「意図」であり，カルバート氏の妻がそれに該当するとした。カリフォルニア州法の下で，誰が法的な母親かを決定するために，当事者の「意図」を考慮することができるのは，この契約が，一見したところ公序と抵触しないからであるとされる。そして，以下のように代理母契約が公序に反しないかについて様々な側面から検討を行っていく。

　まずは，1992年に州の公序の表れとして，代理母を規制する法案が州議会を通過したことについてである（ただし，この法案は知事の拒否権行使の結果，制定法として成立していない。）。この法案には，代理母契約は健全な公序に反していないということを確認する規定が含まれている。仮にこの法案が制定法として成立していたならば，代理母契約は公序に反しないということになろうが，知事の拒否権により，それが本当にカリフォルニア州の公序を表しているのかについて疑義が生ずることになる。従って，法案が通過したことをもって代理母契約が公序に反しないとはいえないし，知事の拒否権行使をもってこのような契約が公序に反するともいえない。

　次に，代理母が対価を得て子どもを依頼者に引き渡す契約をすることが，養子縁組の同意における支払いを禁ずる刑法の規定に反しているか，さらに，代理母が子どもの出生前に親の権利を放棄することになることから，養子縁

---

(13)　Johnson v. Calvert, 851 P.2d 776 (Cal. 1993).

組に関する法律の理念を侵害するかについて検討がなされるが，これらに反することはないとされる。その理由としては，まず，受精卵を戻す代理母は，養子縁組とは完全に異なるため，養子縁組に関する法律の対象にはならないことが挙げられる。つまり，代理母契約は当事者の自由意思で行われており，契約の際に，ジョンソンが子どもと別れるために支払われる経済的誘因に脆弱であったとはいえない。なぜならば，子どもの生物学上の母は妻であるし，夫妻の支払いは，親としての権利を放棄するための対価ではなく，ジョンソンが妊娠し分娩するという役務を提供するための対価だからである。従って，代理母契約は刑法の規定にも反しない。

　第3に，代理母契約は，意に関する苦役を禁止することと抵触するのではないかということも考えうるが，本件における契約書にはそのような可能性は見られず，強要や強迫を示す証拠もない。確かに契約書には，ある時点において中絶するか否かを決定する権利は夫婦にあるとしているが，次のような条項もある。すなわち，「すべての当事者は，妊娠した女性に胎児を中絶するか否かを決定する絶対的な権利があることを理解している。これに反するいかなる約束も強行不可能である。」従って，代理母から中絶について決定する自由を奪っている代理母契約の有効性について判示する必要はない。

　最後に，代理母契約が女性を搾取し，非人間的な扱いをするものではないか，特にそれが経済的に貧しい女性の場合には顕著であるのではないかという問題について検討される。さらに，代理懐胎が，親の意思によって取引の対象となる商品へと子どもを貶めるのではないかという問題も併せて検討される。まずは，このような問題については立法府が経験的データについて研究をし，立法をすべきであるということを確認した上で，本件を解決しなければならないことから可能な限り検討を行うとされる。まずは，代理母契約が女性を搾取するかの問題については，確かに金持ちではなく貧しい女性の方が代理母になることは常識的にみて明らかであるとしても，代理母契約が，一般的に労働者を搾取するような仕事よりも貧しい女性を搾取しているかどうかについての証拠はないとされる。次に，子どもを商品として扱うことにつながるのではないかという疑念に対しても，そのような証拠はないとされる。結局，裁判所に提出された限られたデータには，代理母契約の重要な弊害を示すような証拠がなかったのである。さらに，代理母となる女性が十分

に理解した上で知的な判断をして契約をすることは出来ないという主張について，裁判所は，そのような考え方が今までずっと女性を平等な経済的権利や仕事上の地位から遠ざけていたのであり，代理母の個人的および経済的選択を認めないばかりか，依頼者夫婦が子を設ける唯一の方法を否定することとなると述べる。そして，本件においてジョンソンは資格を有する看護師であり，知的な判断や人生経験に欠けることは全くないのであるとされる。

　カリフォルニア州最高裁判決には，同意意見と反対意見も付されているが，Arabian 裁判官による同意意見は，代理母契約の有効性と強行可能性については，立法府に委ねるべきであり，裁判所が積極的に意見を述べるべきではないとする。

　Kennard 裁判官による反対意見は，多数意見の「意図」基準に対し異議を申し立て，「子どもの最善の利益」基準により親子関係を決定すべきであり，事実審へ差し戻すべきであると主張する。親子関係確定に関する部分についても興味深い分析がなされているが，ここでは，代理母契約に限って反対意見を紹介することとする。概略を先に述べるならば，反対意見では，代理母契約について学説が2分していること，およびそのような状況に鑑み，統一州法委員全国会議（National Conference of Commissioners on Uniform State Laws, 以下 NCCUSL とする。）が統一法（Uniform Status of Children of Assisted Conception Act）を提案して，裁判所の許可を得るなどの厳格な要件の下で代理母契約の有効性と強行性を認める規定を提案しているが，カリフォルニア州ではその統一法を採用していないこと，そして，多数意見が「意図」基準を採用し，統一法の提案するような厳格な要件を課さずに安易に依頼者と子との間に親子関係を認めることにより，女性と子どもの福祉にとって脅威となる可能性があることを指摘し，立法府がこの問題に取り組むべきであると述べる。さて，そのうち，代理母契約について述べる部分において，まず，賛成する学説の理由として，このような契約により「個人の自由，満足および責任」を補強することを可能にすることが挙げられる。「生殖における自由市場」において，生殖可能な女性が自律的，道徳的および経済的主体として活動できるだけでなく，それまで子どもを設けることが不可能だった依頼者も望みをかなえられるというわけである。さらに，憲法学者の中には，代理懐胎等の技術利用の権利は憲法上保障されるべきであり，やむにやまれぬ

州の利益によってのみ制約可能であるとする者もいるが、連邦最高裁の判例に照らせば、プライバシー権をそのように広く適用することには疑問があるとされる。これに対して、反対する学説の理由としてまず挙げられるのは、代理懐胎および子どもを放棄するために支払いを得ることは、貧しい女性の経済的搾取につながるというものである。次に、そのような契約をした女性は、自らの身体の中で長い間育てた子どもを放棄する心理的衝撃を低く評価している可能性があるというものである。さらに、代理母契約は、非人道的であるというものである。これは、女性と子どもの商品化がジェンダーのステレオタイプを強化し、すべての子どもの福祉を脅かす危険性があるということから導き出される。これらの理由から、有償無償を問わず、代理母契約が公序に反すると主張する学者がいるとされる。この他にもアメリカ医師会やカトリック教会も代理懐胎に反対していることや、代理懐胎契約を無効・非強行とする立場を表明した、後に詳しく紹介する The New York State Task Force on Life and the Law の報告書についても簡単に紹介されている。

III　統一親子関係法

1　連邦法の欠缺

　アメリカは連邦制を採っているため、生殖補助医療の規制については、連邦法と各州法を参照する必要があるが、現在のところ、連邦レベルの規制はない。連邦レベルにおいて存在しているのは、「不妊治療クリニックにおける成功率および認証法（Fertility Clinic Success Rate and Certification Act）」のみである。この連邦法は、1992年に可決されたものであり、すべての生殖補助医療を提供するクリニックに対して、成功率のデータを連邦政府へ報告することを義務付けるものである[14]。不妊の人が受けとる不妊治療クリニックについての情報の質に関する懸念が生じたことを契機として成立したものである[15]。1989年以降、アメリカ生殖医療学会（American Society for Reproductive Medicine, 以下、ASRM とする。）と提携している補助生殖技術学会

---

(14)　〈http://www.cdc.gov/art/Policy.htm〉 (last visited, Sept. 4, 2013).
(15)　*Ibid.*

(Society for Assisted Reproductive Technology, 以下 SART とする。) が，自主的に，アメリカおよびカナダの不妊治療クリニックにおけるデータを収集し，生殖補助技術に関する妊娠成功率の年次報告書を発行してきたが，これを連邦法により整備したものである[16]。同法の下，疾病管理予防センター（Centers for Disease Control and Prevention）が SART ならびに ASRM と協議の上，1995 年以降，毎年，体外受精による妊娠成功率に関する報告書を公表している[17]。このように，連邦レベルにおいては，生殖補助医療の実施条件や，それによって生まれた子の法的親子関係等について規制をしておらず，各州の制定法ないし判例法に委ねられている状況にある[18]。

2　統一親子関係法

NCCUSL は，親子関係に関するモデル州法案として，これまで作成してきた親子関係に関する統一法を一本化する，「統一親子関係法（Uniform Parentage Act (2000))」を作成し[19]，これが 2002 年に改訂された（Uniform Parentage Act (2002))[20]。NCCUSL は，州法を統一することが望ましいと考えられる領域について，各州の規制状況を調査したうえで，州が法律を制定するに際してモデルとすべき法案（統一法）を作成する組織である[21]。統一法を採用するか否かは各州の議会に委ねられ，採用するとしても統一法とは

---

(16)　中村恵「アメリカ法における生殖補助医療規制と親子関係法」法律時報 79 巻 11 号 57 頁（2007 年），神里彩子「アメリカ」神里彩子＝成澤光編『生殖補助医療――生命倫理と法　基本資料集 3』285 頁（信山社，2008 年）。

(17)　中村・同上。

(18)　中村・前掲注(16)59 頁，神里・前掲注(16)286 頁。連邦法あるいは連邦最高裁の判決によるこの分野における州の規制の憲法上の制約が明らかにならない限り，このような状況は変わらないであろうし，それは望ましいことではないため，連邦政府は州法間の齟齬をなくすよう踏み込んでいくべきであるという主張もなされている（R. Alta Charo, Legislative Approaches to Surrogate Motherhood, in SURROGATE MOTHERHOOD: POLITICS AND PRIVACY (Larry Gostin ed., 1990) 88, 114.）。

(19)　中村恵「アメリカの新統一親子関係法――生殖補助技術によって生まれた子の法的親子関係を中心として」比較法研究 64 号 112 頁（2002 年）。

(20)　〈http://www.uniformlaws.org/Act.aspx?title=Parentage Act〉(last visited, Nov. 20, 2013). 詳細は，中村・前掲注(16)59 頁以下を参照。

(21)　神里・前掲注(16)286 頁。

異なる規定を設けることもできる[22]。代理母契約については，第八章に規定がなされているが[23]，これについて適宜，解説 (comment) とともに紹介し，統一親子関係法の背景にある考え方について考察していくこととする（代理母については，従来使用されていた，surrogate mother という用語が gestational mother という用語に変更されているが，我が国においては，代理母という言葉の方が馴染み深いことから，代理母および代理母契約という用語を使用することとする。）[24]。

　まずは，許可を与えられる代理母契約（801条）については，以下のように規定されている。「(a) 代理母になろうとする者，もし彼女が婚姻しているならばその夫，ドナー，および依頼者は，(1) 代理母になろうとする者が，補助生殖により妊娠することに同意していること，(2) 代理母になろうとする者，もし彼女が婚姻しているならばその夫，およびドナーが，補助生殖によって懐胎された子の親としてのすべての権利義務を放棄すること，および (3) 依頼者がその子の親となること，を規定する書面による契約を締結することができる。(b) 依頼者が夫婦の場合には，両方とも契約の当事者とならなければならない。(c) 803条の規定により有効とされた場合にのみ，代理母契約は強行可能となる。(d) 代理母契約は，性交により懐胎された子の誕生には適用されない。(e) 代理母契約は，代理母に対する報酬を規定することができる。(f) 代理母契約において，代理母の又は胚もしく

---

(22) 神里・同上。
(23) これについては，中村・前掲注(16)60頁に概要が，神里・前掲注(16)288頁以下に資料として翻訳したものが掲載されている。中村・前掲注(19)112頁以下に，Uniform Parentage Act (2000) の概要（代理母契約については，114-116頁）が掲載されており，2002年版については，織田有基子「生殖補助医療とアメリカ法の現状――いわゆる代理母から出生した子の母親は誰か」国際私法年報6号220頁，228-230頁（2004年），および石井・前掲注(2)17 18頁に紹介されている。
(24) その理由については，解説部分に以下のように記載されている。surrogate という言葉は「代理」を意味するが，子を産む女性を「代理」と位置付けることはできないこと，そして，「卵子と子宮」両方を提供する女性を指す場合には，その者は妊娠だけでなく遺伝上の母であることを考えるならば，一層誤っていること，そして，「代理」という用語は，アメリカ社会において否定的な意味合いを持つに至り，議論を啓発するよりは混乱させることからである。そして，gestational という用語の方がより正確で包括的であるとされる。

は胎児の健康を守るための決定を行う代理母の権利を制約することはできない。」

　そして，801条に規定されている代理母契約を有効なものとするための手続として，802条と803条が定められている。802条は，「(a) 依頼者と代理母となろうとする者は，代理母契約を有効なものにするために，〔管轄裁判所〕において手続を開始することができる。(b) 代理母契約を有効にするための手続は，(1) 代理母となる者または依頼者が90日以上当該州に居住していること，(2) もし代理母となろうとする者が婚姻しているならば，その夫が手続に加わること，(3) 申立書に代理母契約のコピーを添付すること，という要件を充たさなければ係属されない」と規定する。

　803条は，代理母契約を有効なものとするためのヒアリングについて定めており，「(b)の要件を充たすならば，裁判所は，代理母契約を有効なものとし，依頼者が契約期間内に生まれた子の親となると宣言する命令を出すことができる。」と(a)にて規定される。そして，(b)の要件とは，「(1) 802条の居住要件が充たされ，当事者が〔本法の〕管轄基準の下における管轄裁判所に申立てを行っていること，(2) 裁判所が免除しない限り，〔関連児童福祉局〕が依頼者の調査を行い，依頼者が養親に適用される親としての適格性の基準を充たしていること，(3) すべての当事者が任意に契約を行い，その条件を理解していること，(4) 当該契約が終了したときの費用負担責任を含めた，子の誕生までの代理母契約に伴うすべての合理的なヘルスケア費用について適切な規定がおかれていること，(5) 代理母になろうとする者に対して報酬支払いがなされる場合には，それが合理的なものであること」である。

　なお，803条は，申立てのための詳細な要件や裁判所命令が出されるために必要な事実認定について述べるが，規定に違反した場合の効果については述べていない。解説によれば，実際には様々なタイプの違反が起こりうることから，そのような違反の効果に関するはっきりとした規定は不適切であることが理由である。このルールに従わなかった結果は，ケース・バイ・ケースで判断される。裁判所は，代理母契約を許容する本法の意図および個別の状況における衡平法上の権利に従わなければならない。契約終了については806条に規定されているが，803条のルールに従わなかったことの発覚は，

確実に契約終了事由になるであろう。他方において，806条による契約終了が許される期間において803条違反が発見されたのに終了を求めなかった場合には，爾後803条命令を覆したり無視することを要求することはエストッペルによりできなくなる。

代理母契約の終了については，806条において，「(a) 本章の下での裁判所命令の発出後であっても，代理母となろうとする者が補助生殖によって妊娠する前であれば，代理母となろうとする者，その夫，または依頼者は，当事者全員に対して書面による終了通知をすることにより，代理母契約を終了させることができる。(b) 正当な理由が示された場合，裁判所は，代理母契約を終了させることができる。(c) 代理母契約を終了させる者は，裁判所に対して終了通知を提出しなければならない。当該通知を受領したとき，裁判所は本章の下で出された裁判所命令を無効としなければならない。契約終了について裁判所に通知をしない者は，制裁の対象となる。(d) 代理母となろうとなる者も，夫がいる場合にはその夫も，本条に従って代理母契約を終了しても依頼者に法的責任を負わない。」と規定されている。さらに，有効とされなかった代理母契約の効果については，809条において，(a) 記録の有無に関係なく，司法上有効とされなかった代理母契約は，強行できない。(b) 本章の下で規定されているような司法上有効となるもの以外の代理母契約に基づいて子が出生した場合，法的な親子関係は2章の規定[25]により決定される。(c) 有効とはされない代理母契約の依頼者は，当該契約がその他の点において強行できないとしても，誕生した子の扶養義務を負う可能性がある，とされる。このように，この統一法は，代理母契約について一定条件の下で認め，規制を行う立場を採用している[26]。

---

(25) 2章には，生殖補助医療を利用した場合も含めた親子関係の確定に関して規定されている。
(26) その他に，この統一法の804条は記録の閲覧，805条は裁判管轄について，807条は親子関係（補助生殖後300日以内に代理母が子を産んだことを依頼親が裁判所に通知すると，裁判所は，依頼親が子の親であることを確認し，必要ならば依頼親に子を引き渡すことを命じ，かつ依頼親をその子の親であるとする出生証明書の発行を命ずるものとする。(807(a))，808条はその後に代理母が婚姻した場合の影響について規定している。

3 統一親子関係法の背景にある考え方

　統一親子関係法の中心となっている条文は，生殖補助の全過程における代理母契約の司法的監視を通じた州の関与について規定されている802条と803条であることは解説にも記載されている通りである。このような司法機関の早期の関与の目的は，代理母契約の当事者が適切なこと，彼らがこれからしようとしている結果を理解していること，そして，代理母契約により生まれてくる子の最善の利益が，契約が有効なものとされる前に考慮されていることを確保することにある。803条の解説によれば，この妊娠前の代理母契約許諾過程は現在ほとんどの州に置かれている養子縁組手続に類似している。養子縁組が血縁上の親から養親に対する親としての立場を移譲するのと同様に，代理母契約には代理母から依頼者への移譲が含まれていることから，代理母と依頼者の利益を保護する必要があると同時に，代理母契約によって生まれてくる子の利益の保護を確保する目的で類似の手続をおいたのである[27]。では，子の利益はどのような方法で守られるのだろうか。803条においては，第一に，許可手続そのものについて，本法は，子の安全と福祉を確保するためにきちんと監督された代理母契約を要求している。すなわち，申立てがなされると，裁判所は代理母契約を有効とすることができると規定されているが，裁判所は場合によっては有効としなくてもいいという裁量を有しているという趣旨を含んでいる。契約を有効とすると，裁判所は，依頼者が当該契約に従って，当該契約期間中に生まれた子の親となると宣言する。803(3)は全当事者を保護するため，803(4)は代理母を保護するための規定である。

　このように司法的関与を通じて，代理母契約についての審査・監督を行い，適切な規制をかけて代理母，依頼者，子どもの利益を守るというのが統一親子関係法の考え方であるが，不妊カップルのために代理母契約を認める場合があることを認識しつつも，当事者の意思の確認や依頼親の適格性の事前審査などの規制をかけることにより，代理母の搾取や子の福祉に反することな

---

(27)　なお，Uniform Status of Children of Assisted Conception Act（1988）と異なり，依頼親のうち最低1人が代理母契約により生まれる子と遺伝的なつながりを有することという要件は課されていない。

どの問題が起こらないように可能な限り配慮しているといえよう。しかし，ニュー・ヨーク州のように，このような規制モデルは適切ではないと考える州もあるため，次にニュー・ヨーク州の制定過程および制定法について紹介を行うこととする。

IV 州法の規定——ニュー・ヨーク州の立法過程[28]

1 ニュー・ヨーク州の立法過程

ニュー・ヨーク州においては，1986年12月31日に，上院の司法委員会のスタッフにより準備された SURROGATE PARENTING IN NEW YORK: A PROPOSAL FOR LEGISLATIVE REFORM という報告書が上院議長に提出された[29]。その報告書は，代理母契約について様々な調査を行った結果，「州は，代理母契約を適法であり強行可能であると認識する。」としている。そのような提案がなされたのは，子どもの権利および商品化への懸念である。つまり，「立法府が第一にそして最も懸念すべきことは，代理母契約の結果として生まれた子に安定的で恒常的な家庭を与えることを保証することである。……さらに，制定法は，そのような慣行による過度の商品化を防止するようなものとすべきである。」[30]その後，その報告書を基にして，1987年に Dunne 上院議員が規制型の法案を提出したが（上院に提出された S1429 は，法案提出者の名前をとって，Dunne-Goodhoe 法案と呼ばれている。），委員会の段階で消滅している[31]。その後は，ニュー・ヨーク州における代理母契約に関する討議において，上記報告書が参照されることは二度となかった。この時期に隣のニュー・ジャージー州において，上述のベビーM事件が起こり，この事件に対するマスコミの報道等によって代理母契約に対して世間の注目が集まっ

---

(28) 大野和基『代理出産——生殖ビジネスと命の尊厳』60頁以下（集英社，2009年）に，ニュー・ヨーク州において代理母契約に関する制定法を作る作業が難航したことが記載されている。
(29) SUSAN MARKENS, SURROGATE MOTHERHOOD AND THE POLITICS OF REPRODUCTION, 143 (2007).（報告書自体は入手できず）
(30) *Ibid.*
(31) *Id.*, at 144.

たこともあり，当時の知事であった Cuomo が，代理母について州としてどう考えるべきかについて The New York State Task Force on Life and the Law[32]に対して諮問をした。その報告書として 1988 年 5 月に出されたのが，SURROGATE PARENTING: ANALYSIS AND RECOMMENDATIONS FOR PUBLIC POLICY である。この報告書は，刊行直前にベビー M 事件のニュー・ジャージー州最高裁判決が出ていることもあり，その影響を受けているといえよう。その後，ニュー・ヨーク州においては，1991 年に CONTRACT MOTHERHOOD: ETHICAL AND LEGISLATIVE CONSIDERATIONS という報告書が，科学技術法制委員会の議長である下院議員のスタッフにより提出されたが，その内容は，Task Force の報告書を参照し，営利目的での代理母を鋭く批判している[33]。また，1992 年初めに州の厚生省（New York State Department of Health）が出した THE BUSINESS OF SURROGATE PARENTING という報告書も，Task Force の報告書を反映して営利目的での代理母に反対しており，ニュー・ヨーク州に代理母に関する制定法がないことに強い危機感を抱く内容となっている[34]。すなわち，「ニュー・ヨーク州が州として何もしないことは，最近のニュー・ヨーク州厚生省の調査に照らし特に問題がある。ニュー・ヨーク州は代理母契約の中心地となってきているということが調査により判明している。他州や外国では，営利目的の代理母を制限または禁止するために手段を講じているため，それがニュー・ヨーク州内で盛大に行われてきているのである。」[35]「制定法がなければ，営利目的での代理母は，営利および契約という基準のみを指導原理として，ニュー・ヨーク州ではびこることであろう」[36]と警告している。その後，議会において，商業的代理母契約に反対する内容の法案が通過した[37]。この制定法は，The New York State Task Force on Life and the Law

---

(32) この Task Force は，生命医学の諸問題についてパブリック・ポリシーの提案を行うための調査研究を行う独立機関であるが，2007 年までに 11 本の報告書を提出し，それに基づいて 7 つの州法が制定されている。Task Force の影響力は異例なほど高く，他州の制定法，メディアや学術論文における頻繁な引用がなされ，さらには連邦最高裁の判決にまで引用されるほどである（MARKENS, *supra* note (29), at 145）。

(33) *Id.*, at 146.（報告書自体は入手できず）

(34) *Id.*, at 147.（報告書自体は入手できず）

(35) *Id.*, at 147.

(36) *Ibid.*

の報告書を反映したものであるため，Task Force が，いかなる理由によりそのような内容の報告書を作成したのかを見ていくことは有益であると考えられることから，以下ではその内容について紹介していく。

2　The New York State Task Force on Life and the Law の報告書

報告書は，医学的な面については，不妊原因や生殖補助医療技術について調査を行い，法学的な観点については，州の家族法や連邦憲法が代理懐胎に対してどのような立場をとり得るかについて賛否両方の立場の文献を詳細に検討し，倫理的・社会的・宗教的な立場から代理懐胎をどのように捉えることができるかについて検討を行った結果，代理母契約について州の公序の下でどのような立場をとり得るか，および親子関係についてどのように考えるべきかについて提案を行っているが，ここでは代理母契約について焦点をあてる。

まず，ニュー・ヨーク州の公序はどうあるべきかについては，以下のような提案を行っている[38]。すなわち，この問題について社会として取り得る方法は，「禁止する，思いとどまらせる（discourage），規制する，促進する，そして何もしない」の5つがありうるが，Task Force は，代理母契約を思いとどまらせるべきであると考えている[39]。この目的を達成するためには，代理母契約を公序に反して無効であり，代理母に対する支払いを禁止する制定法が必要となってくる。また，その制定法の下で，ニュー・ヨーク州において代理母斡旋業者が活動するのを禁止する必要がある。これらの手段は，営利目的での代理母および人の生殖と子の誕生によりお金を儲けようとするビジネスをなくすためのものである。そして，それらは親の権利と養子縁組に関する現行家族法の原則と整合性を有している。ただし，代理母契約が営利目的ではなく，争いのない場合についてまで禁止されるとは考えられな

---

(37)　*Id.*, at 159.（なお，この頁には，法案（S1906/A7367）通過に協力した利益団体の表も掲載されているが，ニュー・ヨーク州においては，女性団体および主要な宗教団体の反対がなかったため法案がスムーズに通過している）

(38)　The New York State Task Force on Life and the Law, Surrogate Parenting: Analysis and Recommendations for Public Policy, 125-27 (1988).

(39)　*Id.*, at 125.

い[40]。「Task Force は，このような状況において，成人が任意に，強制されず選択したことについて社会が介入すべきではないと結論付ける。」現行法は，「女性が人工授精あるいは胚の移植を受ける決定，子どもの誕生後にその子を養子縁組に出すという決定，依頼者夫婦と子との養子縁組」それぞれの段階について，任意の契約を許容している。また，Task Force の提案する法案は，「それが養子縁組の一部であるとか現行法で許されている場合には，代理母に対する合理的な医療上又はその他の費用の支払いを禁止するものではない。」

　次に，Task Force がなぜ，規制ではなく，思いとどまらせる形のポリシーを採用すべきと考えるかについて述べられている。規制アプローチは，代理母契約に州の承認を必要とするものであるが，契約を維持するために，立法府および裁判所両方の許可を必要とするものである。「規制アプローチは，代理母契約によって生まれた子を保護する唯一の方法として正当化され支持されてきたものである。」その背景には，科学技術の発達により不妊のカップルが子を持ちたいという希望が一層強くなってきたこと，そしてそのような状況の下で，子どもの売買が闇で行われる可能性があるということがある。この見解によれば，規制は代理母契約を容易にするものではなくて，単に回避することのできない拡大を受け入れ，それに指導を与えるものであると考えられる。しかし，「Task Force は，現状を規制し維持するという正当化事由は説得的でないと考える。行われていることを思いとどまらせることが困難であるとしても，社会がそれを許容し支援するべきだということにはならない。社会は，子ども達も依頼者達もその方が保護されるという事実があるにもかかわらず，赤ちゃん売買を行うためにより良い市場を創設する目的でそのような売買を法律上正当と認めることをしてこなかった。赤ちゃん売買を禁止する法律は基本的な社会的価値観を体現しており，それを撲滅することが仮にできないとしても，そのような行為が行われることを最小限に抑えていることは間違いない。代理母契約に関する公序も，また，子どもの利益，家族の役割，女性及び生殖に関する基本的な社会的および道徳的価値観を反映すべきである。社会が代理母契約の支持を公約とすることは，そ

---

(40) *Id.*, at 126.

のような行為を考えている人々に対する唯一の最も大きな障壁を取り去ることである。これに対して，そのような契約を無効とし，報酬支払いを禁じ，斡旋活動を禁止することは，営利目的での代理母契約を求める人々の数を徹底的に減らすことにつながるであろう。代理母から生まれた子どもに対する潜在的なリスクを考慮するならば，そのような行為を思いとどまらせるためのポリシーが一番子どもたちのためになるであろう。」[41]

　規制アプローチを採用せず，思いとどまらせる方法を採用する理由として以上のように述べた上で，Task Force は結論として，次のように述べ，以下のような法案を全員一致で提案し[42]，解説を加えている[43]。「一年間審議をしてきた結果として，Task Force は，代理母契約を思いとどまらせる公序を採用すべきであるという結論を導き出した。代理懐胎が行われると，子ども達がリスクにさらされ最善の利益に適わないばかりでなく，社会全体の利益にもならない。出産を商業化することは，女性，子ども，および人生殖の尊厳を傷つける可能性がある。また，代理母契約は現存の価値観やニュー・ヨーク州において培われてきた親の権利および責任の基準から大きく乖離することである……」[44]。

　Task Force が「思いとどまらせる方法」として提案した法案は，以下のようなものである[45]。

---

(41)　*Id.*, at 126-127.
(42)　*Id.*, at A-1, A-2.
(43)　*Id.*, at A-3.
(44)　*Id.*, at 139
(45)　代理母契約に関すること以外に，監護権の決定について，以下のような提案がなされている（*Id.*, at A-2)。
「4．監護手続
　分娩の母と遺伝上の父もしくは遺伝上の母，または遺伝上の父と母両方との間の，代理母契約に従って生まれてきた子の監護に関する紛争についてのすべての訴訟または手続において，分娩の母の親の権利の終了もしくは放棄，または彼女による養子縁組への同意がない場合には，裁判所が，
　(a) 明白かつ説得力のある証拠に基づき，遺伝上の父もしくは遺伝上の母，またはその両者に監護権を与えることが子の最善の利益に適うという認定がなされない場合には，分娩の母に対して監護権を与えることとなり，かつ
　(b) 監護および養育費に関する手続において適用される法律に従い，面会交流権お

「1．定 義
(a) 分娩の母とは，代理母契約に従って子どもを産んだ女性を意味する。
(b) 遺伝上の父とは，精子を提供することにより，代理母契約に従って生まれてきた子どもの父親となる男性を意味する。
(c) 遺伝上の母とは，卵子を提供することにより，代理母契約に従って生まれてきた子どもの母親となる女性を意味する。
(d) 代理母契約とは，口頭か書面によるかを問わず，女性が（ⅰ）夫ではない男性の精子により人工授精を受けるか，または（ⅱ）夫ではない男性の精子により受精した卵子の生成物である胚により妊娠することに同意し，その子を引き渡す（surrender）ことに同意する契約すべてを意味する。

2．公 序
　代理母契約は，ニュー・ヨーク州の公序に反し，無効で強行できないことをここに宣言する。」

「3．営利目的での代理母契約の禁止」には，「（ⅰ）そのような受領又は支払が社会サービス法の374.6条により許容され，家族関係法の115.7条に従って支払われる場合には，子どもの養子縁組に関して，または，（ⅱ）人工授精又は体外受精にかかる合理的な医療費を医師に対して」金銭またはその他の報酬の受領，または提供をすることは禁止されないが，「代理母契約に関連していかなる報酬又は価値のあるものを直接的又は間接的に，要求，受諾または受領」すること，および「代理母契約に関連して，……いかなる報酬又は価値のあるものを支払ったり，与えてはならない。」とされる。そして，初犯は軽罪，再犯は重罪の刑に処せられるとされる。

　これらの法案のうち，1と2の部分は，細かい文言の違いはあるものの，ほぼ現行法と同じ規定である[46]。解説は3に関するもののみであるが，営利目的の代理母契約について，ニュー・ヨーク州制定法の養子縁組に関する規定と同様の扱いをしていると説明されている。すなわち，母親，斡旋者，その他の者に対する支払いを禁止するが，医療上およびその他に必要となる費用については禁止されないのである。3についても，制定法においては，禁止される行為がより詳細に規定されているのと，民事罰[47]の対象とさ

　　よび養育費について決定する。」
(46)　N. Y. Dom. Rel. Law § 121, § 122 (McKinney 2013).

れる点に違いが見られるが（分娩の母またはその夫，遺伝上の父とその妻，および分娩の母と遺伝上の母が異なる場合には，遺伝上の母とその夫については，500ドル以下の民事罰，それ以外の人や団体については，1000ドル以下の民事罰及び報酬の没収），内容はほぼ同じである（なお，一度民事罰の対象となった者が再び同条に違反した場合には重罪の刑に処せられる）[48]。

3　ニュー・ヨーク州の制定法の背景にある考え方

規制モデルではなく，営利目的の代理母契約を民事罰をもって禁止するとともに，公序として，代理母契約を無効・非強行であるとする立場（営利目的でない限り，争いなく任意になされる代理母契約の効果まで否定しない立場）を採用するニュー・ヨーク州の制定法の背景にあるのは，以下の考え方である。

まず，規制モデルを採用しないのは，Task Force の報告書に記載されていた通り，たとえ代理母契約を無効（および営利目的のものを民事罰の対象）とすることによりそのようなことが地下に潜って密かに行われる結果となるとしても，州の公序は「子どもの利益，家族の役割，女性及び生殖に関する基本的および道徳的価値観」を反映すべきであり，代理母契約を行おうとする人に対する「最も大きな障壁」として立ちはだかるべきものであるというものである。これは，養子縁組に関する法律において，たとえ赤ちゃんの売買を完全に撲滅することができないとしても，公序として赤ちゃん売買を禁止することを宣言することにより，そのような行為を最小限に抑えていることと整合性を有しているのである。

次に，営利目的の代理母契約を民事罰により禁止するのは，それを思いとどまらせるという目的を達成するために必要だからであり，さらに，営利目的ではなく争いのない代理母契約について放任するのは，当時者である成人が「任意に，強制されず選択したことについて社会が介入すべきではない」という考え方に基づいている[49]。

---

(47)　民事罰（civil penalty）とは，法違反に対し国・州などが課する金銭的制裁で，刑罰的な意味を持たないものをいう（田中英夫編集『英米法辞典』（東京大学出版会，1991年））。

(48)　N. Y. Dom. Rel. Law § 123 (McKinney 2013).

なお，営利目的の代理母契約は民事罰をもって禁止されているため，そのような契約は公序に反し無効・非強行であるといえるが，民事罰の対象とならない無償の代理母契約について，公序に反するということを明らかにしておかないと，そのような契約を有効・強行可能と解釈する余地が生ずる。そうすると，ボランティアで代理母になった者だけが赤ちゃんの引渡しを強制される結果となり，有償の代理母の場合には引渡しを強制できないこととの関係で均衡を欠くことになる[50]。従って，ニュー・ヨーク州法が，営利目的の代理母契約を民事罰の対象とするだけでなく，すべての代理母契約を公序に反し無効・非強行であるとすることには合理性があるのである。

V 結びに代えて——我が国への示唆

代理母契約は我が国の公序良俗に反し，無効である（民法90条）といえるか[51]。「契約自由の原則」があるとしても，人体や人格を取引対象にすることは許されないのに[52]，子どもという人格を取引対象にしていること[53]，および女性の身体を商品化していること[54]，家制度が廃止され，やっと妻の役

---

(49) 代理母契約を公序に反し無効であるとしながらも，法は当事者が任意に契約を履行する場合には放任するという態度は，法律家以外には理解しにくいかもしれないが，契約が公序に反し無効であるということは，その履行に法が助力しないことを意味するにすぎず，当事者が契約を任意に履行する場合に法がそれに関与することはないだろう（邪魔することはない）ということである。

(50) Martha A. Field, Surrogate Motherhood: The Legal and Human Issues, Chapter 5 (1988).

(51) なお，アメリカにおいても，代理母契約についての特別な制定法のない州においては，わが国と同様に，公序をどのように考えるかを参照して，代理母契約の効力が問題となる事例の解決を図っている（Danny R. Veilleux, *Validity and Construction of Surrogate Parenting Agreement*, 77 A. L. R. 4th 70, at 2a (2013))。

(52) 石川稔「代理母——法学の立場から」法学教室150号28，29頁（1993年）は，これを人間の尊厳に反するのではないかという疑問を投げかけている。

(53) 生まれてくる子の福祉の危殆化や法的地位の不安定をもたらすものである（高嶌英弘「代理母契約と良俗違反——ドイツの判例を素材にして」京都産業大学論集社会科学系列10号44，64頁（1993年））。石川・同上。

(54) 特に，相手方の経済的窮迫状態に乗じて契約が締結されているような社会状況がある場合には，女性の身体を子を産む道具に貶めるものである（高嶌・前掲注(53)64-65

割は出産ではないと言えるようになったのに，自分がダメなら他人を利用してまで出産させる義務観を妻たちに植え付けるのではないかという危惧を理由に，公序良俗に反するという見解もある[55]。この他にも，アメリカの裁判例のように，子の奪い合いや押し付け合いが子に与える悪い影響への危惧も理由づけとなる[56]。これに対して，代理母契約を一般的に禁止することは，この方法が唯一のオプションであるカップルの生殖の自由・権利，家族形成権を侵害すること，代理母となろうとする女性の身体への権利や生殖についての自治を否定するパターナリズムであるという見解もある[57]。家制度云々以外の点においては，わが国においても代理母と公序との関係について今まで紹介してきたアメリカにおけるのと同様の議論がなされているのである。

現行法の下で，公序良俗違反とされる場合の効果は，代理母契約の無効であり，代理母の子の引渡し義務等，および依頼者の報酬支払い義務等を強制的に履行させることができないということにとどまる[58]。すなわち，契約に従った特定債務の履行に国家が助力しないということを意味するだけである[59]。従って，ニュー・ヨーク州法と同様に，当事者間に争いが起こらなければ，任意の履行はなお可能だということになろう（ただし，営利目的の場合でも任意の履行が許される点がニュー・ヨーク州とは異なるだろうか）[60]。

　頁）。さらに，代理母の承諾が情報を与えられた上で理性的判断に基づき下されたといえるかも重要なポイントとなろう（高嶌・前掲注(53)65頁）。石川・同上。
(55)　以上の理由づけは，二宮周平「法は代理母契約を受け入れることができるか」法学セミナー449号58頁以下（1992年）による。石井・前掲注(2)22頁も同様の理由づけをする。
(56)　石川・前掲注(52)29頁，石井・前掲注(2)22頁，永水裕子「代理懐胎」甲斐克則編『レクチャー生命倫理と法』138，142-143頁（法律文化社，2010年）など。
(57)　金城清子「生殖技術と法的規制（下）」法律時報66巻11号14，20頁（1994年）。
(58)　永水・前掲注(56)143-144頁。
(59)　例えば，当事者の意思が重視される婚姻についても，婚約の不履行があったとしても，婚姻を強制することはできず，損害賠償の対象となるのみである。このように当事者の意思を重視すべき契約については，その不履行があったとしても特定履行を強制できないのである。これは人工妊娠中絶についても同様である（See, FIELD, supra note 50, p.79）。
(60)　ただし，契約を任意に履行するということは，子の引き渡しを行うということだけにかかってくるため，戸籍管掌者が依頼親を親とする出生届を受理するか否かの点では別の考慮がなされるだろう。しかし，実際には，戸籍管掌者には形式的審査権しかない

しかし，上述のように公序良俗に反するか否かに対する考え方にも様々なものがあり，今まで通り放置しておくことは，立法府が取り組むべき問題に取り組んでおらず，司法にガイダンスを与えないまま，問題の解決をその裁量に委ねている状況を黙認することであり，望ましいとは言えないことから[61]，我が国は，立法政策としてどのような途を選ぶべきか。ニュー・ヨーク州のように代理母契約が公序に反するということを明らかにして代理母契約をしようとする人を思いとどまらせるべきか。それにより，子どもの利益，家族の役割，女性や生殖に関する基本的・道徳的価値観を公序に反映させることができ，代理母の搾取や赤ちゃん売買を最小限に抑えることが可能である反面，このような契約が地下に潜ってしまうと代理母の搾取や赤ちゃん売買を取り締まることが困難になるという問題も出てくる。あるいは，不妊カップルの希望をやむを得ないものと捉え，ユタ州で採用されている統一親子関係法のように，有効であるが事前の司法審査により規制するという形で代理母の搾取防止や当事者の利益を守っていくべきか。この方法だと，代理母契約を認めることによりそれを奨励する効果をもたらす可能性があること，それは生まれてくる子の精神的・身体的リスクを考えると子の利益にならないのではないかということ，生殖や家族に関する社会の基本的な価値観を崩していくことになりかねないこと，および，代理母契約が有効に締結されたならば子の出生後に代理母がその契約に拘束されて，子の引き渡しという特

ことから，依頼親を親とする出生届をそのまま受理するものと思われる。ただ，それは，誰かが出生証明書（ないしは出生届）に子を産んでいない依頼母を母とする（我が国で行われた場合には）虚偽の記載をすることが前提となっており問題があるのではないだろうか。従って，現行法の下では，出生届に記載される母親は代理母で，彼女が依頼親と子との（特別）養子縁組に同意するという形で，（家裁の審判により）親子関係を成立させるということになろうか（例えば，神戸家裁姫路支部平成20年12月26日審判家裁月報61巻10号72頁）。なお，ニュー・ヨーク州法と同様の立場を採用する見解として，吉田邦彦「アメリカ法における『所有権法の理論』と代理母問題——フェミニズム法学・批判的人種理論・プラグマティズム法学に関する研究ノート」同『民法解釈と揺れ動く所有論』337頁，405頁（有斐閣，2000年）がある（なお，同論文は人格的所有権理論だけでなく，フェミニズムや人種差別の観点など多角的な視点からの考察が行なわれており，大変勉強になった）。

(61) ニュー・ヨーク州厚生省の報告書（前掲注(35)と(36)）の本文に引用した箇所を参照のこと。

定履行を強制されるということには問題があるのではないか[62]という短所が
ある。このようにそれぞれの長所と短所を踏まえた上で，我が国がどのよう
な政策を採るべきかについて，今後とも検討を続けていく必要があるだろう。

---

(62) 石井・前掲注（2）22頁。なお，規制型の政策を採用する場合には，規制の方法を
どうするべきか，認める場合の要件，契約の効力，親子関係について整理された石井・
前掲注（2）21-22頁が参考になる。

8　イギリスにおける生殖医療と法的ルール

甲斐克則

医事法講座 第5巻 生殖医療と医事法

- I　序
- II　HFE 1990 法の概要
- III　HFE 2008 改正法の概要
- IV　生殖医療をめぐる重要判例
- V　結　語

I　序

　世界初の体外受精児を 1978 年 7 月に誕生させたイギリスでは，その直後から，生殖医療の濫用に対して法的規制を加える努力が始まり，1984 年にはメアリー・ウォーノック委員長を中心としたウォーノック委員会がいわゆる『ウォーノック・レポート』[1]をまとめ，社会的分析をした後に刑事規制を含む 64 もの勧告を出した。それを受けて，1985 年には，「代理懐胎取決め法」(Surrogacy Arrangements Act 1985)[2]という特別刑法が成立し，代理懐胎の商業主義的斡旋行為を処罰することになり，さらに 5 年を経て，1990 年 11 月 1 に「人の受精と胚研究に関する法律」(Human Fertilisation and Embryology Act 1990：以下「HFE 1990 法」という。)[3]が成立した。その後，同法は，いくつかの小改正を経て，2008 年に大きく改正されたが（以下「HFE 2008 改正法」という）[4]，基本的枠組みは変わっていない。先に公刊し

---

(1)　Department of Health & Social Security: Report of the Committee of Inquiry into Human Fertilization and Embryology. Chairman: Dame Mary Warnock DBE. Presented to Parliament by the Secretary of State for Social Services, the Lord Chancellor, the Secretary of State for Education and Science, the Secretary of State for Scotland, Secretary of State for Wales, the Secretary of State for Nothern Ireland, by Command of Her Majesty. July 1984. London, Her Majesty's Stationary Office. その後，この報告書は，Mary Warnock, A Question of Life. The Warnock Report on Human Fertilization and Embryology, 1985 として出版されている。邦訳として，メアリー・ワーノック（上見幸司訳）『生命操作はどこまで許されるか　人間の受精と発生学に関するワーノック・レポート』（協同出版，1992 年）が出版されている。なお，『ウォーノック・レポート』の詳細な分析については，甲斐克則『生殖医療と刑法』51 頁以下（成文堂，2010 年）参照。
(2)　「代理懐胎取決め法」の邦訳として，神里彩子＝成澤光編『生殖補助医療──生命倫理と法──基本資料集 3』106 頁以下（信山社，2008 年）（神里彩子訳）がある。
(3)　「人の受精と胚研究に関する法律」の詳細およびその分析については，甲斐・前掲注（1）89 頁以下参照。なお，同法の邦訳として，神里＝成澤編・前掲注（2）80 頁以下がある。
(4)　同法の改正の詳細については，石原理「イギリス Human Fertilisation and Embryology Act の改正」青木清＝町野朔編『医科学研究の自由と規制──研究倫理指針のあり方』325 頁以下，特に 328 頁以下（上智大学出版会，2011 年）参照。なお，J.

た書[5]では，時期的にこの 2008 改正法に言及する余裕がなかったことから，判例の動向も含めて，本稿で補足したい。イギリス法の対応には，日本でも見習うべき点が多いように思われる。

そこで，本稿では，まず，HFE 1990 法の概要を分析し，つぎに，HFE 2008 改正法の概要を示し，さらに，生殖補助医療（ART）に関する若干の重要判例を取り上げてイギリスにおける生殖医療と法的ルールについて論じることにする。

II　HFE 1990 法の概要

1　HFE 1990 法の特徴

HFE 1990 法は，49 の条文から構成され，さらに 4 部から成る附則（細則）が付加されている。同法の特徴として，第 1 に，上述の『ウォーノック・レポート』の勧告に従って認可機関（the Human Fertilisation and Embryology Authority（HFEA））を設置し，この機関を中心として生殖医療の領域の適正な規制および運用を図ろうとする点が挙げられる（5条）。この認可機関は，独立機関であり，若干の問題点はあるものの，総じて現在まで有効に機能している[6]。第 2 に，同法は，基本的には行政法であり，その実効性を担保するために，認可違反の一定の行為を処罰する形式をとっている。これを「イギリスモデル」と呼ぶことができる。第 3 に，胚を用いた研究については，(a) 不妊治療の発達促進，(b) 先天的疾患の原因に関する知識

　K. Mason & G. T. Laurie, Mason and McCall Smith's Law and Medical Ethics (9th edition), 2013, p.269 ff.; Jonathan Herring, Medical Law and Ethics (4th edition), 2012, p.362 ff.

(5)　甲斐・前掲注(1)参照。

(6)　HFE1990 法の運用状況および HFEA の活動状況については，三木妙子・石井美智子「イギリス」川井健編『生命科学の発展と法――生命倫理法試案』142 頁以下（有斐閣，2001 年），三木妙子「イギリスにおける人工生殖の法的状況」唄孝一＝石川稔編『家族と医療』354 頁以下（弘文堂，1995 年），同「生殖補助医療に関するイギリスの判例」産婦人科の世界 2000 春季増刊号『Bioethics：医学の進歩と医の倫理』208 頁以下（医学の世界社，2000 年）参照。

増進，(c) 流産の原因に関する知識増進，(d) より効果的な避妊技術の発展，(e) 移植前の胚の中に遺伝子異常もしくは染色体異常があることを発見する方法の発展，という目的に照らして，その研究が機関にとって必要かつ望ましいものであれば，認可を認めている。胚の法的地位は必ずしも明確でないものの，全体として同法は，柔軟である。したがって，日本で法規制を考える場合，そのままとはいえないにせよ，基本的性格として，この「イギリスモデル」は大いに参考にすべきである[7]。

2　HFE 1990法における刑事規制

HFE 1990法は，具体的に，41条1項から11項にわたり，刑事規制項目を規定している。それらをみておこう[8]。

第1項は，(a) ヒト胚以外の生きた胚を女性に移植した者（3条2項(a)違反），ヒト配偶子以外の生きた配偶子を女性に移植した者（3条2項(b)違反），もしくは，認可を受けずに配偶子を動物の生きた配偶子と混ぜ合わせる者（4条1項(c)違反），(b) 原始線条（primitive streak）が現れた後に胚を保存しまたは利用する者（3条3項(a)違反），胚を何らかの動物に移植する者（3条3項(b)違反），規定上胚の保持または利用が禁止されている条件下で胚を保持しまたは利用する者（3条3項(c)違反），ある者の細胞，胚，もしくはその後に発育した胚から取り出した核と胚の細胞核を置換する者（3条3項(d)違反）は，10年以下の拘禁刑または罰金もしくはその両方の刑に処せられる旨を規定する。

第2項は，(a) 上記3条3項に規定する以外の方法で，3条1項に違反（無認可での胚の創出，保持または利用）する者，(b) 無認可で配偶子を保存した者（4条1項(a)違反），もしくはある女性に対する治療サービス提供をその女性および男性のために行わずにある男性の精子を利用するかまたは他の女性の卵子を利用する者（4条1項(b)違反），(c) 無認可で一定の条件下で精子および卵子を女性に移植する者（4条3項違反），(d) 24条7項(a)によって与

---

(7)　これは，筆者がかねてより主張してきたところである。甲斐・前掲注（1）103頁以下参照。

(8)　以下の刑事規制内容は，甲斐・前掲注（1）92頁以下で記述したものによる。詳細は同書を参照されたい。

えられた指令に従うことのできない者を処罰する旨の規定である。正式起訴されて有罪となる場合，2年以下の拘禁刑または罰金もしくはその両方の刑に処せられ（41条4項(a)），略式起訴されて有罪とされる場合，6月以下の拘禁刑または制定法上の上限を超えない罰金もしくはその両方の刑に処せられる（同項(b)）。

　第3項は，ある者が，(a)認可賦与の目的で何らかの情報を影響し，その情報が虚偽であるか，もしくは重要事項において誤っている場合，および(b)その情報が虚偽であるか，もしくは重要事項において誤っていることを知っているか，またはうっかりとその情報を提供するかのいずれかの場合，犯罪として処罰する旨を規定する（法定刑は2項同様，41条4項による）。これは，いわば虚偽情報提供罪ともいうべきものである。

　第5項は，情報開示罪ともいうべき犯罪類型であり，33条に違反して何らかの情報を開示する者は，犯罪として処罰され，(a)正式起訴されて有罪とされる場合，2年以下の自由刑または罰金もしくはその両方の刑に処せられ，(b)略式起訴されて有罪の場合，6月以下の拘禁刑または制定法上の上限を超えない罰金もしくはその両方の刑に処せられる旨を規定する。これは，いわば情報開示罪ないし権限濫用罪ともいうべきものである（8項目に亘り規定する）。違反の対象とされる33条に規定された者は，機関のメンバーもしくは従業員である者（あった者も含む）である。

　第6項は，(a)本法39条1項(b)（機関のメンバーまたは職員による関係事項の保持または妨害防止措置）ないし2項(b)（判読可能な形式以外の方法で記録された情報について判読可能な形式での情報のコピーを作成・保持する権限），もしくは40条2項(b)(ii)（指名された機関のメンバーもしくは職員が警察官とともに一定の事項を調査し，もしくは一定の物を保持する権限の保証）ないし5項(b)（本法犯罪の証拠と考えられる判読不可能な形式以外の方法で記録された情報について情報について判読可能な形式での情報の作成権限およびその入手要求）によってなされた要件に従うことのできない者，もしくは(b)本法40条（一定の事項に介入する権限規定）の下で与えられた保証によって賦与された何らかの権利の行使を故意に妨害する者は，略式起訴で有罪とされた場合，6月以下の拘禁刑または標準等級5級以下の罰金もしくはその両方に処せられる（法定刑については41条9項参照）旨を規定する。本罪は，第5項とも関連す

るものであるが，法定刑からも明らかなように，第5項よりも軽い犯罪である。とりわけ(a)の方は，行政犯的色彩が強いように思われる。本法の実効性を確保するのが主眼の規定といえよう。

また，第7項は，合理的免責なしに，本法10条2項(a)（認可手続規定）によってなされた諸規制により課された要件に従うことのできない者についても，第6項同様の処罰（41条9項）を予定している。本罪も，第6項(a)と基本的に同じ性格を有するものといえよう。

第8項は，認可が適用される者，または名目上認可を受ける者が，指示によって権限を与えられずに，配偶子または胚の何らかの供給に関し，何らかの金銭またはその他の利益を提供したり収受すれば，やはり第6項同様の処罰（41条9項）をする旨を規定する。本罪は，まさに生殖医療の商業主義的性格を排する目的で作られたものであり，これにより，ヒト配偶子または胚の無権限売買に対する刑事規制がうまくコントロールされているといえる。日本でも参考にすべきである。

なお，最後に，抗弁事由として，第10項と第11項が規定されているが，ここでは省略する。

Ⅲ　HFE 2008 改正法の概要

1　HFE 2008 改正法成立の経緯と構成

HFE 1990 法は，いくつかの小改正を経て，2008 年 11 月 13 日付けで，Human Fertilisation and Embryology Act 2008 として大きく改正され，2009 年から 2010 年にかけて施行されている。イギリスの生殖医療に造詣の深い医学者の石原理教授は，この HFE 2008 改正法の背景を的確にも次のように説明される。すなわち，「英国における ART の法的，あるいは社会的規制は，基本的には大規模な法改正を必要としない，いわばガイドラインである COP（Code of Practice ＝ 実施規定：筆者補足）を頻繁に改正することで対応されてきた。しかし，法制定から 20 年近くが経過し，人々の考え方や社会情勢が大きく変化し，他の法律の改正や日々進むグローバリゼーションに，根本的に対応する必要が生じてきた。これには，根幹となる HFE 法の改正が

必要であったということになる。」[9]と。確かに，1990年以降，クローン技術をめぐる問題や幹細胞をめぐる問題が登場したことも相俟って，状況は相当に変化したので[10]，基本法ともいえるHFE1990法は，大きな改正を余儀なくされたといえよう。

HFE 2008改正法の構成は，第1部が「人の受精と胚研究に関する法律（Human Fertilisation and Embryology Act 1990）の修正」（第1条～第32条），第2部が「生殖補助に関する事案における親」（第33条～第58条），第3部が「雑則と通則」（第59条～第69条）である。そして，それに付随する附則（細則）が1から8まであるほか，実践規定（Code of Practice）も改定されている。このように大幅な改正ではあるが，HFE 1990法の柱となる部分（刑事規制を含む。）は基本的に維持されており，しかも，法文の形式が，HFE 1990法の各条文の修正や挿入という内容になっていることから，HFE 2008改正法は，新法に近いが，やはり「改正法」というべきである。複雑でかなり読みにくい改正法である。なお，認可機関であるHFEAは，「2004年人体組織法（The Human Tissue Act 2004）」[11]における人体組織管理庁（the Human Tissue Authority（HTA））との統合案も決まっていたが[12]，やはりHFEAの活動の実績と役割の重要性，およびコストに鑑みて，現在でも維持されている[13]。以下，改正法の重要部分の概要を確認していこう。

（9） 石原・前掲注（4）329頁。

（10） この詳細については，甲斐・前掲注（1）241頁以下参照。

（11） 同法については，甲斐克則「イギリスの人体組織法と刑事規制――いわゆる『DNA窃盗』を中心に」法学研究80巻12号273頁以下（2007年），田中嘉彦「英国――2004年人体組織法――人体組織・解剖・臓器移植関係法の再編」ジュリスト1287号131頁（2005年），宇都木伸・佐藤雄一郎「人由来物質の研究利用――イギリスの新しい『人組織法』」東海法科大学院論集1号55頁以下（2006年），佐藤雄一郎「The Human Tissue Act 2004」年報医事法学21号207頁以下（2006年）参照。

（12） 石原・前掲注（4）335-339頁では，2010年段階でのHFEAの廃止に向けた動向について詳細に述べられている。

（13） 2013年4月に出されたReview of the Human Fertilisation & Embryology Authority and the Human Tissue Authorityという報告書にその詳細が記されている。これは，早稲田大学社会科学部の横野恵准教授のご教示により知りえた。なお，HFEAのホームページを見ると，現在の活動状況がわかる。

2 HFE 2008 改正法の重要部分の概要

① HFE 2008 改正法第 1 部

　HFE 2008 改正法の第 1 部では,「HFE 法 1990 の修正」について第 1 条から第 32 条まで規定されている。そのうち,重要なものとして,第 1 条では,「胚（embryo）」と「配偶子（gamete）」の意義として,HFE 法 1990 の第 1 条が修正されるとして,「本法において,……(a) 胚は,生きたヒト胚を意味し,human admixed embryo（ヒト交雑胚）を含まない。」と規定されたほか,「(b) 胚への言及は,受精もしくはその他の方法により胚になりうる過程にある卵子を含む。」と規定された（第 1 条第 2 項第 1 号）。さらに,配偶子（卵子および精子）への言及は,生殖系細胞から成熟分化過程にある細胞を含むことになった（第 1 条第 3 項および第 4 項）。

　第 3 条では,胚との関連での禁止事項として,HFE 法 1990 第 3 条の修正が規定されている。それによれば,HFE 法 1990 第 3 条第 2 項は,「何人も,(a)（第 3 ZA 条により定義されたような）許容された胚以外の胚,もしくは(b)（そのように定義されたような）許容された卵子または精子以外の一切の配偶子を,女性に移植してはならない。」という規定に差し替えられた（HFE 2008 改正法第 3 条第 2 項）。そして,HFE 法 1990 第 3 条の後に,第 3 ZA 条が「許容された卵子,許容された精子,および許容された胚」と題する規定が挿入された（HFE 2008 改正法第 3 条第 5 項）。それによれば,「許容された卵子（permitted egg）とは,(a) 女性の卵巣から排卵または採卵された卵子,もしくは(b) その核またはミトコンドリアの DNA が改変されていない卵子」のことをいう（HFE 2008 改正法第 3 条第 5 項第 2 号）。また,「許容された精子（permitted sperm）とは,(a) 男性の精巣から射精または採取された精子,もしくは(b) その核またはミトコンドリアの DNA が改変されていない精子」のことをいう（同第 3 条第 5 項第 3 号）。さらに,「許容された胚（permitted embryo）とは,(a) 許容された卵子を許容された精子によって受精することにより創出された胚,(b) いずれの細胞の核またはミトコンドリアの DNA が改変されていない胚,および(c) その胚自体の分割による以外に細胞が付加されていない胚」のことをいう（同第 3 条第 5 項第 4 号）。なお,卵子または胚が,重篤なミトコンドリア病の伝染を予防するためにデザインされた指

示に基づく過程で利用されるとしても，なおその胚は，許容された卵子または胚となりうる（同第3条第5項第5号）。

　第4条では，ヒト由来以外の遺伝的物質との関連での禁止事項として，HFE法1990第4条の後に，第4A条として，「何人も，(a) ヒト交雑胚（a human admixed embryo），(b) ヒト胚でない他の一切の胚，(c) ヒト配偶子以外のあらゆる配偶子を女性に移植してはならない。」（HFE 2008改正法第4条第1項）という規定が挿入された。また，「何人も，認可を求める場合を除いて，(a) ヒト配偶子を動物の配偶子と混ぜ合わせてはならず，(b) ヒト交雑胚を創出してはならず，もしくは(c) ヒト交雑胚を保存し，または利用してはならない。」（HFE 2008改正法第4条第2項）という規定も設けられた。さらに，交雑胚は，原始線条（primitive streak）の出現後，もしくはヒト交雑胚を創出する経過開始後14日の期限を超えて保存し，または利用してはならないし（HFE 2008改正法第4条第3項），動物に移植することもできない（同法第4条第4項）。なお，「本法の目的に照らすと，ヒト交雑胚とは，(a) 動物の卵子または動物の細胞の核，もしくは2つの動物の前核を，(i) 2つのヒト前核，(ii) ヒト配偶子または他のヒト細胞の1つの核，もしくは(iii) 1つのヒト配偶子または他のヒト細胞で置換することによって創出された胚，(b)(i) ヒト配偶子と動物配偶子，もしくは(ii) 1つのヒト前核と1つの動物前核を使用することによって創出された他のあらゆる胚，(c) 動物の核またはミトコンドリアのDNAのシークエンスを胚の1つまたはそれ以上の細胞に導入することによって改変されたヒト胚，(d) 1つまたはそれ以上の動物細胞の導入によって改変されたヒト胚，もしくは(e) ヒトの核またはミトコンドリアのDNAおよび動物の核またはミトコンドリアのDNA（「動物DNA」）の両方を含むが動物DNAが支配していない(a)号から(d)号に該当しないあらゆる胚のことである。」（同法第4条第5項）。また，「本条において，『胚』とは，受精の過程にあるか，もしくは胚となる可能性のある他の一切の過程にある胚を含む生きた胚を意味する。」（同法第4条第9項）。なお，認可機関および認可に関する改正部分等（同法第5条～第32条）は，割愛する。

② HFE 2008改正法の第2部

　HFE 2008改正法の第2部では，生殖補助医療に関するケースにおける親子関係が規定されている。そのうち，まず，母子関係については，第33条

第1項で,「胚もしくは精子および卵子を……移植した結果として子を妊娠している,もしくは妊娠した女性は,その子の母親である。」と規定されている。なお,第1項は,「その子が養子によってその子の母親でないものとして扱われる限度で,いかなる子にも適用されない」(第33条第2項)し,また,「その女性が胚もしくは精子および卵子を移植する時点で英国内にいたにせよその他の国にいたにせよ,適用される」(第33条第3項)。母親については,適切にも明文で分娩主義を採用したことになる。

つぎに,父子関係については,第35条第1項で,「もし,(a) 胚もしくは精子および卵子の移植時点,もしくは人工授精の時点で,女性が婚姻の当事者であったならば,および(b) 彼女の妊娠による胚の創出がその婚姻の他の当事者の精子によってもたらされたのではなかったならば,婚姻の他の当事者は,もし彼が胚の移植もしくは精子および卵子の移植,または人工授精(その場合も同様であろう)に同意していなかったことが証明されなかったならば,その子の父として扱われることになる。」と規定された。なお,「本条は,第1項(a)号で示された時点でその女性が英国内にいたにせよその他の国にいたにせよ,適用される。」(同法第35条第2項)。また,文書による同意がある場合,すでに死亡した男性も父となる(同法第36条,第37条)。その他,第38条以下にも関連する詳細な規定があるが,割愛する。ただし,治療の時点で女性同士が事実婚(civil partnership)をしている場合,別の女性がもう1人の親となりうることを認めている点(同法第42条)のみ記しておこう。これは,同性婚への配慮である。

③ HFE 2008 改正法の第3部

HFE 2008 改正法の第3部では,雑則として,冒頭で取り上げた1985年の「代理出産取決め法」(Surrogacy Arrangements Act 1985)との関連で,第59条において重要な修正内容が規定された。それは,配偶子の提供について,合理的な支払い(reasonable payment)を認め,代理懐胎については非営利団体(non-profit making body)が非営利目的で広告を出すことも認められた点である(同法59条第4項～第7項)。

なお,以上の法改正に伴い,実施規定(Code of Practice)も第8版となって大幅に改正された[14]。

医事法講座 第5巻 生殖医療と医事法

IV 生殖医療をめぐる重要判例

さて，順調な運用をしているように見えるイギリスの法制度ではあるが，仔細に分析すると，これまで，いくつかの重要な裁判が起きていることに気付く。その形態は，①婚約解消後の凍結保存胚の利用の可否，②胚の取違え，③精子の取違え，④精子の管理ミスに起因する溶解，という具合に分類できる[15]。特に胚や精子の取違えは，「mix-up」という呼称で教科書や論文でも扱われている。日本でも，香川県立中央病院での胚（受精卵）の取違え事件が発生している[16]。そこで，以下では，これらの生殖補助医療をめぐる重要な判例として，①③④に関するイギリスの判例3件を取り上げておきたい。これによって，この種の問題が医事法上いかなる問題として扱われるかが見えてくる。

1 婚約解消後の凍結保存胚の利用の可否が争われたエヴァンス事件

イギリスの医事法の教科書を見ると，必ずや取り上げられるのが，2004年のエヴァンス事件（Evans v Amicus Healthcare Ltd [2004] 3 All ER 1025）である[17]。婚約していたナタリー・エヴァンス（Natalie Evans）とハワード・ジョンストン（Howard Johnston）は，2001年10月に，体外受精（IVF）治療を受けたが，エヴァンスに卵巣がん（腫瘍）が見つかった。彼女の卵巣は，できるかぎり早く除去されなければならなかったし，彼女は，卵巣を摘出して凍結して欲しいかどうかを早く決定することを求められた。3つの選択肢

---

(14) 実施規定（Code of Practice）の第8版については，石原・前掲注(4)333-335頁参照。
(15) 特に②胚の取違えおよび③精子の取違えについてのイギリスの事例については，井上悠輔「体外受精における『取り違え』が提起する新たな倫理問題」Policy Issues (CBEL), No.1, 3頁（2009年）が表にまとめている。その表では，アメリカ，イタリア，オランダの事例が挙げられている。
(16) 井上・前掲注(15)1-2頁参照。
(17) 本件の紹介については，すでに神里＝成澤編・前掲注(2)115頁以下（神里彩子執筆）がある。本稿では，それ以外に，主として Herring, *supra* note 4, p.367-368 を参照した。*See*, also Mason & Laurie, *supra* note 4, pp.298-301.

があった。第1は，卵巣を凍結すること，第2は，彼女の卵子が，提供された精子で受精されること，第3は，彼女の卵巣がジョンストンの精子で受精された後に凍結されること，であった。彼女は，第3の方法を選択した。それには2つの理由があった。第1は，卵巣は凍結されないし，それ以上生き延びない，というものであった。第2は，ジョンストンが彼女の子どもの父となることを望んでいたし，自分たちは別れないのだから，ネガティブになるべきでない，というものであった。6個の卵子が採取されて受精後に凍結された。そして同月後半に，彼女の卵巣が摘出された。ところが，2002年5月に2人は別れ，ジョンストンは，クリニックに対して胚の保存と利用についての同意を撤回し，胚を廃棄するよう書面で求めた。これに対して，エヴァンスは，2002年9月，胚の保存と利用についての同意の回復をジョンストンに要求する差止命令と胚を廃棄しないようにとの確認判決を求めて訴訟を提起した。

　第1審の高等法院は，2003年10月1日，ジョンストンの同意が撤回された以上，同意は無効であり，これ以上の治療はできないとしてエヴァンスの請求を棄却した。エヴァンスは控訴したが，控訴院は，2004年6月25日，控訴を棄却し，胚の廃棄を認めた。その理由は，HFE1990法の解釈に基づくものであり，同法によれば，認可を受けたクリニックは，胚の創出をもたらすために配偶子が用いられた各人による有効な同意がある場合にのみ，体外で創出された胚を保存することが認められることを明確に規定している（HFE1990法附則3のパラグラフ6（3），8（2）），というものであった。ジョンストンは，精子の当初の保存と卵子を受精させるためにその精子を利用することに同意していたけれども，今やその同意を撤回したので，そのクリニックは，もはや精子を保存することが許されなかった。ソープ判事（Lord Justice Thorpe）は，「本法の明確なポリシーは，治療の開始から移植の時点まで同意が継続していることを保証することである。」（パラグラフ37）と述べている[18]。控訴院は，また，ジョンストンとエヴァンスによって署名された同意形式が述べているのは，カップルとして治療に同意していることを示しつつ，胚がパートナーと共に自己の治療のために使用されうるということ

---

(18)　なお，神里＝成澤編・前掲注（2）118-120頁（神里彩子執筆）では，アーデン判事（Lady Justice Arden）の判決理由が詳細に示されているので参照されたい。

であったことも強調した。

ジョナサン・ヘリング（Jonathan Herring）は，「これが本法の正しい解釈であると控訴院を確信させたのは，まさに制定法の規定の文言ではなかった」として，同法の根底にある2つの原理を指摘する[19]。第1に，治療によって生まれるあらゆる子の福祉こそが基本的に重要でなければならない。第2に，認可を受けたクリニックは，移植前に撤回可能な提供者のインフォームド・コンセントを得てのみ配偶子を保存することができた。

なお，本件は，ヨーロッパ人権条約2条，8条，および14条違反をめぐりヨーロッパ人権裁判所まで争われたが，2007年4月10日，同裁判所大法廷は，条約違反はないとしてエヴァンスの請求を棄却した（Evans v. UK [GC], 2007/4/10）[20]。

結論としても，論理としても，本件のこれらの一連の判決は妥当であると思われる。

2　精子の取違えに関するリーズ・ティーチング病院事件

つぎに，精子の取違えに関するリーズ・ティーチング病院事件（Leeds Teaching Hospital NHS Trust v Mr. and Mrs. A and others [2003] 1 FLR 1091）を取り上げてみよう[21]。本件も，イギリスの医事法の教科書に登場する典型的事案である。A夫妻（白人）とB夫妻（黒人）は，不妊治療を受けるためにリーズ市にある不妊治療クリニックに通っていた。両カップルは，妻の卵子を使用して体内に夫の精子を注入する予定であった。ところが，顕微授精により，過ってA夫人の卵子がB氏の精子と混合され，それによって生じた胚がA夫人に移植され，健康な双子が誕生した。混血であったため，精子の取違え（mix-up）が明らかになった。DNA検査により，B氏が双子の遺伝学

---

(19) Herring, *supra* note 4, p.367.

(20) Herring, *supra* note 4, p.368. なお，本件のヨーロッパ人権裁判所での大法廷判決については，戸波江二＝北村泰三＝建石真公子＝小畑郁＝江島晶子編『ヨーロッパ人権裁判所の判例Ⅱ』（信山社，2015年刊行予定）において，小林真紀准教授が詳細に扱われる予定であるので，それを参照されたい。

(21) 本件についても，神里＝成澤編・前掲注（2）121-122頁による紹介（神里彩子執筆）がある。本稿では，それ以外に，主としてHerring, *supra* note 4, p.379を参照した。*See*, also Mason & Laurie, *supra* note 4, p.287.

上の父親であることが確認された。B氏は、双子とコンタクトをとらず、彼らの生存に積極的役割を果たそうとしなかった。しかしながら、A氏は、父親としての役割を果たすことに幸福を感じて父親として法的に承認されることを望んだし、出生証明書もA夫妻が親となっていた。しかし、親権について争いとなり、法廷での争点は、HFE1990年法第28条に照らして、誰がその子の父親とみなされるべきか、という点であった。

2003年2月26日、高等法院は、A夫人が非匿名にせよ匿名にせよ提供精子と混合することに同意していなかった点を重視し、同法第28条第2項は適用されないとし、また、第3項（父親がいない場合の特則）についても婚姻カップルには適用されないとし、さらに、同法第6項についても、B氏がB夫人の卵子と受精させる目的以外の目的で自己の精子を利用することに同意していなかったと述べて、適用を否定した。かくして、高等法院は、B氏を双子の法律上の父と決定し、A夫妻に養育権を認める判決を下した。

この高等法院の判断も、理論的観点からも、具体的妥当性の観点からも、適切な判断であったと思われる。

3　精子の管理ミスに関するイヤーワース事件

最後に、精子の管理ミスに関するイヤーワース事件（Yearworth and others v North Bristol NHS Trust [2009] EWCA Civ 37; [2009] WLR (D) 34）を取り上げてみよう[22]。がんを宣告された6人の男性が、NHSの管轄下にあるブリストル市のサウスミード病院（Southmead Hospital）で化学療法の治療を受け

---

(22)　See, Herring, *supra* note 4, pp. 459-461,; Mason & Laurie, *supra* note 4, pp. 485-486. 本件については、東京大学大学院医学系研究科の赤林朗教授が主宰された東京大学グローバルCOE「次世代型生命・医療倫理の教育研究拠点創成」（UT-CBEL: The University of Tokyo Center for Biomedical Ethics and Law）主催によりホテルニューオータニにおいて2012年2月11日に開催されたシンポジウム（GABEX International Meeting）において、国立シンガポール大学バイオメディカルセンターのベンジャミン・キャップス（Benjamin Capps）准教授の報告を受けてのコメントにおいて分析をしたことがある。See, Katsunori Kai, Commentary: Legal Status of the Human Body and Tissues, in; Akira Akabayashi (Ed.), The Future of Bioethics, Oxford University Press, 2014, pp. 275-277. なお、キャップス教授の報告文については、同書所収のBenjamin Capps, Primary Topic Article: Redefining Property in Human Body Parts: An Ethical Enquiry, pp. 235-263 を参照されたい。

ることになったが，医師たちは，この治療は受精力（fertility）にダメージを与えるかもしれないというアドバイスを行い，治療開始時点に先立って，精子のサンプルを作り，将来の利用に備えて，HFE 1990 年法が許容する範囲で凍結保存したいかどうかを患者たちに尋ねた。患者たちは，それを望むという回答をした。各人に関して，3 つの主要文書が作成された。そして，精子が保存されたが，管理ミスにより，適正な温度が維持されず，溶けて使えなくなった。患者たちは，それを聞かされて精神的害に苦しんだ。そこで，彼らは，病院を訴えた。法的争点は，精神的侵害（psychiatric injury），すなわち人格的侵害（personal injuries）の有無，および財産に対する損害（damage to property）の有無であった。

2009 年 2 月 4 日，控訴院は，精子が人体の一部とはみなされないがゆえに，患者らの請求は人格的侵害の請求としては提起されえない，と述べた。問題は，精子が財産であることに基づいて請求を提起しうるか否か，であった。そして，控訴院は，ドイツやアメリカの最近の法的状況を考慮しつつ，「人体および人体の一部における所有権について法の伝統的アプローチを踏み越え」[23]て，次のような判断を示した。

「(a) 当管轄内において，医科学における発展は，今や，生きた人体の一部または人由来生成物の問題に対するコモンローの取扱いおよびアプローチの再分析を必要としている。」

「(b) 眼前の請求は，その人体が生成したその人による利用のために意図された生きた人体の生成物と関係する。これらの訴えにおいて，われわれは，そのような請求と，その生成物が他者による利用，例えば，請求がドナーによって，もしくは許容される範囲でおそらくドナーによって特殊化された何らかの受贈者によってもたらされるという観点で提供される生成物のために意図された請求との間に，何らかの重要な差異があるかどうかを検討することを求められてはいない。」

「(c) われわれにとって，最も容易いコースは，現在の目的に照らせばドゥーデワード（*Doodeward*）事件判決［*Doodeward v. Spence* in the High

---

(23) Herring, *supra* note 4, p.459.

Court of Australia, (1908) 6 CLR 406：筆者注］において最初に確認された原理に言及することによって精子の所有権を有していたという，その男性らの請求を是認することである。われわれは，次のような結論に至ることに何ら困難はない。すなわち，マイナス196℃での液体窒素で精子のユニットの保存は，作業と技術によるその精子へのひとつの適用であったが，その作業と技術は，精子の保存に対して実質的に異なる性質，つまり素早い溶解をもたらした，と。」（ここで判決は，ケリー（*Kelly*）事件判決（R v Kelly [1998] 3 All ER 741）を引合いに出している：筆者）。

「(d) しかしながら，ケリー（*Kelly*）事件判決においてローズ判事（Rose L J）が予示したように，われわれは，ドゥーデワード事件判決における原理で構築されたこの領域の中にコモンローを見いだすことに満足しない。ドゥーデワード事件判決における原理は，人の死体の所有権（ownership）に関連した，それ自体例外的な性格を有する，原理の例外として考案されたものなのである。そのような系統は，硬い土台として賞賛に値しない。さらに，作業もしくは技術の行使を前提とする自身の身体の一部または生成物に対する容量（capacity）とそれを前提としない容量との区別は，まったく論理的でない。」（ここで判決は，工場の事故で切断された指の例を出して説明している：筆者）。

「(e) それゆえ，われわれは，われわれの結論をより広い基盤に立脚させたい。」

「(f) われわれの判断では，過失における彼らの請求に照らして，男性たちは，次のような理由により，彼らが射精した精子の所有権を有していた。」

「(i) 彼らの人体により，彼らが精子を生成し射精した。
　(ii) 精子の射精の唯一の目的は，一定の出来事があった場合，それが彼らの利益のために後に利用されるかもしれない，ということであった。その精子の利用についての彼らの権利は，法によって限定的な範囲まで減じられてきたが，しかし，法が存在しなくても，男性たちは，おそらく精子の利用に医学的援助を必要としていたであろう。例えば，一定の方法で精子が利用される部分についての意図された指示と，そのような利用がおそらくは何らかの出来事で生じた場合との間の医学的判断の解釈がそうである。確かに，す

べての精子保存と保存精子のすべての利用を認可所持者に限定することによって，同法は，男性たちの願望と精子の利用との間の専門的判断の強制的干渉に影響を及ぼした。それゆえ，ストールワーズィー（Stallworthy）氏は，男性たちが精子の利用を『指示する』ことができないと有効に主張しうるのである。しかしながら，2つの理由で，その精子の利用を『指示する』能力の欠如は，われわれの見解では，その所有権から逸脱するものではない。第1に，ある人の財産（property）を使用する能力——例えば，土地所有者の，自己の土地に建物を建てる能力もしくは借用期限までにテナントに撤退してもらう能力，もしくは薬剤を売る薬剤師の能力——を，それについての所有権を消去することなく制限する多くの制定法がある制限する。第2に，同意を得るための規定によって，同法は，根気強く，精子が一定の方法で利用されないようにと指示する男性たちの能力を保護している。すなわち，その利用についての消極的コントロールが絶対的なものとして維持されているのである。

(iii) 精子の後の可能的利用の対象に対する仮差押えは，しばらくの間の精子の保存のために必要なことである。同法が認可保持者に保存を制限している点で，ストールワーズィー氏は，認可を得ていない人々によって精子が保存されることを手配するかまたはそれどころか自らそれを保存する男性たちの能力の低下を強調する。彼は，また，同法によって規定された最長期間よりも長く認可保持者によって精子の保存を指示することができなくなることも強調する。しかし，所有権の規範的帰結へのこのような介入の重大さは，公共政策によって運営されるにせよ，再び，男性たちの消極的コントロールによってかなり減じられるが，それは，精子が持続的同意なしには保存されえないか保存され続けえないという規定に反映されている。かくして，同法は，男性たちに所有権の基本的特性を認めている。すなわち，とにかく彼らは，精子の滅失を要求することができるのである。

(iv) 上述の(ii)および(iii)の利用および保存に関する権利の分析は，文脈において考慮されなければならない。すなわち，認可保持者は，例えば，最長保存期間の満了時に精子の滅失に関して，男性たちの願望と衝突するかもしれないいくつかの義務を有するが，何人も，人であれ法人であれ，本人以外の者は，彼が生成した精子に関するいかなる権利も持たない［圏点部分は原文

ではイタリック体：筆者]。

(v) 男性たちが彼らの現在の請求の目的に照らして精子の所有権を有していたという結論に至るにあたり、われわれは、状況により精子との関係、つまりその将来の利用との関係を有する男性たちの第一次的権利と、トラスト (Trust) の義務違反の結論、つまりその将来の利用の排除との間の正確な相互関係によって強化される。」

以上の内容を有する本判決は、いくつかの大きな問題を提起している。最も大きな問題は、精子の法的地位、したがって卵子の法的地位、すなわち配偶子の法的地位は何か、という点である。物なのか、それとも人格権と関わる位置づけをするのか、そして、胚になった場合の法的地位は何か、である。これについては、すでに別途本格的に考察したので(24)、紙面の関係もあり、ここでは詳論しない。しかし、これらを単なる物として位置づけるのは妥当でないことは、これまで何度も指摘したとおりである。

V 結　語

以上、イギリスにおける生殖医療と法的ルールについて、主として HFE 1990 法およびその後の HFE 2008 改正法、ならびに判例の動向を中心に概観してきた。動きの激しい領域だけに、法的対応をいかにするかは、どの国でも工夫しているが、先にも述べたとおり、イギリスモデルは、なお妥当な方向を示していると思われる(25)。日本で法的ルールを検討する際に、イギリスの動向は大いに参照に値するものと思われる。

---

(24) 甲斐克則「刑事法学の視点から——人体・ヒト組織・ヒト由来物質の利用と刑事規制をめぐる序論的考察」北大法学論集 54 巻 6 号 156 頁以下（2004 年）、同「人体およびヒト組織等の利用をめぐる生命倫理と刑事規制」湯沢雍彦＝宇都木伸編『唄孝一先生賀寿記念論集　人の法と医の倫理』479 頁以下（信山社、2004 年）、同「人体・ヒト組織・ヒト由来物質の利用をめぐる生命倫理と刑事規制」刑法雑誌 44 巻 1 号 101 頁以下（2004 年）、同「人体構成体の取扱いと『人間の尊厳』」法の理論 26、3 頁以下（成文堂、2007 年）、同・前掲注（1）13 頁以下、225 頁以下参照。
(25) なお、胚を用いた研究のルールの詳細については、甲斐・前掲注（1）241 頁以下参照。

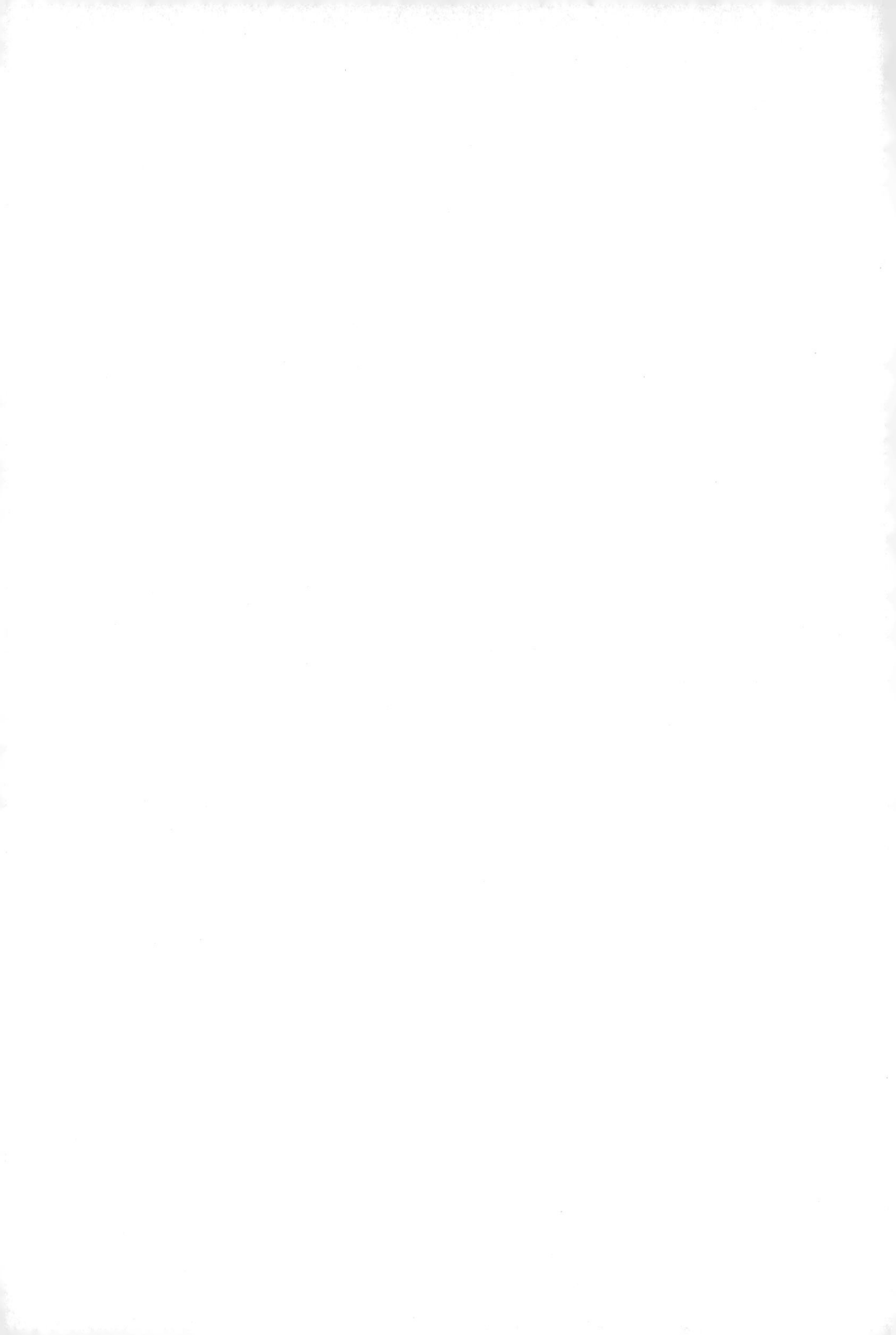

9　ドイツにおける生殖医療と法的ルール

三重野雄太郎

Ⅰ　は じ め に
Ⅱ　ドイツにおける生殖医療の法規制とそれに関する
　　議論の現状
Ⅲ　お わ り に

9 ドイツにおける生殖医療と法的ルール［三重野雄太郎］

I はじめに

　日本の法律に多くの影響を与えてきたドイツ[1]では，1980年代には生殖医療を巡る議論が本格化し，1985年には「ベンダ報告書」が出され，1990年に胚保護法[2]が制定され，ヒト胚に対する直接的な加害に限らず，生殖技術の濫用や専断的胚移植，代理母など様々な生殖医療技術[3]が規制されている[4]。また，2011年に胚保護法が改正され着床前診断（Präimplantationsdiagnostik：以下「PID」という。）を規制するための条文（同法3a条）が加えられ，2013年2月にはその運用について詳しく定めた法規命令（Rechtsverordnung）が制定されるなど，近年でも様々な動きがある。また，医事法学者らにより包括的な生殖医療法の制定が提唱されたり[5]，2013年4月には，ドイツ倫理評議会[6]（Deutscher Ethikrat）が，『遺伝子診断の未来――研究か

---

(1) ドイツの生殖医療をめぐる法的状況については，石川友佳子「生殖医療技術をめぐる刑事規制（一）（二）」法学70巻6号18頁以下（2006年），71巻1号128頁以下（2007年），総合研究開発機構＝川井健共編『生命科学の発展と法――生命倫理法試案』第3部第4章［床谷文雄執筆］（有斐閣，2001年），同『生命倫理法案――生殖医療・親子関係・クローンをめぐって』第4章第4節［床谷文雄執筆］（商事法務，2005年）参照。
(2) 同法については，神里彩子＝成澤光編『生殖補助医療――生命倫理と法・基本資料集3』167頁以下（信山社，2008年）［吉田治訳］，川口浩一・葛原力三「ドイツにおける胚子保護法の成立について」奈良法学会雑誌4巻2号77頁以下（1991年），長島隆訳「ドイツ胚保護法」長島隆＝盛永審一郎編『生命倫理コロッキウム① 生殖医学と生命倫理』252頁以下（太陽出版，2001年），盛永審一郎「『ドイツ胚保護法』は情け知らずか」長島隆＝盛永審一郎編『生命倫理コロッキウム① 生殖医学と生命倫理』259頁以下（太陽出版，2001年）参照。
(3) 生殖医療の刑事規制について扱った近時の主な文献として，石川・前掲注（1），甲斐克則『生殖医療と刑法』（成文堂，2010年）などがある。
(4) このように，胚以外の第三者の利益を侵害する行為を規制する規定もあることから，「胚保護法」という名称が誤解を招きやすいものであるという指摘がある。Vgl. Friedrich-Christian Schroeder, Die Rechtsgüter des Embryonenschutzgesetzes, in F. S. Koichi Miyazawa (1995), S.533.
(5) Vgl. Gassner/Kersten/Krüter/Lindner/Rosenau/Schroth, Fortpflanzungsmedizingesetz Augsburg-Münchner-Entwurf (2013).
(6) ドイツでは，2000年に，連邦議会に「現代医療の法と倫理」審議会（Enquete-

ら臨床応用へ（Die Zukunft der genetischen Diagnostik – von der Forschung in die klinische Anwendung）』[7]と題した答申の中で，遺伝子検査法15条1項で規定されている，出生前診断（Pränataldiagnostik：以下「PND」という）の要件について，より限定的にすべきである旨の提言をするなど，様々な議論が進んでいる。

　世界的に見ると[8]，生殖医療に関しては国によって様々な規制があるが，ドイツは，イタリア[9]，スイス[10]，オーストリア[11]と並んで非常に厳しい規

　　Kommission Recht und Ethik der modernen Medizin）が設置され，それとは別に，2001年に，首相直属の機関として，国家倫理評議会（Nationaler Ethikrat）が設置されたことから，生命倫理に関する政策について助言する機関が議会と首相府に並立していた時期があった。「現代医療の法と倫理」審議会は，2005年にその活動を終了し，並立状態は解消されたが，国家倫理評議会について，法律に基づいて設置されたわけではない点や，委員の任命は首相が行い，議会が全く関与しないことから，その民主主義的正統性や審議の独立性について疑問が提起された。そうしたことから，法律上の根拠を持った，生命倫理の諸問題を扱う評議会の設置を目指して議論がなされ，2007年，倫理評議会の設置に関する法律が成立し，翌年，ドイツ倫理評議会が誕生した。これについての詳細は，齋藤純子「ドイツ倫理審議会法──生命倫理に関する政策助言機関の再編」外国の立法234号27頁以下（2007年）参照。

（7）〈http://www.ethikrat.org/dateien/pdf/stellungnahme-zukunft-der-genetischen-diagnostik.pdf〉（最終閲覧日2014年1月7日）

（8）生殖医療の法規制に関する諸外国の状況については，石原理「生殖医療の倫理と法規制の国際的現況」櫻田嘉章ほか『学術会議叢書19　生殖補助医療と法』57頁以下（財団法人日本学術協力財団，2012年），神里ほか編・前掲注（2），林かおり「海外における生殖補助医療法の現状──死後生殖，代理懐胎，子どもの出自を知る権利をめぐって」外国の立法243号99頁以下（2010年），安井一徳「諸外国における出生前診断・着床前診断に対する法的規制について」調査と情報779号（2013年）参照。

（9）イタリアでは，生殖補助医療法1条1項でヒト胚の法的主体性を認め，保護の対象とする旨規定しているのが特徴的である。イタリアの生殖補助医療法については，芦田淳「海外法律情報イタリア　生殖補助医療をめぐる議論」ジュリスト1298号35頁（2005年），同「海外法律情報イタリア　生殖補助医療規制見直しの動き」ジュリスト1351号95頁（2008年），神里ほか編・前掲注（2）196頁以下［秋葉悦子執筆］，ホセ＝ヨンパルト・秋葉悦子『人間の尊厳と生命倫理・生命法』133頁以下［秋葉悦子執筆］（成文堂，2006年）参照。

（10）スイスでは，連邦憲法の7条で人間の尊厳の保護が規定され，そのために119条1項で人間は生殖医療及び遺伝子技術の濫用から保護される旨規定するなど，生命倫理に関わる規定が，憲法に設けられていることが特徴的である。スイス憲法の条文について

制がなされており，とりわけPIDや代理母や死後生殖を刑事規制の対象としている点が特徴的である。

本稿では，日本における生殖医療の法規制のあり方を考えるうえでの示唆を得るべく，ドイツにおける生殖医療の法規制やそれをめぐる議論の現状を紹介し，最後に若干の検討を加えることとしたい。

II　ドイツにおける生殖医療の法規制とそれに関する議論の現状

1　人工授精等をめぐる規制

胚保護法では，人工授精を行うことができるのは，医師のみとされており（9条1項），医師でない者が行った場合は罰せられる（11条1項1号）。但し，自らに対して人工授精を行った女性と，自身に由来する精子が人工授精に用いられた男性は，処罰されない（11条2項）。

また，卵細胞が由来する女性に妊娠をもたらすこと以外の目的での人工授精（1条1項2号），1月経周期内に卵管内への配偶子移植によって3つを超える卵細胞を受精させる行為（1条1項4号），1月経周期内に女性に移植すべき数を超えて女性の卵細胞を受精させる行為（1条1項5号），代理母に対する人工授精（1条1項7号），卵細胞の由来する女性の妊娠を目的とせずに，ヒトの精細胞がヒトの卵細胞内に侵入する事態を人為的に引き起こす行為（1条2項1号），及びヒトの精細胞をヒトの卵細胞内に人為的に注入する行為（1条2項2号）とその未遂（1条4項）が処罰の対象とされている。なお，1条1項1，2，6号については，卵細胞の由来する女性，及び卵細胞を移植される女性（1条3項1号），同項7号については，代理母及び子どもを長期にわたり引き取る意思のある者は処罰されない（1条3項2号）。

は，山岡規雄『各国憲法集（6）スイス憲法』（国立国会図書館調査及び立法考査局，2013年）参照。また，スイスの生殖医療法については，神里ほか編・前掲注（2）335頁以下［米本昌平訳］，床谷文雄「生殖医療・生命倫理・親子法──スイス法を手掛かりとして」阪大法学52巻3・4号697頁以下（2002年）参照。

(11)　オーストリアにおける生殖医療の規制状況については，神里ほか・前掲注（2）173頁以下［米本昌平執筆］参照。

さらに，性染色体で選別された精細胞を用いて人工授精を試みる行為も処罰対象であるが（3条第1文），医師による精細胞の選別が，子どもがデュシェンヌ型筋ジストロフィーまたはそれと同じくらい重度の伴性遺伝病を発症するのを防ぐのに役立つ場合で，かつ，州法に基づく所管機関により当該疾患が相当程度重大であると認定された場合は例外である（3条第2文）。

　また，専断的人工授精（4条1項1号）や男性の死後の人工授精（4条1項3号）も処罰対象である。なお，死後生殖[12]については，人工授精がなされた女性は処罰されない（4条2項）。

　ドイツでは，近時，胚保護法4条1項3号に関わる判例[13]が出た。本件では，亡夫の生前に人工授精を行い，前核期（Vorkernstadium）の段階にある卵細胞を，人工授精を行ったクリニックで冷凍保存してもらっていた女性が，夫の死後，ポーランドでその卵細胞によって子どもを授かるための治療を受けるために，卵細胞の返還を求めたが，クリニックが胚保護法4条1項3号の幇助になることを懸念して返還を拒んだため，返還を求めて提訴した。第一審のノイブランデンブルク地方裁判所は，女性の請求を棄却したが[14]，ロストック上級地方裁判所は，胚保護法4条1項3号は，男性の死後の精子の利用を禁じているのであって，卵子への精子の注入がなされた時点ですでに精子は利用されたので，男性の死後に精子の注入がなされた卵細胞が解凍され，受精のプロセスが完了しても，胚保護法4条1項3号違反にはならないとしたうえで，本件の場合に，クリニックが女性に卵細胞を返還したとしても，クリニックは幇助で可罰的とはならない旨判示し，女性の請求を認めた。

　なお，胚保護法4条1項3号については，明確性の原則や比例性の原則に抵触しないか問題になっているが，比例性の原則から考えると，同号は絶対に不可欠だとはいえないとする見解[15]や，死後生殖の禁止は憲法上納得のい

---

(12)　ドイツにおける死後生殖については，Vgl. Annette Prehn, Die Strafbarkeit der post-mortem-Befruchtung nach dem Embryonenschutzgesetz, MedR 2011, S.559 ff.; Matthias Krüger, Das Verbot der post-mortem-Befruchtung §4 Abs.1 Nr.3 Embryonenschutzgesetz - Tatbestandliche Fragen, Rechtsgut und verfassungsrechtliche Rechtfertigung（2010）.
(13)　OLG Rostock, Urteil vom 07.05. 2010, - 7 U 67/09（MedR 2010, S.874 ff.）.
(14)　LG Neubrandenburg, Urteil vom 12.08.2009 - 20 111/09（BeckRS 2009, 22791）.
(15)　Prehn, a. a. O.（Anm.12）, S.20.

くものではないとして禁止に反対する見解[16]がある。さらに，同号の保護法益は子どもの幸福[17]であると考えられているが，その保護を根拠に刑事規制を根拠づけるのに十分な差し迫った危険はないという批判もある[18]。

2 卵細胞や胚の移植をめぐる規制

人工授精と同様，胚移植を行うことができるのは医師のみであり（胚保護法9条2項），医師でない者が行った場合は罰せられる（11条1項2号）。

また，他の女性の未受精の卵細胞を女性に移植する行為（1条1項1号），1月経周期内に，3つを越える胚を女性に移植する行為（1条1項3号），代理母への胚移植（1条1項7号）（但し，代理母及び子どもを長期にわたり引き取る意思のある者は処罰されない。（1条3項2号））が処罰対象とされている。

3 PNDの規制

PNDの要件については，遺伝子検査法[19]15条1項第1文に規定がある。それによると，PNDは，医療目的であり，かつ，妊娠中または出生後に，胚または胎児の健康に影響を及ぼす一定の遺伝的性質を対象とする検査である場合，もしくは，医薬品を用いて胚または胎児の治療を行おうとしており，その治療の効果が遺伝的性質に影響される場合に，懐胎者が同法9条に基づく説明を受け，8条1項に基づく同意をしたことを条件に実施することができる。そして，第1文の検査またはそれ以外の出生前検査をきっかけとして胚または胎児の性別が確認できた場合には，妊娠12週経過後に，懐胎者の

---

(16) Gassner/Kersten/Krüter/Lindner/Rosenau/Schroth, a. a. O.（Anm.5），S.38.
(17) 具体的には，死後生殖は，それにより産まれる子どもが自身のアイデンティティを発見することの妨げになると言われている。(Günther/Taupitz/Kaiser, Embryonenschutzgesetz. Juristischer Kommentar mit medizinisch-naturwissenschaftlichen Einführungen (2008), S.241.)
(18) Günther/Taupitz/Kaiser, a. a. O.（Anm.17），S.242.
(19) 同法については，甲斐克則「ドイツの『人の遺伝子検査に関する法律』」年報医事法学25号197頁以下（2010年），同「ドイツにおける遺伝情報の法制度」早稲田法学88巻1号1頁以下（2013年），山口和人「〔ドイツ〕遺伝子診断法の制定」外国の立法240-1号12頁以下（2009年），渡邉斉志「海外法律事情 ドイツ 遺伝子診断法」ジュリスト1387号103頁（2009年）参照。

同意を得たうえで懐胎者に知らせることができる（15条1項第2文）。但し，18歳を過ぎて初めて発症する病気の有無を調べることを目的とする検査は行ってはならない（同条2項）。また，PNDを行う前と検査結果が出た後に，懐胎者は，10条2項及び3項により遺伝カウンセリングを受け，そして，妊娠葛藤法2条のカウンセリング請求ができる旨告知されなければならず，カウンセリングの内容は文書化される（同条3項）。懐胎者がPNDの本質，意義，効果を認識し，それによって意思決定することができない状況，すなわち同意無能力の状態でPNDを行おうとする場合，14条1項2号及び3号が適用され，可能な限り対象者が理解できるように検査がなされ，対象者が検査または遺伝試料の採取を拒まず（14条1項2号），検査が対象者にとって最小限のリスクと負担で行われる場合にPNDが許容される（15条4項）。この場合，代理人が説明や遺伝カウンセリングを受け，同意していることが必要である。

　なお，前述の通り，2013年4月に，ドイツ倫理評議会は，『遺伝子診断の未来――研究から臨床応用へ（Die Zukunft der genetischen Diagnostik – von der Forschung in die klinische Anwendung）』と題した答申を出した。その中では，非侵襲的PNDは，遺伝病や奇形の高度のリスクがある場合にのみ許容されること，PNDは，PIDセンターでのみ行ってよいものとすることなどが多数意見として提言されている。

　また，2011年，母体血を用いた新型PNDが可能となり，世界中でその許容性や導入にあたっての要件などが問題となったが，遺伝子検査法15条はこれを捕捉する旨を立法により明確化すべきであるという提言がなされている[20]。

4　PIDの規制

　ドイツ[21]では，1990年に胚保護法が制定されて以来，争いはあるものの，

---

(20)　Josef Franz Lindner, Fällt der „PraenaTest" in den Anwendungsbereich des §15 GenDG?, MedR 2013, S. 290 ff.
(21)　PIDをめぐる従来のドイツの議論については，アルビン・エーザー（甲斐克則訳）「比較法的観点からみたバイオテクノロジーの進歩の法的諸問題――ドイツ胚保護法をめぐる改正論議」甲斐・前掲書注（1）277頁以下，石川友佳子「着床前診断に関する一考

PIDは同法違反であるという見解が優勢的であった。しかし，2009年5月14日，ベルリン地方裁判所はPIDを行ったことで同法違反の罪に問われた医師に無罪判決[22]を下し，2010年7月6日，連邦通常裁判所も，一定の場合にPIDは同法に違反しないとして，無罪判決[23]を支持した。これを契機

察」齊藤豊治＝青井秀夫編『セクシャリティと法』141頁以下（東北大学出版会，2006年），佐藤亨「ドイツにおける着床前診断を巡る状況——胚保護法制定以後の動向について」上智法学論集49巻1号100頁以下（2005年），スザンネ・シュナイダー（金尚均訳）「着床前診断と出生前診断」龍谷大学「遺伝子工学と生命倫理と法」研究会編『遺伝子工学時代における生命倫理と法』449頁以下（日本評論社，2003年），只木誠「着床前診断をめぐる諸問題——ドイツにおける理論状況」同『刑事法学における現代的課題』43頁以下（中央大学出版部，2009年），ドイツ連邦議会審議会答申（松田純監訳）『受精卵診断と生命政策の合意形成　現代医療の法と倫理（下）』（知泉書館，2006年），西野基継「生殖医学の進歩と人間の尊厳・人間の生命の保護」愛知大学法学部法経論集193号259頁以下（2012年），ハンス＝ルードヴィッヒ・シュライバー（石塚伸一訳）「生殖医療の法的諸問題」龍谷大学「遺伝子工学と生命倫理と法」研究会編『遺伝子工学時代における生命倫理と法』449頁以下（日本評論社，2003年），丸山英二編『出生前診断の法律問題』85頁以下［小池泰執筆］（尚学社，2008年），盛永審一郎「ドイツにおける着床前診断の倫理的視座」生命倫理11巻1号135頁以下（2001年）参照。

(22)　LG Berlin, Urteil vom 14.05.2009 (MedR2010, 36 ff.). 同判決については，Monika Frommel, Der Streit um die Auslegung des Embryonenschutzgesetzes in F. S. Winfried Hassemer (2010), S. 831 ff.; Tade M. Spranger, Strafbarkeit der Präimplantationsdiagnostik MedR (2010), S. 36 ff.; Hans Ludwig Günther, Offene Fragen des Embryonenschutzgesetz in F. S. Volker Krey (2010), S. 105 ff.; 拙稿「着床前診断と刑事規制——ドイツにおける近時の動向を中心として」早稲田大学大学院法研論集143号363頁以下（2012年）参照。

(23)　BGH, Urteil vom 06.07.2010, − 5 StR 386/09 (NStZ 2010, S. 579 ff.). 同判決については，金成恩「代理懐胎問題の現状と解決の方向性（2）」立命館法学2011年3号297頁以下（2011年），戸田典子「海外法律情報ドイツ　着床前診断法成立　胚保護法改正へ」ジュリスト1428号47頁（2011年），拙稿「外国刑事判例研究　着床前診断と胚保護法」早稲田法学87巻4号155頁以下（2012年），同・前掲注(22)364頁以下，渡辺富久子「短信〔ドイツ〕受精卵の着床前診断に合法判決」外国の立法245-2号23頁（2010年），同「ドイツにおける着床前診断の法的規制」外国の立法256号41頁以下（2013年），Gunnar Duttge, Zwischen "Mensch" und "Sache" gibt es keinen Kompromiss? 〈http://www.lto.de/recht/hintergruende/h/praeimplantationsdiagnostik-zwischen-mensch-und-sache-gibt-es-keinen-kompromiss/〉（最終閲覧日2014年1月7日）; Eva Schumann, Präimplantationsdiagnostik auf der Grundlage von Richterrecht?, MedR2010, S. 844 ff.; Susanne Kunz-Schmidt, Präimplantationsdiagnostik (PID) -der Stand des Gesetzgebungsverfahrens und der aktuellen Diskussion, MedR 2010, S. 231 ff.;

として，ドイツでは立法化に向けて活発な議論がなされた。2011年3月8日，ドイツ倫理評議会がPIDについての答申[24]を発表した。同答申では，PIDを制限つきで許容する案と，全面的に禁止する案が併記された。そして，同年4月には，PID禁止法案[25]（BT-Drs.17/5450），PID規制法案[26]（BT-Drs.17/5451），PID限定的許容法案[27]（BT-Drs.17/5452）の3つの法案[28]がドイツ連邦議会に提出された。

　法案を付託された保健委員会は，PID規制法案とPID限定的許容法案の修正を勧告し，さらに，先に挙げた3つの法案の議決を勧告した（BT-Drs.17/6400）[29]。連邦議会では，2011年7月7日に，修正されたPID規制法案が可決され，その後，同年9月23日に，連邦参議院は，連邦議会の議決を承認し（BR-Drs.480/11）[30]，新法は同年11月24日に公布，12月8日に施行された。

　新法[31]では，胚保護法[32] 3a条が新設され，1項で，PIDを行った者を1

Peter König, Selektive Willkür? Zum „PID-Urteil" des Bundesgerichtshofs, in FS-Hans Achenbach（2011），S. 207 ff. 参照。

(24)　〈http://www.ethikrat.org/dateien/pdf/stellungnahme-praeimplantationsdiagnostik.pdf〉（最終閲覧日2014年1月7日）この答申の概要については，拙稿・前掲注(22)367頁以下参照。

(25)　Entwurf eines Gesetzes zum Verbot der Präimplantationsdiagnostik
　　　〈http://dipbt.bundestag.de/dip21/btd/17/054/1705450.pdf〉（最終閲覧日2014年1月7日）

(26)　Entwurf eines Gesetzes zur Regelung der Präimplantationsdiagnostik
　　　〈http://dipbt.bundestag.de/dip21/btd/17/054/1705451.pdf〉（最終閲覧日2014年1月7日）

(27)　Entwurf eines Gesetzes zur begrenzten Zulassung der Präimplantationsdiagnostik
　　　〈http://dipbt.bundestag.de/dip21/btd/17/054/1705452.pdf〉（最終閲覧日2014年1月7日）

(28)　これらの3つの法案についての概要は，拙稿・前掲注(22)369頁以下参照。

(29)　〈http://gesetzgebung.beck.de/sites/gesetzgebung.beck.de/files/bt-drs1706400.pdf〉（最終閲覧日2014年1月7日）

(30)　〈http://gesetzgebung.beck.de/sites/gesetzgebung.beck.de/files/br-drs480-11.pdf〉（最終閲覧日2014年1月7日）

(31)　この新法に対する評価については，Vgl. Frank Czerner, Die Kodifizierung der Präimplantationsdiagnostik（PID）in § 3a EschG im Ensemble pränataldiagnostischer und schwangerschaftsbezogener Untersuchungen des Fötus, MedR 2011, S. 783 ff.;

年以下の自由刑または罰金刑に処すこと，2項で，妊娠を目的とし，親の遺伝子の特質が原因で子供が重大な疾患にかかるリスクがある場合，もしくは死産や流産に至る蓋然性のある受精卵の障害を調べるために，書面による女性の同意を得たうえで PID を行った場合は違法性が阻却されることが規定され，PID 実施の要件として，女性のカウンセリング[33]，認可を受けたセンター[34]に設置された倫理委員会が2項の要件を満たすか検討したうえで承認すること，資格ある医師が認可を受けたセンターで行うことが挙げられており（3項第1文），その違反は秩序違反となり，5万ユーロ以下の過料に処される（4項）。PID の事例については，センターから匿名化されたうえで中央機関に送られ，記録化される（3項第2文）。連邦政府は，連邦参議院の同意を得たうえで，法規命令（Rechtsverordnung）により，センターの認可の要件と件数，医師の資格，認可する期間，倫理委員会の設置・構成・手続・予算，記録を集める中央機関の設置と形態，中央機関への報告や記録についての詳細について定める（3項第3文）ものとされている。また，5項

Maris Hübner/Wiebke Pühler, Die neuen Regelungen zur Präimplantationsdiagnostik - wesentliche Fragen bleiben offen, MedR 2011, S. 789 ff.; Matthias Krüger, Präimplantationsdiagnostik de lege lat et ferenda, in Henning Rosenau（Hrsg.）Ein zeitgemäßiges Fortpflanzungsmedizingesetz für Deutschland（2013）, S. 69 ff.; Tanja Henking, Präimplantationsdiagnostik - Neues Gesetz, neue Probleme, ZRP 2012, S. 20 ff.; Christian Pestalozza, Eine späte und mißliche Geburt: Die Verordnung zur Regelung der Präimplantationsdiagnostik, MedR 2013, S. 344 ff.; Hemut Frister/Maja Caroline Lehmann, Die gesetzliche Regelung der Präimplantationsdiagnostik, JZ 2012, S. 659 ff.; Michael Kubiciel, Grund und Grenzen der Präimplantationsdiagnostik, NStZ 2013, S. 382 ff.; Monika Frommel, Die Neuregelung der Präimplantationsdiagnostik durch §3a Embryonenschutzgesetz, JZ 2013, S. 488 ff..

(32) この点に関連して，副次刑法である胚保護法で PID を規制することについて批判し，試験管内受精と関係する PID は，生殖医療法で規制すべきであるという主張がある。Vgl. Hübner, a. a. O.（Anm. 31）, S. 796.

(33) なお，Henking・前掲注(31)は，女性のカウンセリングを義務化していることについて，まだ生存していない胚の生命保護によっては正当化され得ない，女性の自律による決定への干渉であると批判している。

(34) この点に関連して，PID センターについての定義が法律でなされておらず，構成や組織についての要件も規定されていない点を問題視する見解がある。Vgl. Hübner, a. a. O.（Anm. 31）, S. 789.

では，医師は PID を行うこと，ないし加担することを義務づけられず，加担しないことによって不利益を被らないことが規定され，6 項では，連邦政府は，4 年ごとに PID についての報告書を作成すること，その報告書には，中央機関の文書と匿名化されたデータに基づき，1 年間に行われた PID の件数と，学術的評価が記載されることが規定されている。

　胚保護法 3a 条 3 項第 3 文を受けて，2012 年 7 月，連邦保健省は，「着床前診断の適法な実施のための命令草案の予備案（Vorblatt zum Entwurf einer Verordnung über die rechtmäßige Durchführung einer Präimplantationsdiagnostik)[35]」を公表し，それを元に，連邦政府は，同年 11 月に「PID の規制のための命令（Verordnung zur Regelung der Präimplantationsdiagnostik（Präimplantationsdiagnostikverordnung））」（以下，「PIDV」という。）の草案を公表した。これは，連邦参議院の提案の通りに修正するという条件つきで，2013 年 2 月 1 日に連邦参議院で承認され，同年 2 月 19 日に連邦政府の同意を得て，同年 2 月 25 日に法規命令として公布された。本命令[36]は，2014 年 2 月 1 日に施行される。なお，胚保護法 3a 条 3 項 2 号で PID センターの（an）倫理委員会の賛同があった場合に PID を実施して良いものとしているが，PIDV では，州が PID センターのために（für）設置する倫理委員会が PID 実施の賛同を与えることになっている点[37]や，胚保護法 3a 条 3 項第 3 文の委任に反して，PIDV で PID センターの数が規定されなかった点[38]などが問題視されており，PID の規制については決着がついたものの，なお問題は残っており，今後の動向に注目する必要がある。

---

(35) 〈http://www.bmg.bund.de/fileadmin/dateien/Downloads/Gesetze_und_Verordnungen/Laufende_Verfahren/P/PID/Referentenentwurf_PID_Verordnung_120711. pdf#search='Entwurf + einer + Verordnung + %C3%BCber + die + rechtm%C3%A4%C3%9Fige + Durchf%C3%BChrung + einer ++ Pr%C%A4'〉（最終閲覧日 2014 年 1 月 7 日）

(36) 本命令については，拙稿「着床前診断の規制と運用——ドイツの着床前診断令の分析を中心として」早稲田大学大学院法研論集 148 号 229 頁以下（2013 年），渡邉斉志「海外法律情報／ドイツ　着床前診断の条件付き合法化」論究ジュリスト 2013 年春号 150 頁以下（2013 年），渡辺富久子「ドイツにおける着床前診断の法的規制」外国の立法 256 号 51 頁以下（2013 年），Pestalozza, a. a. O.（Anm.31), S.346 ff. 参照。

(37) Pestalozza, a. a. O.（Anm.31), S.346 ff.

(38) Pestalozza, a. a. O.（Anm.31), S.348 ff.

5　代理母の規制

　先述の通り，胚保護法では，代理母[39]に対する人工授精や胚移植（1条1項7号）が処罰の対象とされている。但し，代理母及び子どもを長期にわたり引き取る意思のある者は処罰されない（1条3項2号）。また，養子縁組斡旋法[40]では，13a条で，代理母について，人工授精もしくは自然な受精を引き受ける行為（同条1号），または合意に基づき，自身に由来しない胚を自身に移植させる，ないし懐胎する行為（同条2号）をし，出産後，第三者の子供として，またはその他の引き取りを目的として永続的に子どもを第三者に委譲するつもりでいる女性をいうと定義されている。13b条では，代理母斡旋の定義について，代理母から生まれた子どもを引き取る，またはその他の形で永続的に引き取ることを望む者（依頼人としての両親）を代理母となる心づもりのある女性に引き合わせることや，13a条に挙げられた合意の仲介をすることをいうものと規定され，13c条では，13b条にいう代理母斡旋の禁止が規定されている。また，13d条は，代理母または依頼者を公に表示すること，とりわけ新聞広告もしくは新聞記事によって募集し，または申し出ることを禁止している。さらに，14条1項では，13d条の代理母に関する広告の禁止に反する行為を秩序違反とし，その制裁としては，3項で1万ドイツマルク以下の罰金を規定している。また，14b条1項では，13c条に反して代理母斡旋を行う者は，1年以下の自由刑または罰金刑に処すると規定され，同条2項では，代理母斡旋によって金銭的な利益を得る者またはそ

---

[39]　代理母に関する従来のドイツの議論について扱った文献としては，井関あすか「代理母出産における法的母子関係に関する考察」九大法学93号224頁以下（2006年），岩志和一郎「ドイツにおける代理母問題」判例タイムズ597号7頁以下（1986年），同「代理母契約――ドイツの議論と対応を追って」森泉章ほか編『続現代民法学の基本問題　内山尚三先生・黒木三郎先生・石川利夫先生古稀記念』629頁以下（第一法規，1993年），小椋宗一郎「代理出産と不妊相談――ドイツにおける法と社会的実践」死生学研究15号52頁以下（2011年）などがある。

[40]　正式名称は，「養子縁組斡旋及び代理母斡旋禁止に関する法律（Gesetz über die Vermittlung der Annahme als Kind und über das Verbot der Vermittlung von Ersatzmüttern）」である。同法については，神里・前掲注（2）171頁以下［吉田治代訳］，長島ほか編・前掲注（2）275頁以下［長島隆訳］参照。

れを約束させる者を2年以下の自由刑または罰金刑，商売または業務として代理母斡旋を行う者を3年以下の自由刑または罰金刑に処する旨規定されている。なお，これらについては，代理母と依頼者たる両親は処罰されない（同条3項）。

このように，ドイツにおいては代理母が完全に禁止されているが，完全な禁止を批判する見解がある[41]。

6 人工妊娠中絶[42]

ドイツでは，1970年以降，より有効な堕胎規制が目指され，数回にわたり改正作業が行われていた。とりわけ，東西ドイツ統一の際には，適応事由モデルを採用していた旧西ドイツと，期限モデルをとっていた旧東ドイツという，極めて異なる状態にある両者の統一が目指された。こうした過程において，1975年の連邦憲法裁判所第一次堕胎判決（BverfGE 39, 1）[43]と1993年の連邦憲法裁判所第二次堕胎判決（BVerfGE 88, 203）[44]が下された。両判決

---

(41) Gassner/Kersten/Krüter/Lindner/Rosenau/Schroth, a. a. O.（Anm.17), S.37.; Hartmut Kreß, Samenspende und Leihmutterschaft – Problemstand, Rechtsunsicherheiten, Regelungsansätze, FPR 2013, S.240 ff.; Kathrin Nitschmann/Boris Petersdorf, Ersatzmutterschaft – eine Herausforderung für das Strafrecht? in F.S. Heike Jung（2007）S.682. なお，Nitschmannらは，受精した卵細胞が懐胎する女性にとって遺伝上他人のものではなく，かつ，裁判所が許可を与えた場合に代理出産を認めているギリシャ（当然ながら，ギリシャでも代理母への金銭支払いは禁止されている。）がモデルになると主張し，また，代理母の刑事規制は，商業主義的なものと手続違反の場合に限るべきであるとしている。

(42) ドイツにおける人工妊娠中絶については，甲斐克則編『レクチャー生命倫理と法』第14章［石川友佳子執筆］（法律文化社，2010年)，加藤久雄『ポストゲノム社会における医事刑法入門』第9章・第10章（東京法令出版，2004年)，根村直美「ドイツ統一妊娠中絶法に関する一考察――倫理学の立場から」日本大学経済学部研究紀要一般教育・外国語・保健体育72号31頁以下（2012年)，ヨンパルトほか・前掲注(9)174頁以下［秋葉悦子執筆］参照。

(43) 同判決の紹介・解説として，嶋崎健太郎「胎児の生命と妊婦の自己決定――第1次堕胎判決」ドイツ憲法判例研究会編『ドイツの憲法判例（第2版)』61頁以下（信山社，2003年）などがある。

(44) 同判決の解説および評釈として，上田健二・浅田和茂「ドイツ連邦憲法裁判所第二次妊娠中絶判決の概要」同志社法学45巻4号158頁以下（1993年)，アルビン・エー

は，未出生の生命にも基本法上の生命保護や人間の尊厳の保障が及ぶと判示しており，これは現在の議論にも大きな影響を与えている。

現在のドイツでは，刑法典218条で妊娠中絶が原則として禁じられ，違反者には3年以下の自由刑または罰金刑が予定されている。

ただし，これには例外があり，同218a条1項では，妊婦が妊娠中絶を希望し，かつ，手術の3日以上前に相談を受けたことを医師に対し証明書によって証明した（同条1項1号）うえで，妊娠中絶が医師によって行われること（同条1項2号），妊娠12週を過ぎていないこと（同条1項3号）といった要件を満たす場合は，218条の構成要件は実現されないものと定められている。このように，ドイツでは，相談に基づいて，中絶するか否かを妊婦自身が最終的に決定できる。

また，同条2項では，妊婦が同意し，かつ，妊婦の生命に対する危険または身体的もしくは精神的健康状態を著しく損なう危険を回避するために，妊婦の現在及び将来の生活関係を考慮して医師の判断により指示された妊娠中絶であって，その危険が妊婦に要求できるその他の方法によっては回避できない場合には，妊娠中絶は違法とはならないと規定されている。なお，性犯罪による妊娠と仮定すべき有力な根拠があり，妊娠12週を過ぎていない場合も同様である（同条3項）。

また，人工妊娠中絶に際して，医師は，妊婦に妊娠中絶を希望する理由を述べる機会を与えること，妊婦に妊娠中絶の経過，結果，危険性，身体的および精神的影響について医学的に助言を与えること，自ら行う手術に先行する相談を行わないことを義務づけられており，違反した場合は1年以下の自由刑または罰金刑に処される（218c条1項）。なお，妊婦は処罰されない（218c条2項）。

人工妊娠中絶に先行する相談について，219条1項では，未生の生命の保護に役立つもので，妊娠を継続するように女性を励ます努力によって導かれるものでなければならないと規定され，その際，女性は，未出生の者が妊娠

ザー（浅田和茂・上田健二訳）「新たな道へ向けての出発，道半ばでの停止——連邦憲法裁判所1993年5月28日妊娠中絶判決への最初の評価」同志社法学45巻5号157頁以下（1993年），小山剛「第2次堕胎判決」ドイツ憲法判例研究会編『ドイツの憲法判例Ⅱ（第2版）』61頁以下（信山社，2006年）などがある。

の段階においてその女性に対して独自の生きる権利を有していること，及び，妊娠中絶は例外的な状況においてのみ考慮することができるということを自覚しなければならないこと，相談は妊婦が責任をもって良心的な決断を下すことができるよう援助するものでなければならないことが規定されている。なお，相談の詳細については，1995年に成立した妊娠葛藤法（Schwangerschaftskonfliktgesetz）[45]で規定されている。

Ⅲ　おわりに

　以上，生殖医療をめぐるドイツの法的ルールとそれをめぐる議論について概観してきた。

　ドイツにおいては，早い段階から様々な生殖医療技術が法的に規制されており，とりわけ，刑罰による威嚇を伴う抑制的な規制がドイツの特徴である[46]。特に，胚保護法は，実際に法益侵害がなされる，もしくはその具体的危険が生じるより前の段階での刑事介入を予定している[47]。

　確かにこうした技術には様々な問題点があり，一定程度の規制は必要であろうが，単に倫理的に良くないというだけで規制するなど，法益保護が根底にない禁止は行き過ぎであろう。とりわけ，死後生殖は，死亡した男性が生前に同意していれば問題がないように思う。子どもが出自を知る[48]ことの妨

---

(45)　同法については，上田健二『生命の刑法学――中絶・安楽死・自死の権利と法理論』65頁以下（ミネルヴァ書房，2002年）参照。

(46)　甲斐・前掲注（3）104頁。

(47)　この点に関連して，井田良教授は，ドイツにおける生命倫理領域についての法規制の特徴の１つとして，胚保護法に見られるような，法規制の早期化，侵害原理からの離反を挙げている。井田良「生命倫理の領域における法規制」ドイツ研究33・34号13頁以下（2002年）。

(48)　なお，この点に関連して，非配偶者間人工授精で産まれた原告が，自身の遺伝上の出自に関する情報の開示を求めて人工授精を行ったセンターを訴えた事件で，2013年２月，ハム上級地方裁判所は，子どもの遺伝上の出自を知る権利は，精子提供者や人工授精に関与した医師の秘密保持の利益よりも優先されるとして，原告の請求を認める判決を下した。OLG Hamm, Urteil vom 06.02. 2013 – I-14 U 7/12（NJW 2013, S.1167 ff.）同判決については，Vgl. Andreas Spickhoff, OLG Hamm, Urt. V. 06.02. 2013-I-14 U 7/12, MedR 2013, S. 677 ff.

げになり，子どもの幸福に反するという主張があるが，通常の自然生殖でも子どもの出生前に遺伝上の父親が死亡してしまうことはありうることで，そういう子どもは不幸であるということになってしまいかねないだろう。

　また，PND，PID，（商業主義を除く）代理母については，一定の規制は必要であろうが，刑事規制は必要性も妥当性もない。現時点では，保護法益や処罰根拠が不明確であり，刑事規制には慎重でなければならないであろう。

　日本においては，こうした分野の法規制についてはこれからますます議論が活発化していくであろう。ドイツの法的ルールは厳格すぎるが，とりわけ妊娠中絶における相談モデルのように，参考になるところもあろう。

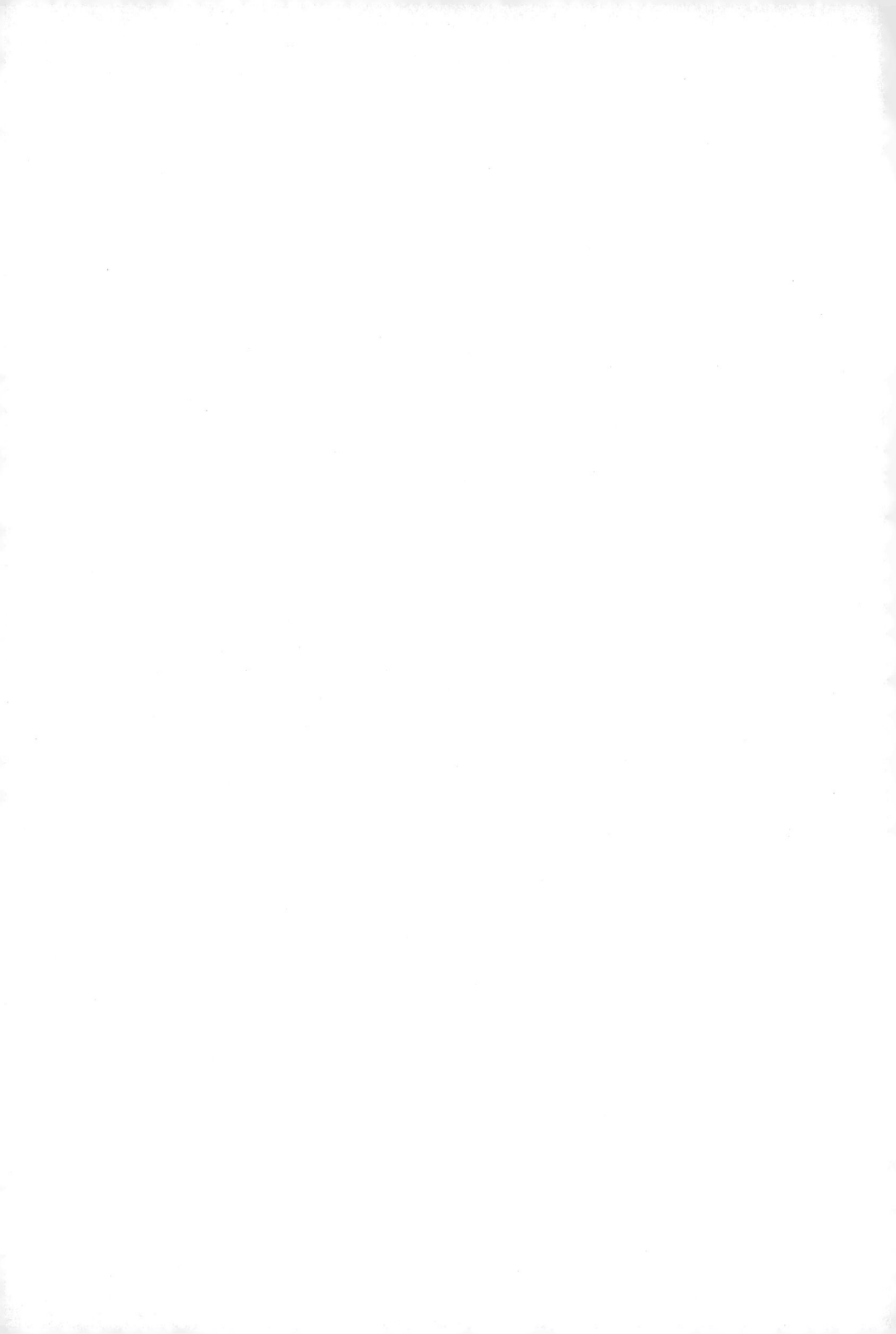

10 フランスにおける生殖医療と法規制

本田まり

医事法講座 第5巻 生殖医療と医事法

Ⅰ　はじめに
Ⅱ　国 家 機 関
Ⅲ　人工妊娠中絶（interruption volontaire de grossesse, IVG）
Ⅳ　遺伝学的検査
Ⅴ　生殖補助医療（assistance médicale à la procréation, AMP）
Ⅵ　おわりに

I　はじめに

　フランスにおいて生殖医療は，主として公衆衛生法典（Code de la santé publique）に規定されている。これらの規定は"生命倫理法"により改正されてきた。「生命倫理に関する2004年8月6日の法律[1]」（以下，「2004年法」という）は，1994年の"生命倫理三法[2]"（以下，「1994年法」という）を統合したものである。さらに，これらを改正するのが「生命倫理に関する2011年7月7日の法律[3]」（以下，「2011年法」という）である。

　公衆衛生法典だけでなく，人に関するものとして民法典にも規定が設けられている。刑法典に規定される罰則も看過できない。

　この章では，まず，フランスにおける管轄する国家機関（Ⅱ）を確認する。次いで，人工妊娠中絶（Ⅲ），遺伝学的検査としての出生前診断および受精卵着床前診断（Ⅳ）ならびに生殖補助医療（Ⅴ）に関する法的ルールを概観する。最後に，同性婚および胚研究に関するごく近時の立法に言及する（Ⅵ）。

＊以下，インターネット上のサイトは2014年7月31日現在
（1）　Loi n°2004-800 du 6 août 2004 relative à la bioéthique: JORF n°182 du 7 août 2004, p.14040.
（2）　Loi n°94-653 du 29 juillet 1994 relative au respect du corps humain: JORF n°175 du 30 juillet 1994, p.11056. Loi n°94-654 du 29 juillet 1994 relative au don et à l'utilisation des éléments et produits du corps humain, à l'assistance médicale à la procréation et au diagnostic prénatal: JORF n°175 du 30 juillet 1994, p.11060; Loi n°94-548 du 1er juillet 1994 relative au traitement de données nominatives ayant pour fin la recherche dans le domaine de la santé et modifiant la loi n°78-17 du 6 janvier 1978 relative à l'informatique, aux fichiers et aux libertés: JORF n°152 du 2 juillet 1994, p.9559.
（3）　Loi n°2011-814 du 7 juillet 2011 relative à la bioéthique: JORF n°157 du 8 juillet 2011, p.11826; 服部有希「〔フランス〕生命倫理関連法の制定」外国の立法 No.249-1（2011年）〈http://www.ndl.go.jp/jp/data/publication/legis/pdf/02490105.pdf〉，林瑞枝「〔海外法律情報〕フランス　生命倫理法改正――2011年7月7日法」ジュリスト1432号71頁（2011年），拙稿「フランス生命倫理法改正」年報医事法学27号213-218頁（2012年）。

II　国　家　機　関

1　生命科学および保健科学に関する国家倫理諮問委員会（Comité consultatif national d'éthique pour les sciences de la vie et de la santé, CCNE）

　国家倫理諮問委員会は，1983年2月23日のデクレ[4]により創設された。2004年法により，この委員会の目的および構成等が規定されている（2004年法1条，公衆衛生L.1412-1条〜L.1412-6条）。国家倫理諮問委員会は，倫理的問題，ならびに生物学，医学および保健の分野における知見の進歩により提起される問題に関して，答申を提出することを使命とする（公衆衛生L.1412-1条）。この委員会は，独立した機関であり，大統領により任命される委員長（任期2年，再任可能）の他に，39名の任命される委員（任期4年，1回まで再任可能）を擁する（公衆衛生L.1412-2条）。

2　生命医学機構（Agence de la biomédecine, ABM）

　生命医学機構は，2004年法により創設された（2004年法2条，公衆衛生L.1418-1条〜L.1418-8条）。これは，国の行政的公施設であり，保健担当大臣の監督下に置かれ，移植，生殖，胚生学および人の遺伝学の分野における権限を有する（公衆衛生L.1418-1条）。

3　保健総局（Direction générale de la santé, DGS）

　2012年のデクレ[5]により，保健総局の規定が修正された（公衆衛生D.1421-1条）。保健総局は，公衆衛生法典L.1411-1条に定められる公衆衛生の政策を立案し，保健担当省における他の部局および課，ならびに管轄する省における他の部門と連携して，地方分散された業務および所管の施設または機構の業務を実施することに貢献する。

（4）　Décret n°83-132 du 23 février 1983 portant création d'un Comité consultatif national d'éthique pour les sciences de la vie et de la santé: JORF du 25 février 1983, p.630.

（5）　Décret n°2012-1143 du 10 octobre 2012 portant organisation de la direction générale de la santé: JORF n°238 du 12 octobre 2012, texte n°11.

III 人工妊娠中絶 (interruption volontaire de grossesse, IVG)

1994年法の1つである「人体の尊重に関する1994年7月29日の法律[6]」により，民法典16条が「法律は，人の優位性を保証し，その尊厳に対するあらゆる侵害を禁止し，その生命の始まりから人間的存在の尊重を保障する」と規定し，これに続き16-1条から16-9条が挿入された。この16条の規定は「人工妊娠中絶に関する1975年1月17日の法律[7]」（以下，「1975年法」という）1条を受け継ぐものであり，公衆衛生法典L.2211-1条に同一の規定が置かれている。

妊娠中絶については「人工妊娠中絶および避妊に関する2001年7月4日の法律[8]」（以下，「2001年法」という）により修正が加えられた。1975年法では「妊娠10週末までにおける妊娠中絶」（4条）と「その期間を超えて実施することのできる治療的理由に基づく妊娠中絶」（5条）が区別されていた。これらは，公衆衛生法典L.2212-1条およびL.2213-1条に規定されている。「妊娠10週」という期間は，2001年法により「12週」に改められた（2001年法1条）。ただし，「妊娠…週（… semaine de grossesse）」という表現は「受精の瞬間」を起算点としているため，「妊娠12週」は，わが国における「妊娠14週」に相当する[9]。わが国と同様に「最終月経の初日」から起算する場合には「無月経…週（… semaines d'aménorrhée, SA）」という表現が用いられる。

1 妊娠12週（無月経14週）末までに実施される中絶 (interruption pratiquée avant la fin de la douzième semaine de grossesse)

女性の（意思）決定による妊娠中絶に関しては「困窮状態にある妊婦は，

---

(6) Loi n°94-653 du 29 juillet 1994, préc. note(2).
(7) Loi n°75-17 du 17 janvier 1975 dite Simone VEIL relative à l'interruption volontaire de grossesse (IVG): JORF du 18 janvier 1975, p.739.
(8) Loi n°2001-588 du 4 juillet 2001 relative à l'interruption volontaire de grossesse et à la contraception: JORF n°156 du 7 juillet 2001, p.10823.
(9) フランス憲法判例研究会編『フランスの憲法判例』〔建石真公子執筆〕79-86頁（信山社，2002年）。

医師に対し妊娠中絶を要請することができる。この中絶は、妊娠12週末まで実施することができる」（公衆衛生L.2212-1条）と規定されている。この妊娠中絶を実施することができるのは医師のみであり、国務院（Conseil d'État）のデクレにより定められた要件において、公的もしくは私的な保健施設で、または一般医、家族計画・教育センターもしくは保健センターとこれらの施設との間で締結された協定の範囲内でのみ行うことができる（公衆衛生L.2212-2条）[10]。女性による妊娠中絶の要請を受けた医師は、初診時から、妊娠中絶の医学的および外科的な方法、危険性ならびに潜在的な副作用について本人に情報を提供しなければならない（公衆衛生L.2212-3条）[11]。

2　医学的理由による妊娠中絶 (interruption de grossesse pratiquée pour motif médical, IMG)

医学的[12]理由による妊娠中絶は、2011年法による改正を経て、次のように規定されている（公衆衛生L.2213-1条、下線は改正点の筆者による指摘）。

> 「人工妊娠中絶は、いつでも、学際的なチームが諮問的意見を表明した後、そのチームの構成員である2人の医師が、妊娠の継続は女性の健康に重大な危険を及ぼすこと、または生まれてくる子が診断の時点で不治と認められた重篤な疾患に罹っている強い可能性があることを証明する場合には、実施することができる。
> 妊娠の継続が女性の健康に重大な危険を及ぼすことを理由として妊娠中絶が考慮される場合には、女性の要請を検討する責任のある学際的なチームは、出生前診断に関する学際センター（centre pluridisciplinaire de diagnos-

---

(10) Loi n°2007-1786 du 19 décembre 2007, art.71: JORF n°296 du 21 décembre 2007, p.20603.
(11) Ordonnance n°2010-177 du 23 février 2010, art.7: JORF n°47 du 25 février 2010, p.3585.
(12) 「医学的」という語は、2001年法により「治療的」から変更された。拙稿「フランス」丸山英二編『出生前診断の法律問題』62-63頁（尚学社、2008年）、滝澤正「共同研究・生命倫理法の展開――比較法的考察（一）外国法の状況 Ⅳ フランス」における拙稿「フランス生命倫理法の改正――出生前診断、生殖補助医療および受精卵着床前診断における要件の緩和」上智法学論集48巻3・4号228-234頁（2005年）。

tic prénatal, CPDPN) のメンバーである産婦人科医，女性が罹患している疾患の専門医，女性により選ばれた医師，およびソーシャルワーカーまたは心理学者等の職業上の秘密を守る者という少なくとも4人を含む。産婦人科医および女性が罹患している疾患の治療において資格を有する医師は，保健施設において活動に従事していなければならない。

生まれてくる子が診断の時点で不治と認められた特に重篤な疾患に罹っている強い可能性があることを理由として妊娠中絶が考慮される場合には，女性の要請を検討する責任のある学際的なチームは，出生前診断に関する学際センターのものとする。上記センターのチームが招集される場合には，女性により選ばれた医師は，女性の要請により協議に参加することができる。医学的に緊急な場合を除き，女性は，妊娠の中絶または継続を決める前に，少なくとも1週間の熟慮期間を提示される。

2つの場合において，管轄権を有する学際的なチームの招集に先立ち，当該女性またはカップルは，自らの要請により，前述のチームのすべてまたは一部の構成員により事情を聴取される。」

2項の「女性の要請を検討する学際的なチームに含まれる」者として，改正前には「産婦人科医，女性により選ばれた医師，およびソーシャルワーカーまたは心理学者等の職業上の秘密を守る者という3名」が規定されていた。それとの関連で「保健施設において活動に従事していなければならない」者は，改正前には「前述の2名の医師」と規定されていたが，上記のように修正された（2011年法25条）。3項が"胎児条項"であり，「医学的に緊急の場合を除き，…」という一文が追加された（2011年法26条）。

3　罰　則

妊娠中絶に関しては，刑法典および公衆衛生法典に次のような処罰が規定されている。「違法な妊娠中絶」として，当事者の同意のない妊娠中絶は，5年の禁錮および7万5000ユーロの罰金に処せられる（刑223-10条）。この罪の未遂も，同じ刑に処せられる（刑223-11条）[13]。刑法典223-10条と同一の規定が，公衆衛生法典L.2222-1条に置かれている。

---

(13)　Loi n°2013-711 du 5 août 2013, art.19: JORF n°181 du 6 août 2013, p.13338.

公衆衛生法典では「違法な妊娠中絶」について，さらに次のように規定される（L.2222-2条）。

「他人の妊娠中絶は，次の状況のうちの一つにおいて，事情を知りながら実施された場合には，2年の禁錮および3万ユーロの罰金に処する。
1．医学的理由により実施される場合を除き，法律により認められた期限後の場合
2．医師の資格を有さない者による場合
3．法律に規定される要件を満たす公的もしくは私的な入院施設以外の場所で，またはL.2212-2条に規定される方式に従い締結された協定の範囲外における場合
この罪は，犯人がそれを繰り返し実施していた場合には，5年の禁錮および7万5000ユーロの罰金に処する。
本条に規定される罪の未遂は，同じ刑に処する。」

中絶された胎児等の扱いについては，2004年法により，刑法典に規定が挿入された。すなわち「公衆衛生法典L.1241-5条1項，2項および4項に規定される要件に反して，または診断，治療もしくは科学的な目的以外で，妊娠中絶後，胚または胎児の組織もしくは細胞を採取，保存または利用する行為」は，2年の禁錮および3万ユーロの罰金に処せられる（2004年法28条2項8号，刑511-19-1条）。

「適法な妊娠中絶の妨害」も次のように処罰される。

「L.2212-3条からL.2212-8条に規定される妊娠中絶もしくはその準備行為の妨害またはその未遂は，2年の禁錮および3万ユーロの罰金に処する。すなわち，
―何らかの方法でL.2212-2条に言及される施設へのアクセス，当該施設内での人の自由な通行，または医療系および非医療系スタッフの労働条件を混乱させるもの
―これらの施設で働く医療系および非医療系スタッフ，妊娠中絶を受ける女性またはその周囲の人々に対する，道徳的および心理的圧力，脅迫またはあらゆる威嚇の行使」（公衆衛生L.2223-2条）。

2013年9月27日には，人工妊娠中絶に関する情報専用の新たなサイトをインターネット上に開設することが，マリソル・トゥーレーヌ社会問題・保健担当大臣およびナジャト・ヴァロー＝ベルカセム女性の権利担当大臣（ともに社会党所属）により公表された[14]。これは，女性の自由な選択を保証し，身体の自由という重要な権利および中絶の権利を尊重するよう監視することを，政府が認めるという表明である。このサイトは，中絶に関して信頼度および質の高い情報を提供すると説明されている。

IV　遺伝学的検査

　2004年法により，遺伝学的検査に関して，民法典に次のような16-10条が規定された（2004年法4条）。

「人の遺伝学的特質に関する検査は，医学的または科学研究の目的においてのみ実施することができる。
　検査の性質および目的について十分に情報が提供された後，検査の実施に先立ち，本人の明示的な同意が書面により取得されなければならない。この同意は，検査の目的を記載する。これは，形式を問わず，いつでも撤回することができる。」

　さらに2011年法により，公衆衛生法典が次のように改正される。すなわち，医師は，検査に先立ち，遺伝相談または治療を含む予防措置をとりうる重篤な遺伝的異常が診断された場合には，潜在的に関わる家族が黙秘によって晒されることになる危険について，検査を受ける者に情報を提供する。医師は，本人とともに，診断後に補完されることもある書面において，遺伝に備えて家族に宛てた情報の伝達方法を記載する。重篤な遺伝的異常が診断された場合，診断について知らないでいるという意思を本人が書面により表示していないかぎり，伝えられる医療情報は，誠実（loyal），明白かつ適切な方法で作成され，医師により署名され手渡される文書において要約される。診断の告知の際に，医師は，補足情報を提供しうる患者団体を本人に伝え，

---

(14)　〈www.ivg.gouv.fr〉；〈http://www.marisoltouraine.fr/wp-content/uploads/2013/09/Dossier-de-Presse-IVG.gouv_.fr_.pdf〉

本人が望む場合には，公衆衛生法典 L.1114-1 条により認められた団体の一覧表(ルビ:リスト)を交付する。本人は，家族に対し自ら伝えることを望まない場合には，その情報提供を行うよう医師に求めることができる。その場合，医師は，家族に対し，検査対象者の名，遺伝的異常または危険性を明かすことなく，家族的な性質を帯びる医療情報を知らせ，遺伝相談に行くよう勧める。親戚に当たる者から相談を受けた医師は，検査を行う医師から，問題となる遺伝的異常の情報を得る（2011 年法 2 条，公衆衛生 L.1131-1-2 条）。

1　出生前診断（diagnostic prénatal, DPN）

（a）定義および改正

2011 年法により，出生前診断に関しては，重要な改正が行われた（2011 年法 20 条，下線は改正点の筆者による指摘）。まず，定義として「出生前診断とは，産科および胎児の超音波検査を含み，子宮内において，胚または胎児に特に重篤な疾患を発見する目的で行われる医療実務をいう」と規定された（公衆衛生 L.2131-1 条Ⅰ）。次いで，同じ条文から「これに先立ち，探究される疾患に適した診察が行われなければならない」という文言が削除された。すべての妊婦は「診察」の際に，本人の要求に基づき，医学生物学的および画像による検査を受ける可能性について，誠実，明白かつ本人の状況に適した情報を得る。これらの検査により，妊娠の経過または継続を変える可能性のある疾患を，胚または胎児が呈する危険性を評価することができる（公衆衛生 L.2131-1 条Ⅱ）。検査を行う者として，医師の他に助産師が追加された。これらの者は，検査の結果を妊婦に伝え，本人の理解に必要なすべての情報を与える（公衆衛生 L.2131-1 条Ⅲ）。危険性が高い場合には，妊婦（およびパートナー）は，医師により出生前診断に関する学際センターを紹介される。妊婦らは，異議がなければ，疑いのある疾患の特性，それを発見する方法および予防の可能性，ケアまたは胎児もしくは生まれてくる子に適した世話に関する情報を受け取る。疑いのある疾患の患者および家族への付添い（accompagnement）に関して，認可された専門団体の一覧表が妊婦らに提示される（公衆衛生 L.2131-1 条Ⅲ）。

これらの検査を受ける妊婦の同意は，書面により，医師または助産師が取得する（公衆衛生 L.2131-1 条Ⅴ）。さらに，超音波検査の場合には，異常が

発見されなくても，それは胎児があらゆる疾患を免れており，後に異常の疑いが確認されないと保証するものではないことを，妊婦に対し明確にしなければならない（公衆衛生 L.2131-1 条Ⅵ）。出生前診断のための医学生物学的検査（examen）は，公衆衛生法典に従い許可を受けた医学生物学研究所において，資格を証明できる医師に援助を求めた上で実施される。当該研究所が保健施設に附属する場合には，その施設に許可が与えられる（公衆衛生 L.2131-1 条Ⅶ）。同条Ⅲに規定される，出生前診断に関する学際センターの創設は，集団的利益のための公的および私的な保健機関ならびに保健施設におけるものであり，生命医学機構による許可を受ける（公衆衛生 L.2131-1 条Ⅷ）。

施設または研究所に関しては，次のような修正も加えられた（2011 年法 23 条）。

「出生前診断のための医学生物学的検査を実施する許可を受けたすべての施設または研究所，すべての出生前診断に関する学際センターは，保健担当大臣のアレテにより定められた方式に従い，活動の年次報告書を，保健地方局および L.1418-1 条により設置された生命医学機構に提出しなければならない。」（公衆衛生 L.2131-2 条）

「施設または研究所において，出生前診断に適用される法律または規則の規定に対する違反が確認された場合はすべて，そのことを理由として，L.2131-1 条に規定される許可の一時的または終局的な取消しという結果に至る。」「施設または研究所に与えた許可の取消しは，その許可により定められた規定に対する違反の場合または活動量もしくは結果の質が不十分であった場合にも行われる。」（公衆衛生 L.2131-3 条）

障害をもつ子が出生した場合の"wrongful birth 訴訟"および"wrongful life 訴訟"に関しては，これらを制限する規定が「病者の権利と保健制度の質に関する 2002 年 3 月 4 日の法律[15]」1 条に盛り込まれた。しかし，この規定は，欧州(ヨーロッパ)人権裁判所により人権条約の第 1 議定書 1 条に違反すると判断され，それに先立ち，社会施策・家族法典の L.114-5 条に移行されてい

---

(15) Loi n°2002-303 du 4 mars 2002 relative aux droits des malades et à la qualité du système de santé: JORF du 5 mars 2002, p.4118.

る[16]。

　（b）　**無侵襲的出生前検診**（dépistage prénatal non invasif, DPNI）

　胎児には侵襲性のない出生前遺伝学的検査（Noninvasive prénatal genetic testing, NIPT）は，母体血を用いた胎児染色体検査であり，フランスにおいても臨床研究として実施されている。生命医学機構による報告書（2012年版）[17]では，「検診（dépistage）」と「診断（diagnostic）」は異なる概念であることが強調されている。前者は病気が進行する危険性を確率で示すのに対し，後者は疾病の存在を確証または否定する。

　2009年6月23日のアレテ[18]（2010年2月19日に改正される）等により，妊婦は，21トリソミー（ダウン症候群）に関する早期の検診を選択することができるようになった。38歳以上の妊婦に，危険性が高いとして検診が提示される。2013年4月25日付の国家倫理諮問委員会による答申120号「母体血を用いた胎児の遺伝学的検査の発展に関わる倫理的問題[19]」は，無侵襲的出生前検診の段階的な導入に好意的だが，21トリソミーについて倫理的問題および社会的偏向の危険性も指摘する。

　（c）　**罰　　則**

　公衆衛生法典L.2131-1条に規定される許可を得ることなく出生前診断を実施する行為は，2年の禁錮および3万ユーロの罰金に処せられる（刑511-20条）。この規定は，1994年法9条により制定され，2004年法25条により公衆衛生法典L.2161-1条に同一の規定が置かれる。

---

(16)　拙稿・前掲注(12)「フランス」65-80頁，「《反ペリュシュ法》その後——欧州人権裁判所との関連で」上智法学論集51巻3・4号125-148頁（2008年）および「《Wrongful life》訴訟における損害——フランス法を中心として（1）（2・完）」上智法学論集46巻4号63-90頁，47巻1号118-130頁（2003年）。

(17)　〈http://www.agence-biomedecine.fr/IMG/pdf/rapport_annuel_vdef.pdf〉

(18)　Arrêté du 23 juin 2009 fixant les règles de bonnes pratiques en matière de dépistage et de diagnostic prénatals avec utilisation des marqueurs sériques maternels de la trisomie 21 et al: JORF n°152 du 3 juillet 2009, pp.11079, 11082.

(19)　〈http://www.ccne-ethique.fr/sites/default/files/publications/avis-120.pdf〉

2 受精卵着床前遺伝子診断 (diagnostic préimplantatoire, DPI)

（a） 定義および改正

2011年法により，受精卵着床前遺伝子診断は「体外受精胚から採取された細胞に基づき行われる生物学的診断」と定義付けられた（2011年法21条，公衆衛生L.2131-4条）。着床前診断が例外的に認められる要件は，以下のとおりである。出生前診断に関する学際センターにおいて活動する医師は，カップルが，その家族的な状況により，診断の時点で不治と認められた特に重篤な遺伝病に冒された子を産む強い可能性を有することを確認しなければならない。診断は，予めかつ正確に，両親の一方または直系尊属のうちの1人に重篤な疾患の原因となる異常が認められた場合にのみ，行うことができる。診断の実施に際し，カップルの双方が，書面により同意を表明しなければならない。診断は，当該疾患ならびにその予防方法および治療方法の研究以外を目的としてはならず，生命医学機構により許可を受けた施設においてのみ実施することができる（公衆衛生L.2131-4条）。

（b） 着床前診断とヒト白血球抗原（Human Leukocyte Antigen）適合性（DPI-HLA）

重篤な遺伝病に罹患した年長の子を治療するために，提供者となりうる次の子（"医薬品としての赤ん坊（bébé médicament）"，"二重の希望を担う赤ん坊（bébé du double espoir）" または "救世主きょうだい"）を着床前診断によってもうけることは，2004年法により認められた（2004年法23条，公衆衛生L.2131-4-1条）[20]。さらに2011年法により，その「実験的な性格（caractère expérimental）」という文言も削除され，このような着床前診断は標準化された[21]。ただし，人体の組織または細胞の採取（公衆衛生L.1241-1条～L.1241-7条）による提供の可能性を探求し尽くしたことを条件として，公衆

---

(20) 拙稿・前掲注(12)「フランス生命倫理法の改正」238-249頁；ABM, Extension du DPI（DPI-HLA）⟨http://www.agence-biomedecine.fr/Extension-du-DPI-DPI-HLA, 179?lang=fr⟩；公益財団法人HLA研究所「HLAとは」⟨http://www.hla.or.jp/about/index.html⟩。

(21) Valérie DEPADT-SEBAG, Droit et bioéthique - 2e édition, Éditions Larcier, 2012, pp.142-143.

衛生法典 L.2131-4-1 条の要件が満たされた場合に、このような診断を行うことができる (2011 年法 22 条)。

(c) 罰則

着床前診断に関する L.2131-4 条および L.2131-4-1 条の規定に違反する行為は、2 年の禁錮および 3 万ユーロの罰金に処せられる (刑 511-21 条)。この規定は、1994 年法 9 条により制定され、2004 年法 25 条により公衆衛生法典 L.2161-2 条に同一の規定が置かれる。

V 生殖補助医療 (assistance médicale à la procréation, AMP)

生殖補助医療は、1994 年法のうちの 1 つである「人体の要素および産物の提供ならびに利用、生殖補助医療、ならびに出生前診断に関する 1994 年 7 月 29 日の法律[22]」により法制化された[23]。その後、2004 年法および 2011 年法により修正が施されていく。1994 年法では、それまで優勢であった「医学的に援助された生殖 (procréation médicalement assistée, PMA)」という語が、「生殖への医学的介助 (assistance médicale à la procréation, AMP)」という語に置き換えられている。この用語上の刷新は、取るに足りないものではなく、補助された生殖を、医学のみならず他の次元、とりわけ親子関係に関する法的次元において検討するという立法者意思を示すという[24]。

1 定義および改正

2011 年法は、生殖補助医療の定義として「生殖補助医療は、体外受精、配偶子・生殖組織・胚の保存、胚移植および人工授精を可能とする、臨床的かつ生物学的な実践」と規定する (2011 年法 31 条、公衆衛生 L.2141-1 条 1 項)。科学技術の進展を考慮し、「生殖補助医療に用いられる生物学的手法の一覧表は、生命医学機構による答申の後、保健担当大臣のアレテにより定め

---

[22] Loi n°94-654 du 29 juillet 1994, préc. note (2).
[23] 小門穂「[2] フランス」神里彩子＝成澤光編『生殖補助医療法――生命倫理と法・基本資料集 3』124-162 頁 (信山社、2008 年)。
[24] DEPADT-SEBAG, préc. note (21) pp.210-211; 拙稿・前掲注 (12)「フランス生命倫理法の改正」234-235 頁。

られる。国務院の議を経るデクレにより，この一覧表に記載される手法の登録に関する方式および基準が規定される。これらの基準は，特に民法典 16 条から 16-8 条に規定される生命倫理の基本原理を遵守すること，有効性，手法の生殖可能性，ならびに女性および生まれてくる子にとって手法を利用することが安全かどうかに，とりわけ関係する」と規定される（2011 年法 31 条，公衆衛生 L.2141-1 条 1 項）。

　凍結保存に関しては，卵子を超高速で凍結できるガラス化法（vitrification）という技術の利用が認められた（2011 年法 31 条，公衆衛生 L.2141-1 条 4 項）。生殖補助医療は，病理学的特徴が医学的に診断された不妊の治療，または特に重篤な疾患が子に遺伝するか，カップルの他方がそれに感染することの回避を目的とする（2011 年法 33 条，公衆衛生 L.2141-2 条 1 項）。治療という目的は，2011 年法により再確認されたものであり，同性カップルまたは独身女性に生殖補助医療への道を開くという大いに議論された問題に対し，立法者が回答を与えたものとされる[25]。

　生殖補助医療を利用できるカップルの要件について，2011 年法は「カップルを構成する男性および女性は，生きていて生殖年齢にあり，胚移植または授精に事前に同意していなければならない」として規定を改正した（2011 年法 33 条，公衆衛生 L.2141-2 条 2 項）。すなわち，2011 年法は「婚姻しているか，少なくとも 2 年の共同生活を証明できる」という要件を削除した。この要件は，1994 年法および 2004 年法により，カップルの安定性を確保するために設けられていたものである。この削除に関しては，原理的な側面と実務的な側面があるという[26]。前者については，財産的な問題を扱うに過ぎない PACS（民事連帯協約）によるカップルに生殖補助医療への道を開くこと，および 2 年という期間が不妊を確証するものではないということが指摘される。後者については，共同生活の証明は容易に入手できるため，要件が遵守されていないということが挙げられる。

　生殖補助医療の原則に関しては，2011 年法に含まれていない規定が検討に値する[27]。すなわち，子の権利または利益を重視する考え方が乗り越え

---

(25) DEPADT-SEBAG, préc. note(21) p.211.
(26) DEPADT-SEBAG, préc. note(21) pp.211-213.
(27) Jean-René BINET, La loi du 7 juillet 2011: une révision mesurée du droit de la

れたわけではなく，同性カップルによる生殖補助医療の利用も，死後生殖[28]も，代理懐胎も許可されていない。死後生殖は，死後授精だけでなく，死後の胚移植も含めて禁止されている。このことは「カップルを構成する1人の死亡，離婚もしくは別居申請の提出，もしくは生活共同体の停止，または生殖補助医療を実施する責任を負う医師に対して男性もしくは女性により書面でなされた同意の撤回は，授精または胚移植の妨げとなる」(2004年法24条，公衆衛生L.2141-2条2項) という規定にも表れている。

体外受精胚は「L.2141-1条に定められる生殖補助医療の枠内において，その目的に従う場合にのみ」作成することができる（公衆衛生L.2141-3条）。体外受精胚が保存されているカップルの，親になる計画が終了した場合，または一方が死亡した場合には，カップルの双方または生存している一方は，他のカップルによる胚の受入れ，胚が治療を目的とする研究の対象となること，または保存の終了に同意することができる。いずれにしても，3ヵ月の熟慮期間を経た，書面による同意が必要となる（2011年法34条，公衆衛生L.2141-4条Ⅱ）。

配偶子不足という問題への対策として，2011年法は，提供に関する要件を緩和する。婦人科医は，患者である女性に対して卵子提供に関する情報を提供し，主治医は，患者であるカップルに対して配偶子提供に関する情報を提供しなければならない（2011年法29条Ⅰ，公衆衛生L.1244-1-1条およびL.1244-1-2条）。提供者が成年の場合には，既に子をもうけている必要はなく，後に自らが生殖補助医療を利用する可能性のために，配偶子または生殖組織の一部を採取し保存しておくことが提示されなければならない（2011年法29条Ⅱ，公衆衛生L.1244-2条3項）。さらに，卵子提供者は，被用者である場合には，卵巣刺激および卵子の採取に必要な検査および手術を受けるために，使用者から欠勤の許可を与えられる。この欠勤により減給されることはなく，その期間は実働期間とみなされる（2011年法29条Ⅲ，公衆衛生L.1244-5条および労働法典L.1225-16条）。

提供者（第三者であるドナー）が関わる生殖補助医療においては，生まれ

---

bioéthique, Droit de la famille, n°10, octobre 2011, étude 21, 9.
(28) 拙稿「フランスにおける死後生殖に関する法的動向」生命倫理24号151-158頁（2013年）。

てくる子の利益のために，匿名の解除が問題となっていた。2011年法の政府提出法案では，提供者の身元を知る可能性が示されていたが，配偶子提供の減少を懸念し，家族の利益（秘密）および親子関係を重視する国民議会および元老院により，匿名の原則は維持された[29]。

2011年法により，提供者が関わる生殖補助医療における関係者（提供者，受容者および生まれた者）の個人情報を収集し保存するすべての人または機関は，情報処理および自由に関する国家委員会（Commission nationale de l'informatique et des libertés, CNIL）の監督に服することとなった（2011年法27条，公衆衛生L.1244-6条2項）。この委員会は，個人情報が収集される要件を監督し，データの機械的な扱いはすべて，届出および事前の許可という方式を遵守してなされる（2011年法27条，公衆衛生L.1244-6条3項）。

配偶子および胚の提供に関しては，「匿名」と「無償」という2つの原則がある。「匿名」の原則は，民法典16-8条（1994年法3条）および公衆衛生法典L.1211-5条に規定されている。「配偶子の提供を行った者またはカップルおよびその提供を受けたカップルを同時に識別できる情報を漏洩する行為は，2年の禁錮および3万ユーロの罰金に処する」という刑法典511-10条と同一の規定が，公衆衛生法典L.1273-3条に置かれている。「胚を受け入れたカップルおよびそれを放棄したカップルは，それぞれの身元を知ることができない」（公衆衛生L.2141-6条3項）とされ，それらの「カップルを同時に識別できる記名情報を漏洩する行為」は，2年の禁錮および3万ユーロの罰金に処せられる（刑511-25条Ⅱ）。

「無償」の原則とは，いかなる報酬または支払いも「人体の要素の採取または産物の収集に応じる者に対して支給されてはならない」というものである（民16-6条（1994年法3条）および公衆衛生法典L.1211-4条（2004年法7条））。施術する医師も，提供を目的とする配偶子に関する生殖補助医療の臨床的・生物学的活動を名目として「行為に対するいかなる報酬も得てはならない」とされる（公衆衛生L.2142-1条3項（2008年のオルドナンス[30] 4条））。

---

(29) Daniel VIGNEAU, La nouvelle loi《bioéthique》: une réforme à la fois significative et prudente, Dictionnaire permanent Bioéthique et biotechnologies, n°218-1, septembre 2011, pp.2-18, surtout p.7.

(30) Ordonnance n°2008-480 du 22 mai 2008 transposant en matière de don de gamètes

公衆衛生法典 L.2141-2 条に定められるもの以外の目的で，生殖補助医療の活動を実施する行為は，5 年の禁錮および 7 万 5000 ユーロの罰金に処せられる（刑 511-24 条）。

2　禁止される行為

（a）　二重の配偶子提供

カップルの双方が不妊である場合には，他のカップルから余剰（残余）胚の提供を受けることができ，精子および卵子を同時に（二重に）提供してもらうことはできない[31]。「カップルを構成する少なくとも 1 人に由来しない配偶子を用いて，胚を作成することはできない」（公衆衛生 L.2141-3 条）という規定に関して，2011 年法による修正は加えられていない。

（b）　代 理 懐 胎

フランスにおいて，代理懐胎は「他人のための懐胎（gestation pour autrui, GPA）」と呼ばれる。1994 年法[32]により，民法典に「他人のための生殖または懐胎に関するすべての約定は，無効とする」という規定が設けられた（1994 年法 3 条，民 16-7 条）。

刑法典には「親子関係の侵害」として次のような規定が設けられている（刑 227-12 条）。

「営利目的であれ無償の提供（don）であれ，脅迫または権限の濫用により，両親またはそのうちの 1 人に対し，生まれた子もしくは生まれてくる子を遺棄する約束を教唆する行為は，6 ヵ月の禁錮および 7500 ユーロの罰金に処する。

子を養子にすることを望む者と，生まれた子または生まれてくる子を遺棄することを望む親との間を，営利目的で仲介する行為は，1 年の禁錮および 1 万 5000 ユーロの罰金に処する。

子を受け入れることを望むカップルと，彼らに引き渡すためにその子を宿

---

　　et d'assistance médicale à la procréation la directive 2004/23/ CE du Parlement européen et du Conseil du 31 mars 2004: JORF n°119 du 23 mai 2008, p.8386.
(31)　DEPADT-SEBAG, préc. note(21) pp.211-231.
(32)　Loi n°94-653 du 29 juillet 1994, préc. note(2).

すことを承諾する女性との間を仲介する行為は，2項で規定される刑に処する。これらの行為が習慣的に，または営利目的でなされていた場合には，刑を倍増する。
本条の2項および3項に規定される罪の未遂は，同じ刑に処する。」

（c）　生殖クローニング（clonage reproductif）
1994年法[33]により，民法典に16-4条が設けられ，次のように規定された（1994年法3条）。

「何人も，人類の統合性（intégrité de l'espèce humaine）を侵害することはできない。
人の選別を組織化する傾向のある，すべての優生学的な実践を禁止する。
遺伝病の予防および治療を目標とする研究を除き，人の子孫の修正を目的として，遺伝的特性に対するいかなる改変も加えてはならない。」

この規定は2004年法21条により改正され，「他の生者または死者と遺伝的に同一の子を出生させる目的を有する，すべての介入を禁止する」という規定が3項に挿入された。

刑法典においても「研究を目的として体外で懐胎（conception）させる行為およびクローン技術によりヒト胚を作成する行為は，7年の禁錮および10万ユーロの罰金に処する」（2004年法28条，刑511-18条）と規定されている。さらに「優生学および生殖クローニングの罪」として，「人の選別を組織化する傾向のある，優生学的な実践を行う行為」（刑214-1条）および「他の生者または死者と遺伝的に同一の子を出生させる目的を有する介入を行う行為」（刑214-2条）等は，30年の懲役および750万ユーロの罰金に処せられる（いずれも2004年法28条）。

VI　おわりに

2011年の生命倫理法改正は，ニコラ・サルコジ前大統領の政権下で，保守・中道右派の政党である国民運動連合（UMP）が与党の時に行われた。し

---

(33)　Loi n°94-653 du 29 juillet 1994, préc. note(2).

かし,翌 2012 年にフランソワ・オランド大統領が誕生し,中道左派の社会党が与党となり,いくつかの法改正がなされている。ここでは,同性婚に関するものと胚研究に関するものを挙げておく。

同性カップルに婚姻することを認める法律[34]が,2013 年 5 月 17 日に制定された。この法律により,同性婚をした者たちが養子縁組を行うことは認められたが,生殖補助医療の利用は認められていない（2014 年 7 月現在）。

胚および胚性幹細胞（ES 細胞）を対象とする研究を認める法律[35]も,2013 年 8 月 6 日に制定された。これは 1 ヵ条からなる法律であり,2011 年法を改正するものとして,公衆衛生法典 L.2151-5 条を修正する。法案起草者は「多大な治療可能性のゆえに,ES 細胞は希望をもたらすものであり,研究者の関心を絶えず引く」と指摘し,このような研究を（例外は含みつつ）禁止していた従来の法的措置に換えて,「枠付けられた許可」の制度を提案した[36]。

2011 年法は,施行後 7 年以内に見直され,6 年以内に議会科学技術選択評価局（OPECST）により適用について評価される（2011 年法 47 条）。今後の動向が注目される。

〔付記〕妊娠 12 週（無月経 14 週）まで認められる女性の決定による中絶について,「困窮状態にある妊婦は,」という語を「妊娠の継続を望まない妊婦は,」という語に置き換える法改正案が,憲法院による 2014 年 7 月 31 日の決定で合憲とされた（男女間の現実的平等に関する法律 24 条,公衆衛生 L.2212-1 条）。

---

(34) Loi n°2013-404 du 17 mai 2013 ouvrant le mariage aux couples de personnes de même sexe: JORF n°114 du 18 mai 2013, p.8253.

(35) Loi n°2013-715 du 6 août 2013 tendant à modifier la loi n°2011-814 du 7 juillet 2011 relative à la bioéthique en autorisant sous certaines conditions la recherche sur l'embryon et les cellules souches embryonnaires: JORF n°182 du 7 août 2013, p.13449.

(36) 〈http://www.senat.fr/dossier-legislatif/ppl11-576.html〉

11 スウェーデンにおける生殖医療と法的ルール

千葉華月

Ⅰ　はじめに
Ⅱ　現行法に至るまでの経緯
Ⅲ　生殖補助医療への規制と法的親子関係
Ⅳ　法改正に向けた議論
Ⅴ　おわりに

I　はじめに

　北欧諸国における生殖補助医療に関する政策は多様化している[1]。北欧では，1940年代後半からこの領域における法の調和が試みられ[2]，続いて1980年代にも北欧評議会[3]において生殖補助医療に関わる法の調和が考慮されたが，いずれも実現しなかった[4]。そのため，北欧諸国は生殖補助医療に関しそれぞれの法的ルールを作成してきた。

　スウェーデンは，1984年に人工授精に関する法律が成立し，第三者から提供された精子を用いるいわゆる非配偶者間人工授精を世界で初めて法的に規制し，子どもに出自を知る権利を認めた。社会状況に応じて議論が行われ，生殖補助医療に関する法の改正や親子法の改正が数度にわたって行われてきたこともあり，スウェーデンは，生殖補助医療の法整備における先進国と評されることも多く，その沿革や法整備に向けた議論は注目に値する。この領域においてスウェーデン法を検討することは先進諸国はもちろん，我が国でも，多くの論者によってなされてきた[5]。スウェーデンと我が国とは法制度やそれを取り巻く社会制度も大きく異なるため，生殖補助医療に関する法状況を検討する場合には，特に家族形態等，家族をめぐる状況の違いに留意する必要がある。

---

(1) Assisted Reproduction in the Nordic Countries, Norden, Tema Nord 2006：505 p.73.
(2) SOU 1983：42, s13.
(3) 北欧評議会は，1952年に設立され，デンマーク，フィンランド，アイスランド，ノルウェー，スウェーデン，フェロー諸島，グリーンランド，から選ばれた87名の構成員から成る。同評議会は，北欧地域における国会等の協働機関で，各政府に勧告を与える（萩原金美『スウェーデン法律用語辞典』147頁（中央大学出版部，2007年））。
(4) Assisted Reproduction in the Nordic Countries, Norden, Tema Nord 2006：505, p.74, 78-79, SOU 1983：42, s13, Rekommendation 31/1986, The Nordic Council Protocol 1987, p.1275-1276.
(5) 石原理『生殖医療と家族のかたち――先進国スウェーデンの実践』（平凡社，2010年），林かおり「海外における生殖補助医療法の現状――死後生殖，代理懐胎，子どもの出自を知る権利をめぐって」外国の立法243号99-136頁等（2010年），両角道代「スウェーデンの人工生殖法――非配偶者間人工生殖における『子の福祉』」樋口範雄＝土屋裕子編『生命倫理と法』（弘文堂，2005年），その他の文献については後掲参照。

スウェーデンにおける生殖補助医療は，20世紀初頭から行われてきた。1920年代に非配偶者間人工授精がはじまり，1983年にスウェーデンではじめて体外受精による子どもが誕生している[6]。

　現在，スウェーデンには，生殖補助医療に関する規制法があり，それに対応して親子法の改正も行われており，生殖補助医療をめぐる法が一定程度整備されている。しかし，生殖補助医療という技術に対して法的な対応が早かったわけではない。1920年代に非配偶者間人工授精がはじまってから1984年に人工授精に関する法律（Lagen (1984：1140) om insemination）が成立するまでには長期間にわたる慎重な議論が行われており，長い間生殖補助医療を規制する法は存在していなかった。1988年に体外受精に関する法律（Lagen (1988：711) om befruktning utanför kroppen）が成立し，数度にわたる2つの法の改正とそれに対応して親子法の改正が行われてきた。その後，2つの法を取り込む形で，新しく2006年に遺伝的な一体性等に関する法律（Lag (1984：1140) om insemination）が成立している。スウェーデンで認められる生殖補助医療は，少しずつ拡大してきている。また，生殖補助医療を受ける対象も，婚姻夫婦とサンボから，レズビアンカップルへと拡大し，現在は，独身女性にも認められつつある。

　このような生殖補助医療の適用の拡大においては，特に法的な親子関係の確定が問題となる。人工授精と体外受精における法的親子関係の確定の在り方と子どもの出自を知る権利が認められた背景や実状を明らかにすることは有益である。本稿では，スウェーデンにおける生殖医療に関わる法的ルールについてこれまでの議論を整理した上で，現行法の内容について検討し，近時の法改正に向けた議論を紹介する。

---

(6)　SMER 2013：1, s33.

II 現行法に至るまでの経緯

1 立法に至るまでの経緯

(a) 議論のはじまり

1946年，スウェーデンにおいて人工授精が法的観点から初めて問題とされ，親子法改正のための報告書において非配偶者間人工授精子の父性確定について言及された[7]。翌年の1947年に人工授精に関する法的および医療上の問題を調査するために医療庁（当時）の要請により，政府により人工授精の調査委員会が任命され，1953年，同委員会は，非配偶者間人工授精を対象とした人工授精に関する法律草案を提出した[8]。当時は，養子になる子どもも多く，生殖補助医療があまり行われておらず，さらに，第三者の提供精子による人工授精への強い反対があったことから法制化には至らなかった[9]。

1980年代半ば頃には，先進諸国と同様に，生殖補助医療が広がり，毎年230人の子どもが提供精子による人工授精によって生まれ[10]，法的対応の検討が必要とされるようになった。当時，人工授精に関する法律制定に向けた議論の1つ契機とされたのは，ハパランダ事件と呼ばれる非配偶者間人工授精子の父性確定のための判決である[11]。同判決は，スウェーデンにおける初めての人工授精に関する最高裁判決であり，社会的関心も大きかった。

(b) ハパランダ事件判決

本事件の事実関係と判決は以下のとおりである。夫婦（1970年6月19日に婚姻）は，子どもができず，1973年に病院で男性不妊であることが判明した。議論の末，夫婦は，提供精子による人工授精を受けることになった。X（原告）は，主治医との面談において提供精子による人工授精に同意し，そ

---

(7) 坂本優子「スウェーデン人工授精法——人工授精子の父性確定と生物学上の父の身元を知る権利をめぐって」六甲台論集32巻2号90頁（1985年）。SOU 1946：49.
(8) Förslag till lagstiftning om insemination (SOU 1953：9).
(9) Åke Saldeen, Barn och Föräldrarätt, 6 upplagen, Iustus Förlag 2009, s110.
(10) Barn genom insemination (SOU 1983：42) s202.
(11) NJA 1983 s.320. 判例の詳細については，菱木昭八朗「AID 人工授精子の父性確定の問題について」専修法学論集40号185頁（1984年）。

の後，数度にわたる人工授精を受け，その際はＸも同行していた。しかし，息子Ｙ（被告）を懐胎した最後の人工授精の時には，夫婦は，病院に行く途中で人工授精を受けることについて口論になり，Ｘは帰宅したため，妻は一人でボーデンにある病院に行き，提供精子による人工授精を受け，懐胎し，1979年7月24日にＹが出生した。Ｘは，妻が懐胎した人工授精の最終段階で，人工授精を受けることについて口論していたが，母親がＸと婚姻中にＹが出生しているため，Ｘは子どもの法律上の父親と推定され[12]，Ｙの父とみなされた。Ｘは，Ｙの出生後，離婚の申立てと同時にＹを相手方として，ハパランダ地方裁判所に父子関係不存在確認の宣告を求める訴えを提起し最高裁まで争われた[13]。最高裁は，提供精子による人工授精についてのＸの同意の有無に関わらず，ＸとＹとの間には，遺伝上の父子関係が存在しないとして，Ｘの父性否認の訴えを適法であるとして，父性は否認されるべきであると述べた。同判決により，提供精子による非配偶者間人工授精によって生まれてきたＹは，父親が分からない子どもになった。

2　人工授精に関する法律

（a）　制定過程の議論

同事件が地裁に提起された後，1981年，政府は，生殖補助医療に関する諸事項を検討する人工授精調査委員会を設置し，人工授精に関する諸問題を調査・検討するよう命じた。法務大臣は，同委員会への諮問において，非配偶者間人工授精によって生まれてきた子どもに出自を知る権利を認めるか等について提案するよう求めた。同委員会は，人工授精に関わる諸問題を調査・検討し，人工授精に関する法律草案を含む報告書「人工授精による子ども」を作成し，政府に提出した[14]。同報告書では，①提供者と同様に夫やサンボによる人工授精に関する制定法上の諸規定に関する提案，②非配偶者間人工授精子の自己の出自を知る権利に関して，養親子関係の研究成果をもとに，非配偶者間人工授精子の基本的人権を保障するために子どもに出自を知る権利を与えるべきとする提案等がなされ，法務省に提出された。提案に対

---

(12)　Föräldrabalk (1949：381) Kap 1, 1§.
(13)　1981年10月2日には離婚が認められている。
(14)　Barn genom insemination (SOU 1983：42).

する各レミス機関の意見が聴取され、政府は、人工授精に関する法律の草案、親子法改正案、秘密保持法改正案の3法案を国会に提出した[15]。1984年に人工授精に関する法が成立し[16]、1985年に施行され、提供精子を用いる非配偶者間人工授精が世界で初めて法的に規制された。

（b）　法律の内容

立法当時、人工授精に関する法律は、人工授精の利用を、婚姻夫婦、サンボに限定し、ホモセクシャルカップルには認めなかった。同法では、配偶者（サンボ）間人工授精と非配偶者間人工授精が区別して規定され、非配偶者間人工授精については、産婦人科において特別な能力を持つ医師の直接の監督下で公立病院でのみ行うことができると規定された。同法では、非配偶者間人工授精において出生した子どもに出自を知る権利を認めている[17]。親子法では、子どもの最善の利益を至高の考慮事項としており[18]、出自を知る権利を認める事は、子どもの最善の利益であると考えられた。出自を知る権利が認められた理由としては2点が挙げられることが多い。第1に養子には、出自を知る権利が認められていることである。明文規定はないものの、養子縁組の事実と出自を知ることについて広くコンセンサスある[19]。第2に、16世紀から住民の登録制度があり、自身の子孫かを遡ることが可能になっており、そのような歴史が出自を知る権利を認めたのではないかと指摘される[20]。

---

(15)　Prop. 1984/85：2 om artificiella inseminationer.
(16)　同法の詳細については、坂本・前掲注（7）88頁、菱木昭八朗「スウェーデン人工授精法と改正親子法における人工授精子の父性」ジュリスト835号114頁（1985年）参照。
(17)　人工授精に関する法律が施行された1985年には、提供精子数は約200から60件に減少し、非配偶者間の人工授精により生まれた子どもの数も減少したとされる。
(18)　拙稿「親権：各国法の概観（10）スウェーデンの親権法」戸籍時報702号73頁（2013年）。
(19)　実際、養子は、国民登録台帳、社会福祉委員会、地裁、国際養子斡旋機関NIAに保存されている記録を用いて出自に関する情報を得ることが可能である。
(20)　現在、全国民の出生にかかわる情報は、国民登録台帳（folkbokföringen）に登録されている。国民登録台帳には、婚姻、出生、死亡等が登録されるが、人工授精や体外受精の事実は登録されるわけではない（Folkbokföringslag（1991：481））。

3　体外受精に関する法律と法改正

（a）　体外受精に関する法律

体外受精に関する諸問題に関しては，1988年に「体外受精による子ども」に関する調査委員会報告書が政府に提出され[21]，政府は，体外受精に関する法律草案を国会に提出し[22]，1988年に成立，1989年に施行された。立法当時，体外受精の利用は，人工授精に関する法律と同様に，婚姻夫婦とサンボに限定された。体外受精に関する法律は，非配偶者間体外受精を認めず，わずか4条で構成された。

（b）　法　改　正

1995年，国家医療倫理評議会は[23]，社会省の委任に従い[24]，社会省に，生殖補助医療，体外受精に関する諸問題に関する見解を提出した[25]。評議会は，①体外受精に関する法律において，提供精子による体外受精および提供卵子と夫やサンボの精子による体外受精を認めるよう改正されるべきであること，②提供卵子による出生子にも，提供精子の場合と同様，出自を知る権利を平等に認めるべきであること等について提案した。

2000年，同評議会の見解をふまえ，調査委員会報告書が政府に提出され[26]，各レミス機関の意見の聴取が行われた[27]。2002年，体外受精に関する法律の改正草案が国会に提出され[28]，成立し，2003年に施行された。生

---

[21]　Barn genom befruktning utanför kroppen（SOU：1985：5）菱木昭八朗「スウェーデン体外授精法審議会答申から」スウェーデン社会研究所月報 Vol.17 No.5（1985年）。

[22]　Prop. 1987/88：160 om befruktning utanför kroppen, SoU 1987/88：26, rskr 1987/88：383.

[23]　国家倫理評議会は，1985年に確立を決定された政府から独立した国家の諮問機関である。政府に任命され，医療倫理の問題について政府および議会にガイダンスを提供する任務を行う。評議会は，1名の議長，7つの政党の代表および医学，法，哲学等10名の専門家で構成される。社会福祉大臣によって任命され，3年の任期である〈www.smer.se/om-smer/〉。

[24]　uppdrag（dnr S94/1550/S）.

[25]　Statens medicinsk-etiska råds, Assisterad befruktning – synpunkter på vissa frågor i samband med befruktning utanför kroppen, Socialdepartementet 5 April 1995.

[26]　Behandling av ofrivillig barnlöshet, Ds 2000：51.

[27]　S 95/1895/S.

殖補助医療に関する規則と一般的助言（SOSFS2002：13）も策定されている[29]。

同法律改正[30]により提供卵子による体外受精と提供精子による体外受精が認められた。卵子提供者は，体外受精を受けている者とされ，非配偶者間体外受精は，公的資金によって運営されている病院でのみ行われるとされた。医師は精子提供者や卵子提供者の個人情報を特別のカルテに記載し，カルテを最低70年間保存しなければならないと規定された。遺伝上の起源とドナーのアイデンティティを知る子どもの出自を知る権利については，卵子提供と精子提供について同じ方法で規定された。非配偶者間体外受精においても，非配偶者間人工授精の場合と同様に，子どもが相当の成熟性に達した時，子どもに出自を知る権利が認められるようになった[31]。死後生殖は禁止された。

同法改正とともに人工授精に関する法律[32]および親子法も改正された[33]。人工授精に関する法律では，提供精子による人工授精は公的資金によって運営されている病院でのみ行うことができるとされ，それ以外の場合には，社会庁の許可が必要とされた。また，精子提供者の個人情報は特別のカルテに記載され，最低70年間保管しなければならないとされた。親子法改正については後述する。

4　その後の法改正

2004年，「ホモセクシャルカップルへの生殖補助医療による親子関係」についての調査報告書が政府に提出された[34]。2005年，人工授精に関する法

---

(28) Behandling av ofrivillig barnlöshet, Prop. 2001/02：89, Socialdepartementet, januari 2002.
(29) 同規則と一般的助言は，その後，数度にわたり改訂されている（SOSFS 2005：17, SOSFS 2006：10）。
(30) SFS 2002：252. 菱木昭八朗「スウェーデンの改正体外授精法について」専修法学論集第85号1頁（2002年）。
(31) 子どもの出自を知る権利については，子どもの権利条約第7条にその根拠が求められた。
(32) SFS 2002：253
(33) SFS 2002：251.

律，体外受精に関する法律，親子法等の改正草案が提出され[35]，パートナーシップ登録しているレズビアンカップルにも，提供精子での人工授精・体外受精を行うことが認められるようになった。

III 生殖補助医療への規制と法的親子関係

その後も法改正が行われ，現在は，生殖補助医療を規制する遺伝上のインテグリティ等に関する法律により生殖補助医療への規制が行われている。ここでは，生殖補助医療への規制と法的親子関係について説明する。

1 遺伝上のインテグリティ等に関する法律

(a) 経 緯

2004 年，遺伝上のインテグリティ等に関する最終調査報告書が政府に提出された[36]。政府は，各レミス機関の意見を聴取し，立法顧問院に，意見を求め[37]，2006 年，社会省は，遺伝上のインテグリティ等に関する法律草案を国会に提出し[38]，成立し，施行された[39]。同法は，保健・医療サービスと医学研究において，遺伝子検査と診断，遺伝子研究，遺伝情報等を包括的に規制し，人工授精および体外受精についても規定している[40]。同年，遺伝上のインテグリティ等に関する政令（förordningen（2006：358）om genetisk inte-

---

(34) Föräldraskap vid assisterad befruktning för homosexuella, Ds 2004：19, Justitiedepartementet 19 april 2004.
(35) Assisterad befruktning och föräldraskap, Prop. 2004/05：137, Justitiedepartementet, 23 mars 2005.
(36) G enetik, integritet och etik（SOU 2004：20）.
(37) Genetisk integritet m.m., 28 november 2005, Lagrådsremiss, Socialdepartementet.
(38) Genetisk integritet m.m., Prop. 2005/06：64, 18 januari 2006, Socialdepartementet.
(39) Lag（2006：351）om genetisk integritet m.m. 井上悠輔「スウェーデン」神里彩子＝成澤光編『生殖補助医療 生命倫理と法——基本資料3）』213-221 頁（信山社，2008 年）。
(40) 同法施行により，一般的な健康診断における一定の遺伝子工学の利用に関する法律（Lag（1991：114）om användning av viss genteknik vid allmänna hälsoundersökningar），人工授精に関する法律，研究または治療目的での人の受精卵の取り扱いに関する法律（lagen（1991：115）om åtgärder i forsknings- eller behandlingssyfte med ägg från människa），体外受精に関する法律は，この法律に組み込まれ，廃止された。

gritet m.m）が策定され同法を補足している（同政令1条)[41]。社会庁は，同政令に基づき，規則および一般的助言を策定している。

保健・医療サービスおよび臨床研究における組織および細胞の使用に関する社会庁の規則および一般的助言では[42]，4章において生殖補助医療について規定している。同規則および一般的助言では，生殖補助医療が行われる場合の許可の要件について具体的に定めている。

（b） 法律の内容
（i） 人工授精

遺伝上のインテグリティ等に関する法律では，第6章で人工授精について規定している[43]。人工授精は，女性が婚姻しているまたはサンボや登録パートナーである場合にのみ行われる。人工授精には，夫，サンボ，登録されたパートナーの書面による同意が必要である（同法6章1条)[44]。第3者からの提供精子による人工授精は，公的財源による病院以外で医療およびケア庁の許可なく行われることは認められず，そのような人工授精は，産科および婦人科において専門的能力を有する医師の監督下で行われなければならず（2条)，医師による事前の特別な審査が必要になる。医師は，夫またはサンボ

---

(41) 同政令には以下のような規定がある。社会庁は，遺伝上のインテグリティ等に関する法律8章8条3に従い，体外受精により女性に移植される受精卵の数（同政令2条3号）等に関する規則を公布する。医療およびケア庁は，遺伝上のインテグリティ等に関する法律6章2条および7章4条のもと許可されるための申請手続に関する規則を発布する。社会庁は，遺伝上のインテグリティ等に関する法律による実施に関するさらなる規則を公布するものとする（同政令4条)。
(42) Socialstyrelsens föreskrifter och allmänna råd om användning av vävnader och celler i hälso- och sjukvården och vid klinisk forskning (SOSFS2009：32). 同規則および一般的助言の施行に伴い，SOSFS2002：13は廃止された。
(43) 同法8章4条は，習慣的にまたは営利目的で6章の諸規定に反し人工授精を行った者またはそのような特定の条件のもとそのような人工授精に精子を提供した者は，罰金または6ヶ月未満の禁固刑を科されると定める。
(44) 保健・医療サービスおよび臨床研究における組織および細胞の使用に関する社会庁の規則および一般的助言3条では，人工授精における同意手続について定める。「夫，登録パートナー，サンボの書面の同意が添付の形式で提出されなければならない」として同意書面を示す。4条は，医師が同意をとる際には，責任を有する医師は，同意の意義についてカップルに説明しなければならず，同意の撤回とその手続きについて等の情報を与えなければならないと定める。

の医療上，心理的および社会的状況を考慮して，人工授精が行われることが適切であることを審査しなければならない[45]。非配偶者間人工授精は，将来生まれてくる子どもが良好な環境のもとで養育されると推定されうる場合にのみ実施できる。人工授精の実施が拒否された場合，夫またはサンボは，社会庁に問題が審理されるよう求めることができる（3条）[46]。死亡した提供者からの精子は，人工授精に使用されてはならない（4条）[47]。精子提供者は，特別なカルテに記録され，それは少なくとも70年保存されなければならない（4条）。

　子どもは，生物学上の父親が誰かを知る権利が認められている。提供精子により生まれた者は，彼または彼女が十分な成熟性に到達した場合には，病院の特別なカルテに記録された提供者に関する情報の一部を知る権利を有する（5条）。出自を知る権利は，秘密保持法におけるプライバシールールに対する例外とされ[48]，子どものみが閲覧する権利を有する。コミューンの社

---

[45] 同規則および一般的助言11条は，提供配偶子の使用（人工授精および体外受精）における特別な審査について定める。特別の審査において，医師は，幼児期を通じてのカップルの親として行為する能力に基づいて判断する。カップルの年齢，健康状態と何らかの障害，相互の関係性，生活状況およびその遺伝上の起源について子どもに伝えることに関する態度が考慮される。

[46] 同法8章1条では，生殖補助医療に関して，6章3条および7章5条に基づく社会庁の決定は，一般行政裁判所に不服申立てを行うことができると定める。行政高等裁判所への控訴には審理許可が求められる。「本法に基づく社会庁のその他の諸決定および医療およびケア庁の決定は不服申立てを行うことはできない。」とされる。

　規則および一般的助言13条は，カップルは，特別の審査の結果に関する個人的な情報を与えられると定める。特別の審査により生殖補助医療が認められない場合には，医師は，彼らが治療にとって適切ではない理由についてカップルに説明しなければならない。

[47] 同規則および一般的助言14条は，配偶子の使用について医師が治療の前に，精子または卵子の提供者が生存しているかどうかを確認すること，および，提供精子や提供卵子が，提供者が死亡した場合には使用されないことを確保するための文書化された手続があるべきであり，受精卵は，受精のために使用された精子または卵子が死亡した提供者からのものである場合，使用されてはならないと定める。

[48] 大学および公的医療機関内の医療記録，ヘルスデータ登録は，公文書とされる。公的機関によって保有された全ての情報は，国有財産であり，原則として，市民への情報開示が認められる。しかし，これらの基本ルールに対するいくつかの例外が認められる。秘密保持法は，公的機関における健康情報に関する専門家の守秘義務について定め，セ

会福祉委員会は，子どもがその情報を得るために支援する。彼または彼女がそのような人工授精によって生まれたと推測する何らかの理由がある場合，社会福祉委員会は，請求に応じて，彼または彼女が特別なカルテに記録される何らかの情報が存在するかどうかを見つけるのを支援する義務がある（5条）。

同法では，裁判所に情報を提供する義務についても定められている。親子法1章9条に従い父性の確定または親子関係に関する訴訟において，人工授精に関して存在する情報の一部を知る必要がある場合，人工授精に責任がある者またはその情報にアクセスできる者は，裁判所の請求に応じて，この情報を提出する義務がある（6条）。非配偶者間人工授精に関する診療記録は，秘密保持法により秘密保護の対象とされている。非配偶者間人工授精子，体外受精子または上記裁判所からの請求がある場合を除いて，その情報が開示されることはない。

両親や社会福祉委員会は，非配偶者間人工授精や体外受精により出生した事について子どもへの告知義務を有するわけではない。子どもへの告知については，実際には親の判断に委ねられているため，告知されないことが多く[49]，権利を行使できないことも多い。

ンシティブ情報などの一定の公文書が市民に公開されてはならないと規定し開示から保護する。同法は，守秘義務の例外を認めており，法によって公的機関に対する情報の開示が規定される場合，専門家の守秘義務は免除される（拙稿「スウェーデンのがん登録に関する法制度」（地域がん登録の法的倫理的環境整備）に関する研究・厚労科研平成17年度報告書：主任研究者 丸山英二）。

(49) 政府報告書の調査（Får barnen veta? Barn som fötts efter en givarinsemination, SoS-rapport 2000：6 Sos-rapport 2000：6）は，回答した両親のうち，11％は，すでに子どもが提供精子による人工授精により出生したと話し，89％は話していなかった。89％のうち，約40％は，将来に子どもに伝えるつもりであると回答しているが，約20％は，子供に出自について将来も伝えるつもりがないと結論づけており，約10％はこの問題について伝えるのを躊躇しており，残りの20％は，この問題に回答しなかった（同調査は，1998年10月に行われ，当時，子どもは，1歳から13歳である。調査票は，1985年から1997年までに，ウメオ大学病院とカロリンス病院で精子提供による人工授精後に子どもをもった全ての親（194組）に送られ，148組から回答があった。）。2013年，リンショッピング大学 Gunilla Sydsjö 教授は，調査研究によれば，これまで13人しか出自を知る権利を行使することを選択しなかったが，最新の調査では両親のうち，90％が将来伝えるつもりである事が明らかになったと述べる（Falköpings Tidning

(ⅱ) 体外受精

同法7章は，体外受精と受精卵の移植について規定する。同章は，登録されたパートナーにも適用される（同法7章1条）。卵子または精子の提供者は成人（18歳以上）でなければならない。提供者は，卵子が受精されることまたは精子が受精に使用されることに対し書面の同意を与えなければならない。提供者は，体外受精時までその同意を撤回することができる（2条）。受精卵は，女性が婚姻しているまたはサンボであり，かつ，夫またはサンボがそれに書面で同意している場合にのみ女性の体内に移植されうる。卵子が女性の卵子ではない場合，卵子は，女性の夫またはサンボの精子によって受精される（3条）[50]。

受精卵が移植される女性自身の卵子による女性の夫またはサンボの精子での体外受精および女性の体内への受精卵の移植は，医療およびケア庁の許可なく公的財政による病院以外で実施されてはならない。卵子が女性に由来しないまたは精子が女性の夫またはサンボに由来しない場合，卵子の受精および受精卵の移植は，医師の教育を行う大学と関係ランスティングとの間での契約に従い，医師の教育を許可された病院でのみ実施される。（4条）[51]。

提供精子や提供卵子による体外受精の場合，医療専門家による事前の特別な審査がある。同法同章5条では，特別の審査について定める。体外受精が，（移植される）女性以外の卵子で，または，提供精子で行われる場合，医師は，夫またはサンボの医療上，精神的および社会的状況が体外受精を行うにあたって適切であるかどうかを考慮しなければならない[52]。体外受精は，将来の子どもが良好な環境で養育されると推定されうる場合にのみ行われうる。体外受精を拒否された場合，夫またはサンボは，社会庁にその問題を審査す

2013 12.8）。
(50) 同意手続については保健・医療サービスおよび臨床研究における組織および細胞の使用に関する社会庁の規則および一般的助言3条（前掲注(44)参照）。受精卵が凍結保存されている場合には，配偶者，登録パートナーまたはサンボの同意をあらためてとられなければならないと規定する。
(51) 同法8章5条では，習慣的にまたは営利目的で7章3条または4条に違反した者は罰金または6カ月未満の禁固刑を科されると定める。
(52) 前掲注(46)参照。保健・医療サービスおよび臨床研究における組織および細胞の使用に関する社会庁の規則および一般的助言11条。

るようを求めることができる（5条）[53]。

体外受精でも死後生殖は禁止されている（6条）。提供者からの卵子または精子は，その者が亡くなった場合には，体外受精のために使用されてはならない。「提供者に関する情報は，特定のカルテに記録されなければならない。これは，少なくとも70年保存されなければならない。」と定められる。

同法同章7条は，出自を知る権利について規定する。（移植される）「女性以外の卵子または女性の夫やサンボ以外の男性からの精子による体外受精を通じて懐胎された者（子）は，彼または彼女が十分に成熟性に達した場合に，病院の特定のカルテに記録された提供者に関する情報の一部を得る権利を有する。彼または彼女がそのような体外受精を通じて懐胎されたと信じる何らかの理由がある場合，社会福祉委員会は，特定のカルテに記録されている何らかの情報がある場合，彼または彼女がその情報を見つけるのを援助する義務が負う。」と定める。

同法同章8条は，裁判所に情報を提供する義務について規定する。「親子法1章7条に従い父性，母性の確定の事案，または，1章9条に従い親子関係の事案において，体外受精に関する情報の一部を入手する必要がある場合，不妊治療に責任がある者および求められる情報にアクセスできるその他の者は，裁判所による請求に応じて，その情報を開示する義務を有する。」と定める。

2　法的親子関係

人工授精・体外受精の親子関係においても，法的親子関係は，原則として，実親子関係のルールに基づいて確定されるが[54]，人工授精および体外受精の場合の法的親子関係の確定について特別に規定を定める。スウェーデンでは，提供精子と提供卵子による体外受精，受精卵の提供，代理懐胎は認められていないため，父母の一方は子どもと血縁上のつながりを持つ。

（a）　母 子 関 係

母子関係の確定については，判例により子を分娩した女性が母とみなされ

---

(53)　前掲注(46)参照。
(54)　拙稿「スウェーデン」本山敦＝床谷文雄編『親権法の比較研究』（日本評論社，2014年）参照。

ると解されてきた[55]。2002年の体外受精に関する法律の改正により卵子提供による体外受精が認められ[56]、このルールは、親子法改正により卵子提供に関する規定として導入され、親子法第1章第7条では、子どもを分娩した女性を法律上の母とみなすという規定が定められた[57]。この規定により卵子提供による体外受精の場合、子どもを分娩した女性が母とみなされる。他方、提供精子による人工授精・体外受精の場合にも、母子関係は、分娩の事実により発生し、分娩した女性が法律上の母となる。

（b） 父子関係：父性の確立

婚姻夫婦の場合、妻の分娩の事実により、夫は、子どもの父と推定される。この推定は、母が子どもの出生時に未亡人であり、死亡前に懐胎されたと推定される相当期間内に子どもが生まれた場合、死亡した夫の父性が推定される（親子法1章1条）。

婚姻していない母の子どもには、父性の推定は及ばない。サンボに関して、父性の確定には、同棲している男性による特別な手続が必要である。父性は、子どもの父親であることについて、同棲している男性の書面同意と2名の証人に加えて、母親および社会福祉委員会の承認または判決を得て、確立されなければならない。（同法2章および3章）。通常、父性が確定できない場合には、父性確定手続における血液鑑定が利用され、DNA技術により証明される。

他方、人工授精・体外受精の場合、夫、パートナーの同意を得てそれを行っている場合には、同法1章2～5条の適用において、夫、パートナーが父とみなされる。卵子提供の場合も同様である（同法1章6条、8条）。精子提供者は、遺伝上のインテグリティ等に関する法律に従った行為について子どもの父親と宣言されることはない（5条）。人工授精または女性自身の卵子による体外受精が、女性の夫である女性、登録されたパートナーまたはサ

---

(55) Åke Saldeen, Barn och Föräldrarätt, Iustus Förlag, 2009, s.48.

(56) Behandling av ofrivillig barnlöshet, Prop. 2001/02：89, Socialdepartementet, januari 2002. SFS 2002：252. 菱木昭八朗「スウェーデンの改正体外授精法について」専修法学論集第85号1頁（2002年）。

(57) Prop. 2001/02：89, bet. 2001/02：SoU16, rskr. 2001/02：227, SFS 2002：251, Kap 1 7§．

ンボの同意を得て行われており，子がそれにより懐胎されたとみなされる場合，同意した者が子どもの親とみなされる。親子関係は，承認または判決によって決定される（9条）。

Ⅳ　法改正に向けた議論

現在，社会状況に対応して，生殖補助医療に関する法の改正に向けた議論が続けられている。2005年，法務省は，生殖補助医療の適用の拡大や生殖補助医療による親子関係に関する特別な調査を行うよう委員を任命した[58]。2007年の調査報告書は，生殖補助医療による親子関係についていくつかの提案を行い親子関係に関する規定を改正するべきであるとして以下のように述べた[59]。非配偶者間の生殖補助医療による親子関係は，ヘテロセクシャルカップルとレズビアンカップルで同様の方法で規定されるべきであり，子どもの母親の登録されたパートナー（女性）は，現行法での父性の推定が行われているのと同様に，子どもの親の推定（föräldraskapspresumtion）により親とみなされるべきである。母親のサンボ（女性）と子との親子関係は，サンボの場合に生殖補助医療によって懐胎された子どもの父性の確定において今日行われているのと同じ方法で，社会福祉委員会の承認または判決によって親子関係が確立されるべきである。また，子どもの出自を知る権利の強化のために，親子法改正により両親には非配偶者間生殖補助医療で子どもが生まれた場合に，子どもに説明する責任を有することを定めるべきである。関連する規則と一般的助言の改訂，両親と専門家への情報提供と教育等が提案された。

同調査報告書が政府に提出されから5年以上が経過した。議会は，政府に生殖補助医療における親子関係について動議において宣言し[60]，調査委員会の法改正の提案を実行する必要性もますます明確になってきたとして，いくつかの提案を行った。2012年，議会は，単身女性が生殖補助医療にアクセスする権利を与えられるべきであると決定し[61]，政府に法律草案作成の任務

---

(58)　Kommittédirektiv 2005：115, Föräldraskap vid assisterad befruktning.
(59)　SOU 2007：3, Föräldraskap vid assisterad befruktning.
(60)　Motion 2012/13：C 384.

を与えた。議会はまた政府に代理懐胎の問題を調査するよう委任した。これらの検討は，より広い観点に基づくべきであり，法的倫理的問題，財政的考慮および国際的関係の考慮を含むべきであるとされた[62]。

2013年，国家医療倫理評議会は，生殖補助医療に関する倫理的諸問題を検討した報告書を提出した[63]。同報告書では，代理懐胎，受精卵の提供，卵子の凍結および生殖補助医療の年齢制限等について検討している。評議会は以下のとおり，勧告を示し，生殖補助医療に関わる法律の改正を提案している。

評議会は，単身女性への生殖補助医療について議会の決定を実施する場合に，特に子どもの観点から考慮すべき多くの倫理的諸問題に注意をはらうべきであると述べる。死後生殖や受精卵の移植については賛否両論があるが多数意見では，一定の条件下では，使用できると結論づける。すでに開始している治療を完了するために受精卵を使用する場合や提供者からすでに死後生殖についての説明と同意をとっている場合等には可能であるとする。代理懐胎の問題についても，賛否両論があるが，多数意見では，利他的な代理懐胎について，特定の条件下では，倫理的に受け入れ可能であるとしている。また，子どもの出自を知る権利については，出自を知る権利を強調し，実質的に保障するべきであると述べる。親子法に子どもが自分が生まれた経緯を知ることは親の責任であるという一文を追加し，さらに，提供者情報登録法を制定することを提案する。

2013年，法務省は特定の調査者に，不妊への生殖補助医療の機会を拡大する方法について検討する任務を与えた[64]。任務の内容は，第1に，婚姻夫婦およびサンボと同じ範囲で単身者に生殖補助医療への機会を提供する法律草案の作成，第2に，生殖補助医療において，子どもと将来の親との間の遺伝上のつながりを求めるかどうかを決定すること，第3に，一定の場合に，代理懐胎が認められるべきかどうかを決定すること，第4に，海外での代理

---

(61)　SoU 26.
(62)　Bet. (Betänkande) 2011/12：SoU 26, Assisterad befruktning, rskr (Riksdagsskrivelse) 2011/12：180.
(63)　Smer Assisterad befrukning–etiska aspekter, Rapport 2013：1.
(64)　Dir 2013：70.

懐胎により生まれたスウェーデンの子どもに特別のルールが必要であるかを決定すること等であり，必要とされる親子法や他の法律の改正提案も求められている。今後，中間報告書が 2014 年 5 月 14 日までに示され，2015 年 6 月 24 日までに最終報告書が提出される予定である。

V　おわりに

　これまでスウェーデンの生殖補助医療と法的ルールについて明らかにしてきた。スウェーデンの生殖補助医療をめぐる法状況は，先進諸国と比較すると整備されている。このような法状況は，1940 年代から時間をかけて議論が積み重ねられ，法改正が行われてきた結果であることを忘れてはならない。

　現行法では，生殖補助医療の利用は，婚姻夫婦，サンボ，レズビアンカップルに認められているが，単身者や男性同士のカップルには認められていない。非配偶者間での生殖補助医療については，①提供精子による人工授精および②提供精子による体外受精と提供卵子による体外受精が認められているが，提供精子と提供卵子による体外受精は認められていない。非配偶者間の生殖補助医療は，産科・婦人科の専門的能力を有する医師による特別な審査が事前に行われ，子どもが望ましい条件下で養育されるであろうと推定される場合にのみ認められる。非配偶者間人工授精子・体外受精子には出自を知る権利が認められている。配偶者間，非配偶者間をとわず，死後生殖は禁止されている。代理懐胎の禁止については，明文規定はないが認められていないと解されている[65]。親子法は，母子関係については分娩女性を母としており，代理懐胎に関する初めての最高裁判決では，分娩していない遺伝上のつながりのある者を法的に母として認めていない[66]。生殖補助医療における父（親）子関係については，人工授精や体外受精への同意があれば，夫，パートナーが父（親）とみなされる。母の夫である女性，登録パートナー，サンボも，同意があれば，承認や判決により父（親）とみなされる。

　スウェーデンは，外国で提供精子による人工授精や代理懐胎を行うことが比較的容易であり[67]，子どもの出自を知る権利の保障，子どもの最善の利益

---

(65)　Åke Saldeen, Barn och Föräldrarätt, Iustus Förlag, 2009, s 52.
(66)　NJA 2006 s.505.

の観点等からも様々な問題が生じている。現在生殖補助医療に関わる法改正のための議論が行われており，今後，生殖補助医療関連法の改正が行われるだろう。

　生殖補助医療の利用においては，これまで，婚姻夫婦，サンボ，レズビアンカップル間での平等の確保がはかられてきた。政府は，すでに単身女性にも生殖補助医療へのアクセスを認める決定をしている。また，代理懐胎を認めるか否かについても議論がなされている。血縁が最重要視されるわけではないとされるスウェーデンにおいて，法的親子関係の確定の問題はますます複雑化している。婚姻法が性別に中立な制度になり，家族とは何か，親子関係とは何か，血縁とは何かが問われている。扶養義務や養育費，相続等の様々な問題も考慮しなければならない。

　カップルや個人の決定の範囲が拡大し，家族形態はますます多様化するだろう。多様な生き方を認めあうことは大変重要である。子どもをもつということは多くの人の強い願いであろう。しかし，生殖補助医療の利用は無制限に認められるものではない。子どもが出生した場合に，良好な養育環境のもと育てられることが推定され，子どもの最善の利益が確保される必要がある。生殖補助医療を利用できる者の範囲の拡大により，配偶者間・非配偶者間を問わず家族へのコミューンの社会福祉委員会等の公的関与・支援，医療専門家の関与が大きくならざるをえないのではないだろうか。子どもの出自を知る権利についても，これまで親による子どもへの告知については，家族の問題であるとされていたように思われるが，報告書の提案にあるように親の責任の明文化や親への教育と医療者への教育等の施策が重要なのではないかと思う。生殖補助医療の利用の拡大は避けられないだろう。子どもの良好な養育環境や権利を確保しうる様々な施策を講じる必要がある。

---

(67) デンマークで独身女性が人工授精後に妊娠した事案として，RÅ 2002 ref. 3 Ensam-stående kvinna, som fött barn efter insemination i Danmark med okänd donator, har ansetts berättigad till bidragsförskott för barnet.

12 韓国における生殖医療と法的ルール

洪　賢秀

Ⅰ　韓国社会における生殖医療の受容の社会的背景
Ⅱ　韓国社会における生殖医療をめぐる規制状況
Ⅲ　生殖医療に関するトラブル事例
Ⅳ　まとめにかえて

I 韓国社会における生殖医療の受容の社会的背景

1 家族計画事業が韓国社会にもたらしたもの

本稿では，韓国社会における生殖医療の受容過程や現状をふまえて，生殖医療のルールついて考察する。近年，韓国社会は，日本同様に少子化という社会問題を抱えている。韓国統計庁の発表によると，合計特殊出生率（Total Fertility Rate）は，1960年には6.0人，1970年には4.53人，1980年には2.83人，1990年には1.59人，2010年には1.23人と急低下をみせており，日本の1.39人より低く，OECD加盟国のなかで最下位となっている（図1）。

このように韓国社会に少子化をもたらした要因のひとつとして，韓国政府が1961年から1996年まで，35年間にわたり実施してきた家族計画事業があった。この人口抑制政策としての家族計画事業は，一見，短期間で目標を達成したかのようにみえたが，社会に大きな歪みをもたらすこととなった。それは，1980年代半ばから顕著に現れるようになった新生児男女比の不均

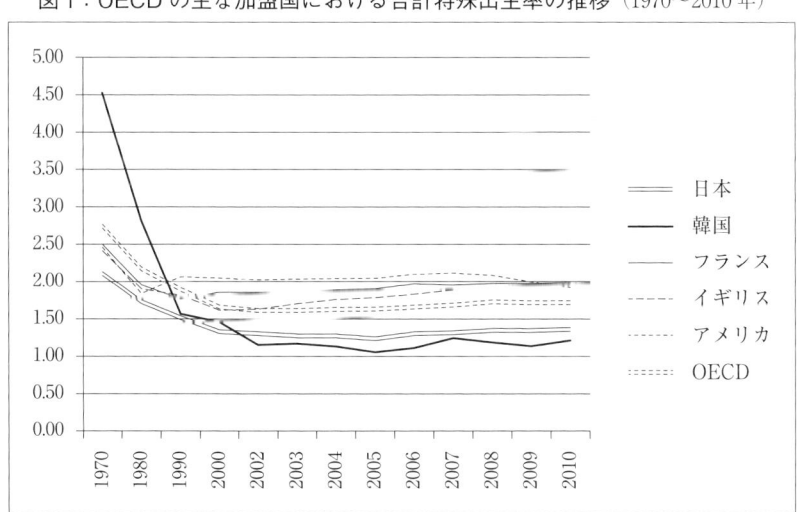

図1：OECDの主な加盟国における合計特殊出生率の推移（1970～2010年）

出典：Factbook 2012, Total fertility rates Number of children born to women aged 15 to 49

図2：出生順男女比（女児100名当たり男児数）

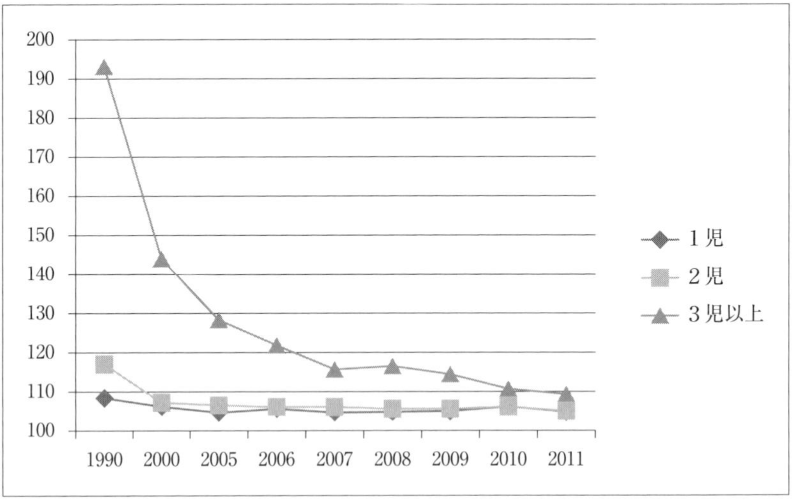

出典：Factbook 2012

衡であった[1]。新生児男女比の不均衡は，将来，深刻な結婚難を招くことが予想され，社会問題までに発展した。通常の出生性比は，女児100名当たり男児103～107名とみられている。しかし，出産順における出生性比（女児100名当たり男児数）は，図2[2]でみられるように1990年には，3児以上において男児が193.3名という男女性比の歪みを生じさせた。韓国政府は，このような出生男女比の不均衡の背景にある胎児の性鑑別を取り締まるために，1987年に医療法に第19条第2項を新しく設け，胎児の性判別を禁じた。本条項の施行に伴い，1996年2月には，3名の妊婦に対して胎児の性鑑別を実施した産婦人科医が，保健福祉部に摘発され，7月の医師免許資格停止処分を受けた[3]。胎児性鑑別の規制や，性差別改善への広報活動の効果なのか，2011年には，男児が109.5名とじょじょに解消されている。

（1） 洪賢秀「韓国における生殖技術への対応」『現代生殖医療——社会科学からのアプローチ』201-221頁（世界思想社，2005年）。
（2） 韓国統計庁・女性家族部「2012年統計でみる女性の生」報道資料13～14頁（2012年6月12日）。
（3） ネイル新聞2002年11月4日513号記事「代価のない性鑑別も医師資格停止は正当」。

韓国政府の家族計画事業が終了するに当たり，これまで家族計画事業の中心をなしてきた「大韓家族協会」は，「大韓家族保健福祉協会」と名称を変え，人口抑制政策から「出産奨励」の少子化対策への政策転換を図った。

　1985年には，韓国でも初の体外受精児が誕生し，1989年からは，全国的に国民医療保険制度が開始された。1973年に導入された腹腔鏡により，これまで開腹し行っていた卵管避妊手術が普及していたが，避妊手術で腹腔鏡に手馴れていた産婦人科医にとって，体外受精のための卵子採取はそう難しいことではなかった[4]。このような背景のもとで医療現場では素早く不妊治療へと方向転換できたと考えられる。

　また，韓国全国隅々まで保健師を送り込み，国民ひとりひとりに家族計画の教育を推し進めていく過程で，医療化も推進されていった。とくに，女性の医療機関の利用度を高め，病院やクリニックでの分娩率が1982年は55.6％，1988年は63.4％，1991年は76.8％，家族計画時期が終了に近づいていた時期である1994年には91.0％とまでになった。その後も病院やクリニックでの分娩率は，継続的に増加し続け，2009年は99.9％にまでになった[5]（表1）。

表1：韓国における年度別分娩場所の推移[6]

分娩場所	1982年	1988年	1991年	1994年	1997年	2000年	2003年	2006年	2009年
病院・クリニック	55.6	63.4	76.8	91.0	96.2	98.4	99.2	99.2	99.9
助産院	6.4	9.0	7.3	5.1	2.0	1.1	0.3	―	0.1
保健所	0.8	1.7	0.6	2.0	1.1	0.3	0.4	―	―
母子保健センター	0.4	0.8	2.9	―	0.5	―	―	―	―
その他	36.8	25.1	12.3	2.0	1.2	0.3	0.1	0.7	―

　＊「―」は該当資料がない場合を示す。

---

(4) ハジョンオク『韓国生命医療技術の転換に関する研究——再生産技術から生命工学技術へ』ソウル大学社会学科博士論文（2006年）。
(5) シンチャンウ・李サムシク・李ナンヒ・崔ヒョジン『出産力の時系列資料構築および分析』76頁（韓国保健社会研究院，2012年）。
(6) シンチャンウ他・前掲注（5）76頁を改変。

2 生殖医療技術の受容と現況

ソウル大学医学部のチヤン・ユンソク教授チームは，45回の試みの末，1985年に韓国初の体外受精（IVF）で男女の双生児を誕生させた[7]。2013年10月現在，その後，最新の生殖技術が次から次へと導入されていき，韓国の不妊クリニックにおける体外受精の成功率は約20～40％まで期待できる水準に達し，今や欧米や日本にまったく引けをとらないほどに進歩している。韓国健康社会研究院の調査[8]によると「不妊[9]症」として診断を受けた者は，2004年は女性が104,699名，男性が22,166名，2005年は女性が110,248名，男性が20,747名，2006年は女性が125,793名，男性が23,576名，2007年は女性が134,318名，男性が26,184名，2008年は女性が133,318名，男性が26,314名，2009年は女性が135,749名，男性が27,804名，2010年は女性が148,551名，男性が35,506名，2011年は女性が151,006名，男性が40,199名となっている（図3）。2005年から2011年に

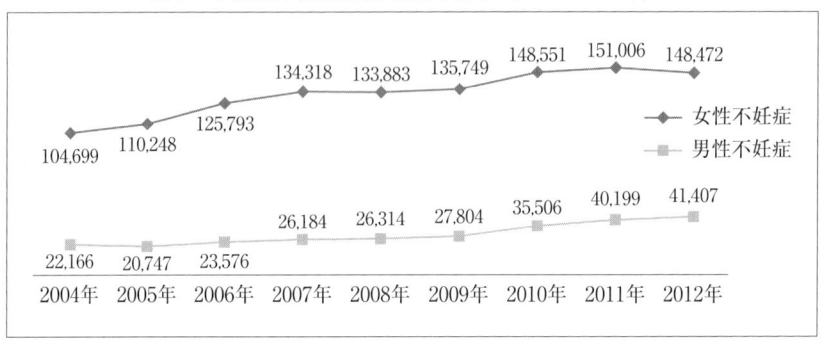

図3：年度別不妊症診断者数の推移（2004～2012年）[10]

---

(7) 国民日報2010年10月24日，チヤン・ユンソクソウル大学名誉教授のインタビュー記事。
(8) 黄ナミ「保健・福祉 ISSUE & FOCUS」韓国保健社会研究院（2013年5月31日）。
(9) 「アガヤ」〈http://www.agaya.org〉では，現代医学で治療が不可能な場合を「不妊」とし，妊娠が可能ではあるが何らかの努力が必要な場合を「難妊」と定義し，用語の使い分けについて呼びかけていた。韓国政府は，このような動きを受け，少子化政策では，「難妊」という言葉を用いるようになった。
(10) 国民健康公団・健康保険審査評価院『健康統計年報2004-2012』（2013年）。

かけて年平均7.7%増加した。

既にみてきたように，韓国政府は，少子化対策の一貫として不妊治療に着目し，2006年からは不妊カップルを対象に体外受精の施術費，2010年からは，人工授精費用の一部支援をはじめた[11]。

不妊治療を行うために人胚を作成する医療機関は，「生命倫理および安全に関する法律（以後，「生命倫理安全法」とする）」第22条に基づき，保健福祉部長官から「人胚作成医療機関」として指定を受けなければならない。2012年現在，人胚作成医療機関として登録している医療機関の数や地域別分布状況は，グラフ4のとおりである。人胚作成医療機関は，合計145機関であるが，ソウル特別市や京畿道にある64機関は，全体の約44%，6の広域市を含めると約77%を占めており，都市部中心に集中していることが見て取れる。

また，人胚作成医療機関で作成された人胚の利用および保管状況の内訳は，表2のようになっている。2012年は，研究目的で余剰胚を提供は行われて

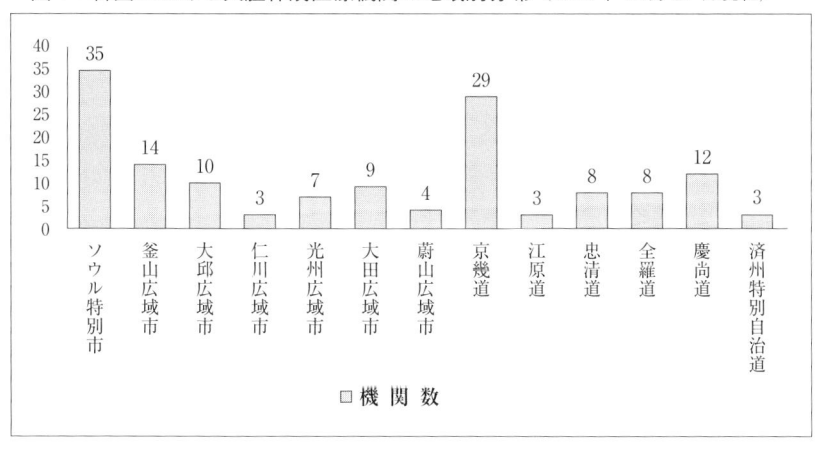

図4：韓国における人胚作成医療機関の地域別分布（2012年12月31日現在）[12]

地域	機関数
ソウル特別市	35
釜山広域市	14
大邱広域市	10
仁川広域市	3
光州広域市	7
大田広域市	9
蔚山広域市	4
京畿道	29
江原道	3
忠清道	8
全羅道	8
慶尚道	12
済州特別自治道	3

---

(11) 2005年には不妊女性を中心に不妊治療に国家の支援を求める署名運動が広がり，85,000人の署名が集まった。不妊自助グループのサイトを中心に広がったこの運動と，政府の少子化対策の一環として，不妊治療費の一部が2006年3月から支援されるようになった。
(12) 保健福祉部「2012年度胚保管および提供現況の調査結果」2頁（2013年）を改変。

表2：2012年の人胚作成および保管等の現況[13]

	作成した人胚の数	妊娠に利用した数	廃棄した数	研究用提供	保管している数
12年	247,736	94,791	102,767	0	50,178
12年への繰り越し	191,444	12,885	28,941	0	149,618
合計	439,180	107,676	131,708	0	199,796

表3：2012年における体外受精の施術数[14]

施術数（件）	施術機関の数（%）	施術数（%）
0	12（8.3%）	0（0%）
1〜10	16（11.0%）	87（0.2%）
11〜99	59（40.7%）	2,360（4.9%）
100〜499	33（22.8%）	6,805（14.1%）
500〜999	15（10.3%）	10,987（22.8%）
1,000以上	10（6.9%）	27,999（58.0%）
合計	148（100%）	48,238（100%）

いないが，7研究機関が42の人胚由来幹細胞樹立して利用しているためである。体外受精の施術数をみると，表3でみられるように体外受精の80%以上が500から1000件以上の施術を実施している医療機関で行われ，その機関数は，全体の約17%にすぎない。

実施された体外受精の種類は，顕微授精（ICSI）が23,893件と最も多く，体外受精（IVF-ET）が12,790件，凍結胚移植が10,756件，自然周期体外受精が798件の順になっている。卵管内移植においては，接合子卵管内移植（ZIFT）は行われおらず，配偶子卵管内移植（GIFT）のみが1件あった。配偶者の配偶子を使用したケースが46,955件であるのに対して，第三者の配偶子を用いたケースは，1,283件であり，全体の約2.6%を占めている。そのうち，第三者の精子を使用したのは565件，第三者の卵子を使用した386件より多く，第三者の精子と卵子の両方を使用したケースは，332件あった

---

(13) 保健福祉部・前掲注(12)3頁および10頁。
(14) 保健福祉部・前掲注(12)7頁を改変。

表4：体外受精の内訳

施術の種類	合計（件）	配偶者の配偶子を使用	非配偶者の卵子使用	非配偶者の精子使用	非配偶者の卵子・精子使用
顕微授精（ICSI）	23,893	23,428	170	294	1
体外受精（IVF-ET）	12,790	12,261	72	127	330
卵管内移植（ZIFT/GIFT）	1	1	0	0	0
自然周期体外受精	798	793	0	5	0
凍結胚移植	10,756	10,472	144	139	1
合計	48,238	46,955	386	565	332

図5：体外受精(IVF)・子宮内人工授精(IUI)・着床前遺伝子診断(PGD)の年度別推移[15]

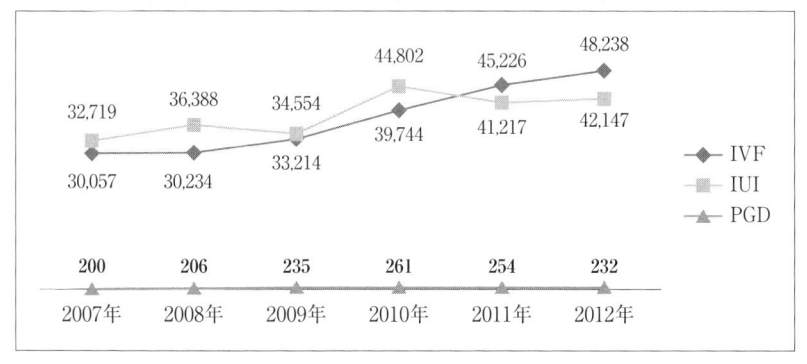

	2007年	2008年	2009年	2010年	2011年	2012年
IVF	30,057	30,234	33,214	39,744	41,217	48,238
IUI	32,719	36,388	34,554	44,802	45,226	42,147
PGD	200	206	235	261	254	232

（表4）。

　図5は，体外受精（IVF）・子宮内人工授精（IUI）・着床前遺伝子診断（PGD）の実施状況を2007年から2012年までの年代別に示したものである。体外受精（IVF）が年々増加しており，2011年に子宮内人工授精（IUI）の実施数を上回るようになった。着床前遺伝子診断（PGD）は，2007年の200件から大きな増加は見せておらず，2009年から235件と増加し，2010年261件，2011年254件，2012年232件となっている。このような背景には，後述するが2004年から施行されている「生命倫理安全法」で人胚に対象に「遺伝子検査」を実施できる条件を定めているためであると考えられる。

---

(15) 保健福祉部「2011年度胚保管および提供現況の調査結果」（2012年）および保健福祉部・前掲注(12)に基づき作成した。

以上のように，韓国社会における生殖医療は，政府の少子化対策の一貫として支援されており，このような支援事業のもと広く受容されつつある。

3　代理出産に関する学会での事例報告

韓国の代理出産関連の施術については，1989年に大韓産婦人科学会の学術大会において公表された出産成功事例が最初である[16]。本報告では短く韓国社会での社会的・倫理的な議論が必要であることを示しつつ，当時第一病院（現在の三星第一病院）で子宮のない女性の卵子を体外受精させ，代理出産者に移植・妊娠させた2つの事例が紹介された。

2003年には，「先天性膣欠損症の女性から新生膣を通した卵子採取による成功的な代理懐胎者妊娠の1例」が大韓産婦人科学会誌に報告された[17]。この論文では，19歳の時にミュラー管形成不全症と診断され，膣形成を行い7年経った女性（当時26歳）が，本人の卵子で体外受精を行い，当時32歳，2人の子どもを持つ義姉が代理懐胎者となり双生児を得た事例が紹介されている。卵子採取や体外受精，そして出産に至るまでの医学的な事項が報告され，代理懐胎者については，依頼夫婦と代理懐胎者夫婦のインフォームド・コンセントを得たことのみが示されている。

また，2004年に大韓産婦人科学会誌に発表された「先天性膣欠損症患者から代理懐胎者を利用した体外受精の妊娠一例」[18]では，1993年に膣欠損症と診断され，2000年にマックインドー手術（膣管形成）を受けた女性（当時29歳）が，自らの卵子を採取・体外受精をし，代理懐胎者（当時33歳）を通して双生児（男児）を得た事例が紹介されている。本論では，依頼夫婦と代理懐胎者夫婦のインフォームド・コンセントを得たことを示すとともに，膣欠損患者や子宮摘出をした患者にとっては，借り腹方式が価値ある治療方法

---

(16)　ジョンジョンヨン・李スンジェ・朴ジョンミン・権赫瓚・盧聖一「内分泌および不妊：受精による代理母妊娠」『大韓産婦人科学会学術大会』64巻67頁（1989年）。

(17)　Joon Cheol Park, M. D., So Jin Shin, M. D., Jong In Kim, M. D., Jeong Ho Rhee, M. D., Taek Hoon Kim, M. D., *A Successful Uterine Surrogate Pregnancy Via Oocyte Retrieval Through the Neovagina in a Patient with Mayer-Rokitansky-küster-Hauser Syndrome*, 大韓産婦人科学会誌46巻3号681-684頁（2003年）。

(18)　チェジュン・シンジョンスン・朴ウォンイル・李ジンヨン，大韓産婦人科学会誌47巻第11号2264-2267頁（2004年）。

であると結論づけている。その理由として，借り腹方式は，彼らに自らの遺伝的なつながりのある子どもを得させることができ，周産期や出産過程においても産婦や子どもが共に順調であったからである。ただ，これらの施術は厳格な規定に基づく必要があり，長期的な追跡観察と現象観察が重要であると強調している。

2005 年には，「ミュラー管形成不全症の女性から成功した代理懐胎 1 例」が報告された[19]。24 歳の時にミュラー管形成不全症と診断された女性が 30 歳（2001 年）の時に，当時 34 歳で 2 人の子どもを持つ姉が代理懐胎者となった事例である。施術時に，依頼夫婦と代理懐胎者夫婦にインフォームド・コンセントを得て，2002 年 8 月に帝王切開で 2 人の女児を出産したと報告している。本論では，借り腹方式が先天的子宮および膣形成不全，子宮摘出の患者に遺伝的なつながりのある子どもを得させる代案として意味づけている。

以上で概観したように学会誌に報告された代理懐胎の実施報告では，その実施数が非常に少なく，統計はない。報告された内容によると，医学的に高度な施術が必要とされている膣不全症の事例が主であり，その代理懐胎者となる主な女性は姉妹または姻戚であった。

次節では，どのような規制状況のもとで生殖医療が実施されているのかについて概観する。

II 韓国社会における生殖医療をめぐる規制状況

1 生命倫理安全法における生殖医療関連の規定

生殖医療に関する法的規制としては，生命倫理安全法（2004 年 1 月 29 日制定，2008 年 6 月 5 日一部改正，2011 年 4 月 28 日一部改正，2012 年 2 月 1 日全部改正）がある。本法は，人や人由来物等を研究し，または人胚や遺伝子等を取り扱う場合に，人の尊厳と価値を侵害，または人体に危害を加えることを防止することにより，生命倫理および安全を確保し，国民の健康と生活の質

---

(19) ハンミヨン・ホインジョン・朴ヒョンジュ・李ヒョンジン・李ウンヒ，大韓産婦人科学会誌 48 巻 6 号 1533-1537 頁（2005 年）。

の向上を図ることを目的としている（第1条）。また，2012年の全部改正においては，生命倫理の基本原則として，優先的に被験者の権利と健康の保護，被験者の自発性の尊重とインフォームド・コンセント，リスクの最小限化，生命倫理と安全確保のための国際的協力と普遍的な国際基準の受容などを新しく明示した（第3条）。

本法では，配偶子，人胚の作成，管理および保存，利用に関する事項については規定しているものの，生殖医療に関する詳細な規定は置いていない。立法化過程や改正過程では，生殖医療に関する事項を本法に盛り込むための議論が行われた。本法律施行後まもなく2006年1月に発覚した『サイエンス』論文のES細胞データ捏造事件は，研究用に2,236個の卵子が提供されていたことが明らかになったとともに，卵子提供者らの排卵誘発剤による副作用など多くの倫理的課題を残した。そのなかでも配偶子や人胚の透明な管理や保護の必要性が急務となり，生命倫理法の全文改正案と「生殖細胞の管理および保護に関する法律」案が作成され，2007年5月2日には立法予告が行なわれた。だが，結局，医師側と女性団体との合意が得られずに本法律からは取り除かれることになり，卵子提供における保護規定のみが一部改正で盛り込まれるようになった。

生命倫理安全法における生殖医療と関連事項としては，第4章の人胚等の作成と研究における，禁止行為（第20条，第21条及び第23条），人胚作成医療機関（第22条），人胚作成に関する同意（第24条），人胚の保存期間及び廃棄（第25条），余剰胚および余剰胚の提供（第26条）と，第6章の遺伝子治療および検査等における禁止および制限行為（第47条②，第50条）について規定している。

禁止行為については，妊娠以外の目的での人胚作成，特定の性を選択する目的での精子・卵子選別，死亡した者の精子・卵子利用，未成年者の精子・卵子の利用（既婚者を除く），金銭目的での利用や誘引・斡旋などを禁止している。これに違反すれば，懲役刑又は罰金刑に処される（第66，67，68条）。

2008年の一部改正では，卵子提供者の健康検診の義務化について，次のような内容を明記した（法第27条，施行規則第11条）。①人胚作成医療機関は，卵子採取前に卵子提供者の健康検診[20]を実施し，②健康基準に達しない者（梅毒，肝炎，後天性免疫不全症候群など）からの卵子採取の禁止し，③卵

子採取について，その回数を生涯3回までとし，卵子採取の頻度は，6カ月の間隔をあけ，④健康検診の結果を卵子提供者に通報しなければならない。

さらに，卵子提供者には，施術および回復に所要される時間に基づく補償金および交通費等の実費補償をすることが定められた（法第27条の④及び施行規則第24条）。実費補償においては，公務員旅費規程に基づき，交通費の場合，鉄道は，一般室，船舶は2等級，航空運賃・車運賃は実費となっており，日当は，20,000ウォン，宿泊費は，上限40,000ウォン，食費は，20,000ウォンとなっている。施術および回復に所要される時間に基づく補償金は，機関生命倫理委員会の審議を経て補償金額を算定する。

人胚を作成する医療機関に関しては，一定の施設及び人員等を備え，保健福祉部長官の指定を受けた医療機関に限定しており，違反時の罰則規定も設けている（第68条）。人胚の作成等に関する同意については，精子・卵子を採取する際に，精子提供者・卵子提供者・体外受精施術対象者，その配偶者，提供者の書面同意と十分な説明が必要であり，書面同意書は保存しなければならない。書面同意に必要な事項は，人胚作成の目的に関する事項，人胚の保存期間，その他人胚の保管に関する事項，胚の廃棄に関する事項，妊娠目的以外で余剰胚を利用することに対する同意の有無，同意の撤回，同意権者の権利および情報保護，その他保健福祉部令が定める事項である。そして，人胚の保存期間および廃棄については，人胚の保存期間を5年とし，同意権者が保存期間を5年未満と定めた場合はこれを保存期間とする。これら胚作成に関する同意，そして，胚の保存期間及び廃棄に関する規定違反についても，罰則規定が設けられている。

生命倫理安全法における生殖医療関連の主な禁止事項を整理すると，**表5**のようになる。

本法における出生前検査に関する規定としては，人胚および胎児を対象と

---

(20) 卵子提供者の健康検診項目（法第23条第1項関連）は，血液型検査（ABO/Rh Typing），全血算検査（CBC），一般尿検査（Urine analysis），血液糖検査（Glucose），血液：クレアチニン（Creatinine），血液：尿素窒素（BUN），血液：肝酵素検査（SGOT/SGPT），血液：総ビリルビン検査（Total bilirubin），肝炎ウィルス検査（HBsAg, HBsAb, Anti-HIV），骨盤超音波検査（Pelvic Ultrasonography），子宮頸部細胞診検査（Pap smear）の13種である。

表5：生命倫理安全法における生殖医療関連の主な禁止事項

規制内容	違反に対する刑罰
クローン人間産出の禁止（着床・維持・出産）	10年以下の懲役
異種間の着床等	5年以下の懲役
人クローン胚の着床・産出行為の誘引／斡旋	3年以下の懲役
妊娠目的以外での胚の作成	3年以下の懲役
精子・卵子の売買・誘引・斡旋	2年以下の懲役／
希少・難病の治療目的の研究以外で人クローン胚や単為生殖行為での作成行為	3千万ウォン以下の罰金
職務上知り得た秘密の漏洩・盗用	
余剰胚の研究利用の規定違反	
人胚作成の書面同意を得ずに精子・卵子を採取	
卵子提供者に健康検診をしてない場合	
卵子採取の規定の違反	
遺伝情報による差別行為，遺伝子検査・結果提出の強要	
遺伝情報の提供，不当な目的での使用	
など	

した遺伝子検査[21]があり，筋ジストロフィー症，またはその他大統領令が定める遺伝子疾患の診断目的でのみ胚または胎児に対する遺伝子検査ができる（法第50条②）。人胚および胎児を対象に遺伝子検査が可能な疾患は，数的異常のある染色体異常疾患や構造的異常染色体異常疾患など62疾患と，その他疾患の予後などがこれらの疾患と同水準である遺伝疾患で保健福祉部長官が指定・告知した遺伝疾患である。

一方で，朴ムンイルらの調査報告によると，韓国の産婦人科では健康な妊婦を対象に表6のような出生前検査を実施している。超音波検査は，妊娠期間中に平均10.1回実施しており，トリプルマーカーテストは，80.9％，羊水検査は24.5％，母体血清マーカー（PAPP-A）16.4％，絨毛膜検査6.2％となっている。

しかし，これらの出生前検査[22]に対しては，上記の法規定以外には規制は

---

(21) 遺伝子検査とは，人由来物から遺伝情報を得る行為として，個人の識別または疾病の予防・診断・治療などのために行う検査をいう（法第2条15）。
(22) 日本で2013年4月から臨床試験が開始されている，母体血中の胎児 cell free DNA を用いた「無侵襲的出生前遺伝学的検査（NIPT：Non-Invasive Prenatal Genetic Testing）」

表6：韓国ないで健康な妊婦を対象実施している出生前検査の現況[23]

検査名	検査実施回数および頻度（%） 1回	2回	合計（%）
超音波検査	平均10.1回*		100
全血検査（CBC）	22.5	77.3	99.8
尿検査（RUA）	32.5	67.3	99.8
梅毒検査（VDRL）	66	33.5	99.5
B型肝炎抗原検査（HBsAg）	74.3	25.2	99.5
血液型検査（ABO, RH）	79.1	20.1	99.2
風疹検査（Rubella IgG）	95.6	3.6	99.2
風疹検査（Rubella IgM）	95.3	3.6	98.9
AIDS一般抗体（HIV）	74.9	23.7	98.6
B型肝炎抗体検査（HBsAb）	75.1	23.0	98.1
経口ブドウ糖負荷試験（GTT）	94.8	2.5	97.3
肝酵素検査（AST）	49.2	45.4	94.6
肝酵素検査（ALT）	49.4	45.0	94.4
子宮頸部細胞診療検査（pap）	86.4	3.6	90.0
The Quad Screen（Triple + inhibin）	82.5	3.0	85.5
NST検査	45.8	39.4	85.2
トリプルマーカーテスト（Triple test）	79.3	1.6	80.9
心電図（EKG）	69.1	5.9	75.0
臨床化学検査（Routine Chemistry）	53.5	20.3	73.8
胸部X—Ray（Chest PA）	65.6	5.1	70.7
C型肝炎検査（一般抗体）	46.4	9.3	55.7
血液型検査（不規則抗体）	42.2	10.5	52.7
BPP検査	24.4	13.8	38.2
梅毒検査（TPHA）	29.4	7.6	37.0
頸部培養検査（一般）	26.7	2.4	29.1
羊水検査	22.1	2.4	24.5
母体血清マーカー（PAPP-A）	14.7	1.7	16.4
頸部培養検査（淋菌感染症）	14.0	1.6	15.6
クームス試験（Coombs' test）	11.2	1.7	12.9
TORCH検査	12.6	0.0	12.6
絨毛膜検査	4.8	1.4	6.2
大便寄生虫検査	5.9	0.0	5.9

は，韓国の一部のクリニックで実施されはじめ，規制のあり方が課題となっている。

(23) 朴ムンイル他『産前検査ガイドライン設定のための基礎調査』（2007年度保健福祉家族部研究報告書，2008年）。

なく，現在，ガイドライン作成に向けて基礎調査や検討が行われている。

2 生殖医療関連のガイドラインと立法化への挫折

　生殖医療の倫理的基準を定めるガイドラインとしては，大韓産婦人科学会の「補助生殖術（生殖補助技術）倫理指針」がある。1999年2月19日に公布された本指針は，「制定目的」，「倫理要綱」と「施術の施行指針」から成る。「制定目的」は，生命倫理に基づいた生殖補助技術の自律的規制と，必要最小限の立法化へ先導することであるとしている。本指針の制定背景には，慶熙医療院で非配偶者間人工授精の施術に用いた精子が，AIDS検査を実施していない新鮮精液（Fresh Sperm）であったことが発覚した事件があった（1993）。この事件の発覚は，韓国社会に大きな波紋をなげかけ，生殖医療の中心をなしている大韓産婦人科学会自ら真相究明に当たり，このような不祥事が再発防止のために，倫理指針を作成した。

　「倫理要綱」には，インフォームド・コンセント，精度管理と施術の責任について，非配偶者間人工授精で生まれた者の尊厳や精子提供者の親権放棄が明記されている。また，施術時の遺伝子操作，人クローンの産出，営利目的での利用は禁じられている。施術と研究は，基本的には韓国社会での一般社会通念に反しない範囲で生命の尊厳や価値が尊重される状況で行なわれるべきであるとし，倫理的は受容範囲を示している。遺伝性疾患の診断は，十分な経験を基に適合する適応症がある場合に限っている。

　「施術の実施指針」は，体外受精および胚移植，非配偶者間人工授精についての規定から成る。

　まず，体外受精および胚移植の対象となるのは，法律的婚姻関係にある夫婦であり，夫婦間で施術の同意が必要である。適応症の対象は，両側卵管の不在，子宮内膜症，乏精子症，原因不明の不妊症などである。施行を行う医師は，原則的に不妊学や生殖内分泌学を専攻している産婦人科専門医とし，諸事項の十分な説明と夫婦間の同意が含まれている施術同意書の作成・保管が義務づけられている。

　次に，非配偶者間人工授精の対象となるのは，非配偶者間の人工授精以外の医療行為によっては妊娠成立の望みがないと判断された法律婚の夫婦に限る。適応症の対象は，無精子症，配偶者の重篤な遺伝性疾患，二次的に発生

した生殖機能障害，Rh 陰性で重篤な Rh 陰性感作の女性の夫が Rh 陽性である場合などである。施術条件として，夫婦間の施術に関する十分な協議を経た後，夫の積極的な同意が必要となり，出生児の保護や責任に負うこと，精子提供者への守秘義務，精子提供者の父性否認に法的異議を申し立てないことの誓約，施術対象者夫婦における合併症や新生児異常などに対する認識などが示されている。

提供者の選定基準は，精神的・肉体的に健康な若い男性，肝炎・梅毒・後天性免疫不全症等精液を介して伝播し得る疾患がないと判断された場合や，検査所見が正常範囲内である者としている。また，医学研究利用や研究結果の公開を求めないことに同意すること，出生児に対して親権を求めないことに同意することが求められている。提供精子について，提供者の秘密漏洩や施術結果の通知を禁じ，一提供者当りの提供回数は妊娠10回以下に，保存期間は提供者の生殖年齢を超過しないように制限をしている。

非配偶者（第三者）から卵子・精子・受精卵の提供による体外受精および胚移植の施術や代理出産の場合もこれに準じられてきたが，前述したように生命倫理安全法において卵子提供者への規定が定められたので，本法に準じることとなった。

代理出産に関しては，大韓医師協会が 2001 年 4 月 19 日に制定した「医師倫理指針」（2001.11.15 公布）があり，第 56 条に「代理母」（代理出産者）についての項目を設けてあった。第 2 項と第 3 項で金銭目的での代理出産を禁じることにより，それ以外の手段や手続きによる代理出産は可能となっていた。

> 第 56 条（代理母）
> 第 1 項 「代理母」とは，婦人の子宮に異常のある不妊夫婦が子どもを持つことを助けるために，その婦人の代理として自分の子宮に胎児を養育する女性をいう。
> 第 2 項 金銭目的の「代理母の関係」は認めない。
> 第 3 項 医師は金銭取引の関係にある代理出産者に人工授精もしくは受精卵の着床等の施術をしてはならない。

だが，以上の指針は 2006 年 4 月 22 日に全面改正が行われ，この条項は削除された。その背景には，医師が代理出産の契約において金銭の取引が行わ

れたかどうかを確認することは，現実的には困難であり，金銭の取引を行わない代理出産であれば倫理的問題を伴わないという誤解を招きかねないという指摘もあった[24]。このような主張を取り入れ，社会の現実に合わせたものとして取り除かれ，規制条項は皆無となった。

代理出産に関する法規制立法化への働きかけは，過去数回試みられたが，どれも国会を通過することはなかった。そのひとつは，「体外受精等に関する法律案」(2006.4.28) であり，当時，ハンナラ党の朴宰完議員らは，近年の不妊夫婦の増加により代理出産者や体外受精等が増加しているにもかかわらずそれに伴った安全性や倫理性が確保されて，いないことを指摘し発議し，生殖補助医療で生まれた子の地位等を法規制によって確保しようとした。また，朴宰完議員は，2005 年 9 月から 2006 年 11 月まで計 4 回の卵子売買や代理出産者の斡旋サイトの調査[25]を行い，その実態を報道した。これらの調査によりインターネットのサイトを介して代理出産の商業化が国境を越えて拡散していることが明らかになったことから，朴宰完議員は規制の必要性を説き，2005 年 12 月 9 日には立法公聴会を開催し[26]，その後法案に修正を加え提出した。本法案は，全 36 条と附則から成っており，代理出産については，商業目的での代理出産のみを禁じ，代理出産を行う際には，体外受精管理本部の許可を得る必要があり，実費のみが補償される（案第 13 条，14 条）。代理出産者の出産経験，年齢，代理出産の頻度，配偶者の同意および健康状態等に関する適性を保健福祉部令で規定する（案第 15 条，17 条）としていた。また，代理出産で生まれた子は，依頼夫婦の婚姻中に生まれた子とみなす（案第 21 条，22 条）と定めていた。

もう一つの「医療補助生殖[27]に関する法律案」は，当時の梁承晁議員らに

---

(24) クヨンモ「医師倫理指針の主要内容と実践法案」『「医師倫理指針のないようと実践法案」討論会』資料 37-38 頁（大韓医師協会中央倫理委員会，2004 年），医協新聞，ピョムマンソプ記者，2005.3.28 付記事。

(25) 国会議員朴宰完：報道資料（2005.9.23，2005.10.23，2006.10.16，2006.11.1）。

(26) 『生命倫理法の改正案および人工受精法の制定案』生命科学技術の研究と倫理の調和：リレー立法公聴会（1），ハンナラ党朴宰完議員室。

(27) 国会の保健福祉委員会では，「医療補助生殖」という用語について不適切という指摘があった。大韓産婦人科学会や大韓医師協会の意見では「人工受胎」，保健福祉部で

より発議されたものであった (2006.10.19)。本案では，生殖補助医療で生まれた子の福利のためにその親を定め，生殖補助医療の安全性と透明性を確保することによって，健全な家族文化の形成することをその目的としていた。全15条と附則からなる本法案では，代理出産の契約を無効とみなしていたが，代理出産の契約中に生じた代理出産による医療費の支払い請求等，保健福祉部令で定める金額を実費とする約定箇所は一部有効としていた。また医療法人または医師は，代理出産契約であることを知りながら生殖補助医療の施術を行ってはならない（案第11条）としており，代理出産であることを知りながら生殖補助医療を行った者は，1年以下の禁固または5千万ウォン以下の罰金に処する（案第14条）とした。

これらの議員案は，「生殖細胞の管理および保護に関する法律」案とともに国務調整室規制改革委員会で一緒に検討・審議されたが，議論があまり進まないまま両方とも廃案となった。代理出産に関する立法化がなかなか進まない背景として，韓国社会の家父長的な家族関係に起因するところが大きいとされ，代理出産は，不妊女性が肩身の狭い家族関係から脱することのできる「最後の出口」として確保するべきだと一部の医師は主張している。2004年に産婦人科医を対象に実施された「代理懐胎関連の現況および認識度調査[28]」によると，「子どもの出産が不可能な女性に代理出産を勧めるという意見に賛成するか」という質問に対し，65.1%が「賛成しない」と答え，34.9%が「賛成する」と答えた。「代理出産を法的に許容すべきか」に対して，代理出産の法的規制に対して，59.8%が「賛成しない」と答え，40.2%が「賛成する」と答えた。また，「金銭目的での代理出産についてどう考えるのか」に対しては，「賛成しない」が72.7%，「賛成する」が27.3%であり，「無償での代理出産」については，53.7%が「賛成しない」，46.2%が「賛成する」と答えた。

は「補助生殖」という用語を使用すべきであるという意見が出された。
(28) これは，2004年10月28日から12月6日にかけて，大韓産婦人科所属の1,095ヶ所の産婦人科医者に質問紙が郵送され，「大韓補助生殖術学会」でも配布された。FAXを利用して再送付も行われたが，最終的には12.2%(133部)の回答に留まった。保健福祉部『代理母関連の問題点の考察および立法政策方案の模索』119-126頁（2005年）。

時事週刊誌である『ハンギョレ21』の取材結果[29]によると，大学病院を除く保健福祉部指定の不妊クリニック41カ所に代理懐胎を実施するかどうかを電話で問い合わせたところ，30カ所が代理懐胎できると回答し，そのうち2ヶ所は親戚のみを代理出産者として施術すると回答した。また代理懐胎を行っていないと答えたのは9カ所，未回答は2カ所であった。医療界でもその声は多様であるとはいえ，代理出産は医療界では開いておきたい一つの方法であることがうかがえる。

一方で，女性団体では，卵子提供や代理出産の産業化や，女性間の序列化，障害をもつ子に対してさらなる差別と完全な子どもを求める可能性に懸念を示しながらも，生殖医療と代理母出産に関する方向づけには慎重な姿勢を見せている[30]。しかしながら，韓国社会における生殖医療についての議論は熟しているとは言い難く，女性の立場を代弁できる多様な立場からの声はまだ聞こえてこない。

3 生殖医療と親子関係の確定

代理出産で出生した子の親子関係の確定においては，次のような手続きが必要となる[31]。代理出産者が既婚者であるならば，民法第844条[32]に基づくものと考えられる。婚姻成立後200日以後，または婚姻解消後300日以内に出生した場合，出産した女性とその夫の子となるため，生まれた子は代理出産者とその夫の子と推定される。従って，代理出産の依頼者側の子としての地位を確定するためには，まず婚姻中に懐胎してないことを明確（体外受精など）にし，出産者の夫が，父権否認の訴え，もしくは親子関係不在の再確

---

(29) 金ソヒ記者に対するインタビューから得た情報である。
(30) 「女性の体と国家主義：卵子問題を中心に」討論会資料52-53頁（2006.3.17），韓国民友会のインタビュー資料（2007.3）。
(31) 李仁栄「代理母に関する法律的争点事項と社会的受容態度」『法と社会』295-302頁（ドンソン出版社，2005年）。
(32) 〔民法第844条〕（父子関係の推定）
　　第1項　妻が婚姻中に懐胎した者は，夫の子と推定する。
　　第2項　婚姻成立後200日以後，または婚姻解消後300日以内に出生した者は，婚姻中に懐胎したものと推定する。

認の訴えを申し立てて，勝訴することで代理出産者の夫との父子関係が否定される。その後，依頼夫婦の夫が家族関係登録等に関する法律の規定により生まれた子どもを認知することで父子関係は成立する。また，民法では出産した事実によって代理出産者と生まれた子どもの間に親子関係が成立するため，依頼夫婦の女性が母親となるためには養子縁組の手続きが必要となる。

代理出産者が独身である場合には，民法第855条[33]で示しているように，依頼夫婦の夫が生まれた子どもを婚外子として認知することによって，代理出産者はこの認知と同時に親権を行使できなくなる。また代理出産で生まれた子と依頼夫婦の女性の間には嫡母庶子関係が生じ，依頼女性が母親となるためには養子縁組が必要となる。

Ⅲ 生殖医療に関するトラブル事例

1 代理出産の問題事例

代理出産における諸トラブルは表にはでにくいためにその実態を把握するのは非常に困難である。以下で紹介する事例は，離婚や卵子売買の摘発などで明らかになった代理出産の実態である。

【事例1】
・1991年，大邱地方裁判所（第6人事部91가합8269）での判決

代理出産者と依頼人夫婦との間で合意したアパートと一億ウォンの支給不履行に対する損害賠償の請求に対して，代理出産者契約は公序良俗に反する行為[34]とし無効とする判決がくだされた。

【事例2】
・ソウル家庭裁判所1996.11.20. 宣告（95드89617）

CとAは結婚し2人の子どもがいた。Cの姉DはBと結婚して10年が

---

(33) 〔民法第855条〕（認知）
　　第1項　婚外の出生児は，その生父または生母がこれを認知できる。
(34) 〔民法103条〕善良な風俗等の社会秩序に違反した事項を内容とする法律行為は無効とする。

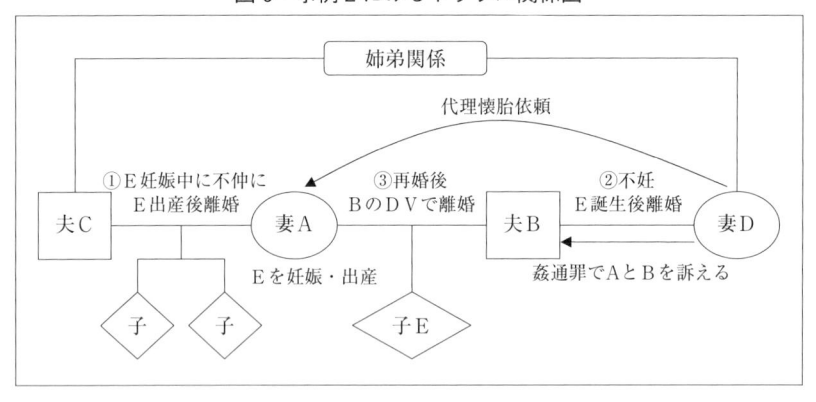

図6：事例2にみるトラブル関係図

経っていたが先天性不妊のため子どもがいなかった。産婦人科医のアドバイスにより，Dは義理の妹Aに代理懐胎を依頼し，Bの精子でEが生まれた。だがEが生まれて6カ月後にAとCは離婚し，BはAのところに子どもEを見に頻繁に行き，Aの離婚後は同棲をはじめた。そのため，DはAとBを姦通罪で告訴し，BとDは協議離婚をした。その後AとBは再婚したが，Bの暴力などでAは精神科治療を受けるまでに至り，離婚の訴訟を起こし，協議離婚をした。

離婚による慰謝料および財産分割請求や養育権の要求する離婚訴訟の過程で代理出産の契約が明らかになったケースである（図6）。

【事例3】

「生命倫理および安全に関する法律」施行後，はじめて本法第13条③の配偶子売買の禁止条項と第51条①，第52条の違反で卵子売買と斡旋で7名が検挙された（2005年10月30日）[35]。この事件で拘束された被疑者K（当時28歳）は，インターネットに「不妊夫婦の小さな憩いの場」，「不妊の最後の希望は何処に」というカフェを設置し，卵子売買や代理出産の斡旋をしていた。代理出産は違法ではないので，本事件では卵子売買のみが対象となった。代理出産に関する行為が取り締まりの対象にはなっていないものの，この事件

---

(35) ソウル地方警察庁報道資料（2005年11月3日）。

で明らかにされた代理出産の契約は、斡旋事業者に多額の収益をもたらせ、その契約内容では代理出産者に対する管理・監督に重きがおかれたものであった。その主な内容は次のとおりである。

- 妊娠と出産に関するすべての危険・責任は代理出産者が負う。
- 代理出産者が既婚者の場合には配偶者の同意が必要である。
- 依頼者は、民事・刑事上のいかなる損害賠償や責任を持たない。
- 障害をもった子どもが生まれた場合、依頼人は親権を拒否できる。

＊依頼者が契約を破棄できる条件
- 代理出産者が、妊産婦として常識的に理解し難い行動；飲酒、喫煙、性交などを行い発覚した場合、また連絡不通になった場合などである。
- もしこれらを違反した場合には、受取った金額の2倍を斡旋者や依頼者に返金しなければならない。

＊契約金の支払い方法
- 契約時に100万ウォンを、体外受精成功日から毎月100万ウォンを代理懐胎者に支払う。
- 体外受精が失敗した場合にも1回当たり100万ウォンを支払い、計3回までを限度とする。残金は出産後の親権放棄書の公証を受け、異常がない場合に支払われる。

なお、この斡旋事業者は、代理出産の契約書以外に「親権放棄書」や「覚書」を書かせていた。「親権放棄書」では、①生まれた子どもに対して親権および扶養、教育の義務等を絶対に行使しないこと、②子どもの出生に対する秘密を守り、依頼夫婦と子どもの前に絶対に現れないこと、が示され、これらに違反した場合には、民事、刑事上の訴訟に責任を負い処罰を受けることを誓約するようになっていた。

また、「覚書」では、「親権放棄書」で示された内容が繰り返し記述されており、代理出産者自らが本契約書を作成し、またこれを違反する場合にはいかなる法的手続きも甘受し、精神的被害補償もともに補償することを約束させられている。

これらの契約書などには，依頼夫婦の個人識別情報となる住民登録番号（韓国籍で韓国に居住する者に与えられている全国民番号）を書く欄がなく，その匿名性が守られている反面，代理出産者の場合にはすべての書類に住民登録番号を記入するようになっていた。このような書式からも代理出産者の置かれた状況が推測できる。

2　世論調査にみる生殖医療への意識

保健福祉部は，2004年10月10日から11月1日にかけて行った「代理母および生殖補助医療に関する一般国民の認識調査[36]」を行った。その結果によると，代理出産については，83.4％が聞いたことがあると答えた。男性より女性の方が，大都市居住で，教育水準と所得水準が高いほど代理出産に対する認知度が高い。

「不妊夫婦に代理出産を勧めたいか」という問いに対しては，勧めない人（78.4％）が勧める人（21.6％）より圧倒的に多かった。女性より男性の方が，また年齢では20代と50代以上において「勧める」と答えた割合が多い。

代理出産は，有償か無償かの選択における差はみられず，両方とも反対している人が多い（有償での反対は83.4％，無償での反対は82.3％）。また，男性より女性で，生殖医療の経験がある人が経験のない人より，大都市の居住者，教育水準が高いほど反対する回答が多かった。

家族に代理出産の依頼を受けた場合を仮定した質問では，89.3％が同意しないと答えた。男性より女性において反対する回答が多かった。また，夫が賛成しても絶対に協力しない（妻）が77.2％であり，これに対して，妻が賛成しても絶対協力しない（夫）が68.3％であった。

夫の立場にある人に対して，不妊以外の理由で第三者に代理出産を依頼できるかについて尋ねたところ，依頼の意向はないとしたのは90.5％であった。

---

(36)　この調査は，済州島を除く全国20歳以上の成人男女対象にした電話調査である。対象者は，2003年12月の住民登録上の人口対比率に基づき，年齢比（20代23.0％，30代25.4％，40代22.3％，50代以上29.3％）や男女比（男性49.6％，女性50.4％）を調整した1,000人が選ばれた。保健福祉部『代理母関連の問題点の考察および立法政策方案の模索』，101-111頁，141-160頁（2005年）。

代理出産に対する法的規制については，32.9％が賛成し，66.1％が反対をしている。男女別にみると，反対であると答えた男性は66.1％，女性が73.4％であり，法規制への抵抗は女性がより強い。

　代理出産で生まれた子どもの母親について，男性の57.3％，女性の54.2％が「依頼女性」だと答え，男性の40.1％，女性の43.3％が「代理出産者」であると答えた。また，生殖医療の経験者は，「依頼女性」であるや「代理出産者」であるとする意見が両方とも47.1％であり，生殖医療を経験してない者は，「依頼女性」が母親であるという意見が55.0％，「代理出産者」が母親であるという意見が42.2％であった。

Ⅳ　まとめにかえて

　韓国社会における生殖医療の受容過程には，政府の家族計画事業で築かれてきた政策の痕跡が見え隠れする。国民のひとりひとりの生殖への政策としての介入が，近年の生殖医療の普及に少なくない影響を及ぼしてきた。しかし，生殖医療における規制状況は，2013年10月時点では，生命倫理安全法に基づき配偶子や人胚が管理されているものの，医療現場における詳細な規定をもたない。特に，代理出産の実態は，表社会に出ることはなくその実態を把握することは容易ではなかった。生命倫理安全法の施行後は，卵子売買の摘発によりその実態の一部分が見えてきたものの，それを規制するルールは皆無である。今日ではインターネットを通して，匿名を使って個々人が簡単に第三者からの配偶子提供や，代理出産への利用に簡単にアクセスでき，斡旋事業者を介さなくても個人のニーズにあった利用ができるようになっている。だが秘密裏に行われているだけに，トラブルが生じた場合には，個々人自ら抱え込むしかない状況にある。

　また，韓国社会での第三者からの配偶子の提供や，代理出産は，否定的な認識が強いために依頼者，提供者，斡旋事業者の各々は，常に後ろめたさを感じている。そのため，いくら無償で利他的な行為であっても公にはできない。世論調査の結果では，一般市民や産婦人科医師の多くは，とくに代理出産に対する否定的な認識をもっているにもかかわらず，法制化に対しては反対している。この背景については，今後さらなる分析を要する点である。

前述した悪質な斡旋事業者による代理出産契約においては，代理出産者には非常に不利な条件が課されており，斡旋事業者による管理・監督の下におかれていた。代理出産者は，その国籍，外見，学歴，年齢などでランクづけられている。契約書では，生まれてくる子についての配慮はみられない。障害をもった子どもが生まれた場合には，代理出産依頼者はその親権を拒否できる場合があり，障害をもつ人々への偏見の助長や，尊厳を害する恐れがある。代理出産の有償契約では，依頼者と代理出産者は契約，妊娠，譲渡において常に緊張関係におかれ，トラブルが生じた場合の保護体制も皆無である。家族や姻族など行なわれる利他的な代理出産においても，当事者間の心理的な葛藤は深刻であり，その葛藤から家族崩壊が生じることもある。今後，代理懐胎の個々人の経験を踏まえた事例研究が重要な課題となっている。

　グローバル化が進むなかで，日本の不妊カップルは，経済格差を利用して韓国で代理懐胎のサービスを受けるようになった。韓国では，2005年11月に生命倫理法違反で卵子売買の斡旋事業者が摘発されたが，その斡旋事業者は，日本に支店を開設し日本の不妊カップルに斡旋を行なっていた。その捜査過程で日本人向けに代理懐胎サービスが行われていたことも明らかになった。一方，韓国では，代理出産依頼者は外国籍の代理出産者を希望する場合がある。なぜならば，韓国の代理出産志願者よりその費用が安いことや，代理出産をした秘密が漏洩される可能性が少ないためである。人々は生殖医療サービスを受けるために，経済格差や規制の違いを利用して越境することも厭わない状況のなかで，国境を越えて生じ得る諸問題にどう対応すべきなのかを，国家間で議論し調和のとれた最低限の合意を得ることも急務となっている。

13　生殖ツーリズム構造の背景に潜む国内の実情
　　──始動する当事者／起動する支援──

荒 木 晃 子

医事法講座 第5巻 生殖医療と医事法

Ⅰ　はじめに
Ⅱ　不妊と家族形成
Ⅲ　始動する家族，起動する支援
Ⅳ　地域支援ネットワーク「島根モデル」
Ⅴ　進化する家族の〈形態／概念／支援〉
Ⅵ　おわりに

I　はじめに

　不妊現象と医療の限定された接点に位置する不妊当事者のなかでも，最終的に渡航不妊治療を選択する当事者には，不妊心理の独自性[1]と，渡航の根拠となる社会的／医学的要因と課題がある。また，生殖医療にある他科とは異なる治療特性[2]に起因する当事者（患者）の苦悩には，不妊と〈個・家族・社会〉それぞれの関係性及び，その関係に潜在する諸所の問題を示唆する語り[3]がある。それらは，国内の生殖医療施設で不妊治療前・中・後の当事者が直面する課題となり，生殖医療で不妊問題の解決に至る家族は半数にも満たないといわれる国内当事者の実情と，生殖ツーリズム構造の背景に潜在していた。

　本稿では，国内で果たせなかった不妊問題の解決を国外に求め奔走する当事者の語りの解析から，渦中にある当事者が渡航治療に向かう特有の心理状態を明確化し，不妊現象と共に円同心の中心に在る当事者の視座で，変動する現代社会に世代をつなぐ多様な家族形成の在り方をさぐり，生殖医療に集約され肥大化する不妊現象の問題の本質と国内の課題を提起する。生殖ツーリズム構造の水面下で潜在する，生殖医療技術を包括しつつ新たな家族形成を成し遂げた当事者家族の足跡と知見から得た「国内背景に潜む課題の解決に向けた提言」から，国内の家族支援システム構築への一考をまとめる。

（1）　荒木晃子「不妊心理に起因する『生殖医療の問題』に関する一考察」立命館人間科学研究 16 号 81-94 頁（2008 年）。
（2）　荒木晃子「不妊カウンセリングの固有な機能と必要性——不妊治療の対人援助に関する研究」第 1 章 3 - 5 頁（立命館大学応用人間科学研究科修士論文，2007 年）。
（3）　荒木晃子『A 子と不妊治療——日本初の不妊治療医療過誤訴訟を経て』（晃洋書房，2012 年）。

II　不妊と家族形成

1　当事者と社会背景

(a)　A夫妻のエピソード

　A夫婦は職場結婚で，共に福祉施設の要職に就いていた。結婚と同時に2年間の不妊治療の結果，流産と死産を経験し，結婚から3年目を迎え妻が43歳を過ぎたのを機に，養子を迎えるべく児童福祉施設を訪問した。その際対応した職員は，必要書類をひと通り説明した後，「ご夫婦の年齢では，16歳以上の子どもが（養子の）対象となります。規則ですから」と括った。妻が「もっと小さい子どもを迎えたい」旨希望を伝えると，その職員は「ならば，もっと早くに来てください」と答えたという。「私たちはこれまで，職員の人手不足に悩み，つい自分たちの結婚を後回しにしてきました。若い職員が，過酷な労働と安い給料に早々と見切りをつけ次々退職していく中で，懸命に頑張って働いてきたのです。仕事も落ち着き，やっと（自分たちの）子どものことを真剣に考えることができると思ったら，不妊治療でも，児童福祉施設でも，年齢が高すぎるから"だめ"といわれました。一体どうすればよかったんでしょうか？」

　以上は，高齢者福祉の厳しい現状に懸命に取り組んできた経歴を持つ介護支援専門員夫婦のエピソードである。夫妻は，一度は養子を迎えることを決意し児童福祉施設へ出向いたものの，結果として養子を迎えることをあきらめ，再び不妊治療にチャレンジした。児童施設の対応について質問すると，「事務的で，子どもを守るひとと感じた」という。「いくら事情を説明しても，何も変わらなかった。当然ですよね。あの人たちは，『子どもの福祉のため』にいるのですから。不妊治療のことも，流産や死産のことも，話は聞いてくれたんです。でも結局，その方は（不妊）治療のことは何も知らないし，その辛さもご存じなかった。話だけ聞いて，結果が変わらないなら，話したくなかった。最初から結果だけ教えてくれればよかった」とことばを添えた。

　本エピソードは，不妊治療の終結を決断したものの，養親になれなかった当事者の象徴的な事例でもある。具体的には，高齢者福祉現場の過酷な実情

ゆえの晩婚・晩産，不妊治療と流産・死産の経験，そして，不妊治療に費やした時間が児童福祉現場へ足を運ぶ時期を遅らせた要因となったことなどがある。それらはすべて，不妊現象に遭遇した当事者の前に，子どもを迎えることを医学的・社会的に制約する「年齢の壁」という現実となり，彼らの行く手を遮っていた。女性の晩婚化・晩産化に伴い高齢で妊娠・出産を望む高齢不妊女性の増加傾向がさけばれて久しい。年齢の壁は，実子をあきらめた後もなお，養子を迎える選択肢の前に立ちはだかっていた。

（b）　不妊治療の現状

近年，不妊症治療の結果，子どもを妊娠・出産する当事者カップルは年々増加傾向にある。国内の不妊治療中の患者数は，推計で46万6,900人[4]。2008年国内年間出生数107万1,156人のうち，体外受精など高度生殖医療技術による出生数は2万1,701人，翌2009年には年間出生数107万0035人のうち，2万6,680人が高度生殖医療技術によって誕生し[5]，2011年には年間出生数105万698人のうち，高度生殖医療技術により誕生した児は全出生数の3.08％にあたる32,426人[6]に上るという。2009年，体外受精で生まれた新生児は約40人に一人の割合であったが，2011年には約32.5人に一人が体外受精で出生していることになる。また，女性の初婚年齢をみると，1980年に約25歳だった平均年齢が，2010年には29歳となり，さらに，2005年実施された結婚と出産に関する全国調査では，子どものいない夫婦の半数弱が不妊の心配をしたことがあるという報告[7]もある。

（c）　考　察

不妊問題に遭遇したすべての当事者には，不妊治療のほかに，里親・養親になる，パートナーと二人で生活するなどの選択肢がある。過去に，養子を迎えた当事者の足跡をたどり，その手続きや径路確認を目的に，各地域の児童福祉施設担当者へのインタビュー調査を実施した結果，何れの施設にも養子縁組を検討する目的で施設を訪れる当事者の存在を確認した。また，実際

（4）　平成14年度厚生労働化学研究費補助金構成搖動科学特別研究「生殖医療技術に対する国民の意識に関する研究」。
（5）　日本産科婦人科学会（2009年）報告。
（6）　日本産科婦人科学会（2011年）報告。
（7）　第13回出生動向基本調査「結婚と出産に関する全国調査・夫婦調査の結果概要

に，里親・養親になり「家庭を必要とする子ども」を迎えた当事者カップルが国内に存在する事実も明らかになった[8]が，その正確な数字を把握することは困難であった。その要因として，まだ日本には，養子を迎える文化も，不妊を語る文化も根付いておらず，多様な家族を形成した当事者たちがそれを語ることができるまでに日本社会が円熟していないと推測せざるを得なかった。

一方海外では，国連の子どもの権利条約に「こどもは家庭環境の下で育つべきである」とあるように，子どもは家庭で暮らすことが潮流となっている。スウェーデンでは，社会的養護下で暮らす子どもは国内に一人も存在しないという[9]。対する日本は，社会の養護が必要な子ども4万5,000人超のうち，家庭で暮らす子どもは約1割強，残る9割弱の子どもは施設で暮らしている。また，特別養子縁組は年間400件前後にとどまるなど，永続的な家庭養護の環境が整備されているとは言い難い現状がある。果たして，子どもを迎えようとする家庭はないのであろうか。筆者は調査の中で，養子を迎えたくても願いがかなわなかったという沢山の女性達と出会っている。

（a）で紹介したA夫妻は，奇しくも実子を得ることも，養子を迎えることもかなわなかった当事者カップルである。パートナーを得て挙児希望の意識が芽生えた後，目前に迫る「出産は35歳まで」という医学的な生殖年齢期間内に妊娠・出産を目指すことを，当事者女性たちが「時間との戦い」と呼ぶ理由を裏付ける象徴的なエピソードであった。確かに，医学的な不妊原因としては，女性の晩産化・晩婚化以外にも，男性・女性共に（若干女性の割合が高いものの）機能性・器質性の要因がある。しかし当事者の苦悩の社会的要因として，「結婚すれば子どもができる」といった根拠のない社会通念や日本古来の家族概念などは，不妊に悩み始めた当事者たちに圧力をかける環境要因となり，結果として，彼らを生殖医療に追い詰めていることも否定できない。

（8） 荒木晃子「生殖医療と里親・養親——家族支援地域ネットワークの実践報告」立命館人間科学研究26号111-123頁（2013年）。
（9） 石原理『生殖医療と家族のかたち——先進国スウェーデンの実践』（平凡社，2010年）。

2　境界を超えた家族形成——妊娠は海外で，出産は国内で

（a）　ターナー女性Bさんのエピソード

質問：国内卵子提供の取り組みが始まったことについて。

「とてもいいこと。もっと早くからあれば，私たちも利用していたかもしれない。2人目は，利用できるかな？でも，もしかすると，養子を迎えるかもしれない。はじめから，養子も考えていたので。夫も特にこだわってはいない。米国への渡航は，仲介エージェントがすべて手配してくれた。金額は〇百万円と高額だったけど，通訳の手配もしてくれていたので，そんなに困ることはなかった。夫と二人で渡米したのは一度だけ。あとは私一人で大丈夫だった。卵子提供者は，日本人女性を希望した。留学中の学生や，ご主人の海外勤務に同行している在米の奥さんなど，100名ほどのドナーがパソコンのファイルに登録されており，それを閲覧して選ぶシステムだった。その中から，何名かを選別し，持ちかえったプロフィールをよく見て選別した。卵子提供のためのカウンセリングなどは一度もなかった。全体的な印象としては，とても事務的な作業で意外だった。いまは，無事妊娠できて，おなかの赤ちゃんも順調に育ってくれていて，とても幸せ。実家の両親や姉妹も，夫の義両親や家族も，全員私のこと（ターナー症候群）を知っていて，卵子提供のことも了解してくれているので，不安はない。家族みんなが応援してくれている。あとは，無事この児が元気に産まれてくれればいい。他のターナーの方たちのためにも，早く国内で卵子提供ができるようになって欲しいと思う。」

Bさんは30歳前半のターナー症候群女性。原家族は両親と二人の姉の3人姉妹である。青年期に「ターナー症候群＝不妊」の告知を受け，自然に妊娠できないことを知った。結婚後養子を迎えることを検討し，まずは実姉からの卵子提供を希望するも，協議の末，実姉からの卵子提供を断念。国内での卵子提供をあきらめ，第三者からの卵子提供にチャレンジするため渡米し妊娠。帰国後出産までの期間を国内で体調管理ののち，2013年帝王切開にて出産に至る。なお，出産時はハイリスク出産だったという。

（b）　水面下の実情

生殖医療技術が進化し続けるなかで，その技術の適応範囲を超えた，もし

くは，医療技術をもってしても，妊娠・出産医に至らない不妊当事者は後を絶たない。なかでも，30歳半ば以前に閉経を迎える早発閉経（POF）や高齢女性，染色体異常のため生まれつき卵子のない／少ないターナー症候群の女性など，第三者から卵子提供を受けることでのみ妊娠の可能性がある当事者たちが海外へ渡航し，卵子提供を受け国内で出産するケースは，年間で300～400件と推計される[10]。また最近では，海外の生殖医療施設が日本在住の不妊当事者を対象に，インターネットを活用した「卵子提供による不妊治療の説明会」を定期的に開催[11]するなど，国内の当事者にとって生殖ツーリズムがより身近になってきた。ネット上の説明会を開催する施設のホームページには，スカイプを活用した初診のほか，卵子提供者の紹介説明やドナーへの報酬など，海外で実施する卵子提供の医療情報の日本語の紹介がある。自宅から直接海外の医療施設へアクセスすれば，1～2度の渡航で誰でも容易に卵子提供が受けられるという。このように，国境を越えた治療情報が国内にその触手を伸ばすなか，国内で法整備のないままに治療環境が完成することに筆者は危機感を覚えている。

　国内における第三者からの無償卵子提供による生殖医療の実施については，2008年厚生労働省の審議会が提供を認める報告書[12]をまとめたが，その後法制化には至らず，生殖医療施設が個別に，また，一部の生殖医療機関が独自のガイドライン[13]を定め，姉妹・友人からの卵子提供を実施した結果，現在までに既に80人以上の子どもが誕生しているという。現在では，年間1,000組以上のカップルが海外で卵子提供を受けて出産していると推測され，日本では少なく見積もっても累計でこれまでに3,000人以上の赤ちゃんが誕生していることは間違いないという報告[14]もある。片桐[15]は，国内における

---

(10)　吉村泰典（慶應義塾大学医学部産婦人科）岐阜新聞（2013.4.2朝刊）。
(11)　「スペインでの不妊治療に関するオンライン説明会」〈http://www.eugin.jp/〉スペイン，バルセロナ Eugin Clinica（2013.10.27）。
(12)　日本学術会議(生殖補助医療の在り方検討委員会)対外報告「代理出産を中心とする生殖補助医療の課題——社会的合意に向けて」(2008.4.8)。
(13)　一般社団法人 JISART（日本生殖補助医療標準化機関）〈http://www.jisart.jp/〉（2013.10.31）。
(14)　高橋克彦(広島ハートクリニック理事長)「第8回国際ターナー・カンファレンス報告集」講演5「体外受精——我が国の現状」（2012.11.24）。

45歳以上の不妊治療生産数44人[16]を同年厚生労働省人口動態統計「母の年齢別に見た出生数618人」と対比した場合，国内の45歳以上の母親から生まれた618人のうち，同年日本産科婦人科学会が報告を受けた同年代女性の不妊治療による出生数44人以外の574人は自然妊娠によるとの計算となり，この数値は生物学的，医学的にも考えられないと結んだ。

(c) 考 察

この報告を国内の社会背景と照らし合わせると，国内での卵子提供は法的に認められていない，日本の家族概念にあわない，日本古来の家族制度の崩壊につながるなど様々な世論のなかで，渡航治療による妊娠を秘密裏にする当事者の事情があると推測される。その結果，高齢や各疾病によるハイリスク出産の増加傾向が懸念され，同時に，出産時のリスクに対して医療現場が事前に対応できない危険性もありうる。このように，国内の周産期医療現場の背景には，海外で卵子提供を受け，国内で出産を目指す高齢女性や各種疾患のある妊婦のリスクに情報のないまま対応せざるを得ない現状がある。さらに，母体のリスクは，誕生した新生児にとってもハイリスクとなり得る。当然ながら，国内で生まれたすべての子どもたちが養育者の保護下で愛しみ育まれ，日本社会の中で健やかに成長するために必要な権利と擁護を保障することは，日本社会が担うべき重要な役割であることは明らかである。

3　生殖医療と親子関係

(a) 家 族 法

「分娩者＝母」ルールは，卵子提供による妊娠を前提として制定されておらず，卵子を提供するドナー女性の法的立場が明確ではない。そのことが，卵子提供により生まれた子の親子関係の確定に影を落としている。確かに，その子の命が"どうつくられたか"に焦点を絞れば，生殖医療技術そのものが問題要因として浮上する。たとえ生殖医療技術で妊娠／出産しても，その

---

(15)　片桐由起子（東邦大学医学部）「〔日本生命倫理学会第24回年次大会（於：立命館大学）シンポジウム〕生殖ツーリズム構造からの脱却」内講演テーマ「挙児希望年齢の高齢化をめぐる生殖補助医療の実際」（2012.10.27）。

(16)　2009年日本産婦人科学会生殖補助医療データブック〈http://plaza.umin.ac.jp/^jsog-art/2009〉。

治療が配偶者間で実施されたのであれば，子の法的地位に何ら問題は生じない。しかし，近年，医療技術の進化により第三者からの精子／卵子など配偶子の提供を受けた妊娠／出産が可能となった。事実，非配偶者間における生殖医療技術が実施されている医療現場で患者に対して実施されるインフォームドコンセントでは，そこに親子関係の説明と何らかの定義を設けることが必要となる。一例をあげると，ある生殖医療施設では，匿名ドナーからの無償卵子提供体外受精実施前に，卵子を提供するドナー女性へ医師がインフォームドコンセントを実施した際，医師から「遺伝的にはドナーが母である」と説明を受けたドナー女性に混乱が生じた事例が発生している。また，出生前診断や親から子へ受け継がれる遺伝性疾患の説明等に用いられる遺伝カウンセリングにおいても，遺伝学上の母はドナーとの説明がある。このように，生殖医療で形成された家族に関する法整備の遅れは，医療現場のみならず，そこに支援を提供しようとする善意のボランティアへも混乱を招いている。

（b） **生物学的親子関係**

　第三者の配偶子を用いた生殖医療で形成した家族の親子関係を，医学的観点で考察する。子の生物学的親とは，精子／卵子を生産する男性／女性であり，それぞれを提供するドナーとなる。卵子提供においては，たとえ被提供者であるレシピエントの体内で受精卵が着床し，約10カ月余り胎内で成長する妊娠期間を経て出産に至っても，その母子関係に生物学的遺伝要素は発生しない。しかしながら，「分娩者＝母」ルールに定められた法的親子関係では，分娩者であるレシピエントと生まれた子との間に実親子関係が認められるという齟齬が生じている。このように，法的親子関係と生物学的（＝医学的）親子関係では，それぞれに親子関係を定義する根拠と解釈に相違があり，両者間に隔たりがある。その深い溝を埋めぬまま，男性不妊患者を対象に第三者から精子提供を受けるAID（非配偶者間精子提供による人工授精・体外受精）の実施から60年以上を経た現在，AIDで生まれた子らが成人し，事前に生物学的父の情報を知ることなし（＝真実告知なし）に「出生に至った事実」を知った結果，これまでそのことを秘密にしてきた親への信頼を失い，自身のアイデンティティに混乱が生じるなど，当事者家族に重要な問題が生じている[17]。

（c）社会的親子関係

　生物学的親子関係は，医学（なかでも遺伝情報）をもって定義されるが，社会一般に，親子関係や家族形態は血縁（＝遺伝学的）に限定されるとは限らない。社会的な関係を前提にその家族形態をみると，（ⅰ）実親子，実兄弟姉妹など血縁による家族形成，（ⅱ）婚姻，養子縁組，特別養子縁組など法律による家族形成，（ⅲ）事実婚，ルームシェアリングなど実際の生活形態による家族形成に分類される。さらに，子の養育関係でみると，（ⅰ）実父母，親代わりの近親者など血縁による養育関係，（ⅱ）里親・養子・特別養子縁組など法律による養育関係，（ⅲ）それ以外にも，養育施設，養護施設や乳児院などで子どもを養育する社会的養護のためのコミュニティなどに分類されるであろう。このように多様な家族形態に生まれ／育つすべての子を，愛しみ育む多様な現代家族が健全に機能するためには，法の下で整備された多様な家族形成の径路を包括した社会的支援とシステムの構築は今後の重要課題である。

Ⅲ　始動する家族，起動する支援

1　動き始めた当事者と家族

　生殖医療に関する国内法整備が整わない状況のなか，2013年1月地方行政の認可を受けた無償卵子提供を希望するボランティアのドナー登録を支援するNPO法人OD-NETが設立された[18]。代表を務める岸本佐智子氏はターナー症候群の娘を持つ母である。始動翌日以降，社会の関心の高さを象徴するかのように，国内外の新聞・テレビ各社ほか報道機関の取材が集中し，同年9月までに当初の予想を上回る200名を超える卵子提供者の応募があるなか，10組のマッチングが決定した[19]。ドナーの応募資格としては，申込

---

(17)　歌代幸子『精子提供――父親を知らない子どもたち』第1章，第6章（新潮社，2012年）。
(18)　毎日新聞2013年5月14日。
(19)　岸本佐智子（NPO法人OD-NET代表）「〈京都報告会〉卵子提供の制度設計を考える」第4構「無償卵子提供の現状と経過報告」（主催：生殖テクノロジーとヘルスケ

時の年齢が35歳以下であること，提供は匿名かつ無償のボランティアであること，すでに子どものいる健康な女性であること以外にも，提供には，配偶者もしくは家族の同意が必須であること，提供により生まれた子が15歳になれば，子にドナーの個人情報が開示される（非匿名となる）事など様々な条件が提示されている。また，登録した匿名ドナーはあくまでもボランティアであるため，その善意の行為に対しての報酬はない。卵子提供に至るまでの交通費・カウンセリング・投薬・医療費などの負担は全て，被提供者であるレシピエントの負担となる。しかしながら，卵子を提供する（＝採卵）までには，ホルモン剤の服用または注射，さらに，採卵時には部分麻酔や採卵の手技など，ドナーの身体的リスクを伴うため，現在そのための保障を求めているという。Ⅱ2で記述した海外で卵子提供を受け国内で生まれたと推測される3,000人以上の児と同様に，今後は国内で卵子提供の結果将来誕生するであろう子どもの法的親子関係の確立や権利擁護を前提に，カウンセリングなど当事者家族の支援体制を含む早急な国内法整備は，いまや先延ばしできない現状がある。

2 支援を立ち上げる

(a) 援助者をつなぐ

国内に，生殖医療技術を駆使しても妊娠できない不妊カップルが存在する一方で，保護者のいない児童，被虐待児など家庭で暮らせない社会的養護下にある児童は約45,000人に上るとの報告がある。さらに近年，要保護児童数の増加に伴い，ここ十数年で，児童養護施設の入所児童数は約1.11倍，乳児院では約1.20倍に増加する一方で，里親等委託児童数は2.06倍に増加したという[20]。この現状を鑑み，国内の不妊当事者と「家庭を必要とする子ども」の出会いは，血縁に頼らない新たな家族形成の一助となるのではないかとの仮説を立て調査を実施した。調査では，里親家庭の中に，不妊治療後里親となり，実子以外の子どもを迎えた不妊当事者カップルが存在するという事実に着目した。不妊治療を経験した後，里親または養親となった不妊当

アを考える研究会（金沢大学医薬保健研究域医学系・日比野由利）〔2013.9.14〕）。
(20) 厚生労働省（平成24年度調査報告）資料5「社会的養護の現状について（参考資料）」〈http://www.mhlw.go.jp/stf/shingi/2r985200000202we-att/2r9852000002031c.pdf〉。

事者が語る，子どもと出会うまでにたどった足跡を追い，既存の社会資源を活用し，「不妊当事者カップルと子どもの出会い」を地域社会全体で支援することを試みた。研究は，不妊カップルが生殖医療終結後実子以外の子どもと家族をつくる，その家族形成のプロセスを一つのモデルに，不妊カップルと家庭を必要とする子どもが出会うための地域連携の援助体系をシステム化することを目的とした。

(b) 方 法

調査には，直面している問題の解決に向け当事者と共同で取り組む実践法（アクションリサーチ）を採用し，初めに，「子どものいない夫婦の為の里親ガイド」[21]の著者吉田菜穂子氏へインタビューを試みた。氏は，不妊治療後里親となり，実子以外の子どもを迎えた当事者である。研究趣旨を説明後，研究協力の同意を得たのち，幾度かに渡り相互に交換した書簡や対話から，子どもを迎え現在の家族形成に至るまでに起きた具体的かつ体験的なエピソードの提供を受け，本研究の基本当事者モデルとした。次に，氏がたどった家族形成のプロセスに相応する機関や支援専門家等を，筆者の提携医療施設[22]の所在地である島根県下で訪ねた。その調査[23]の過程で，そこに関与する支援専門家の語りを得た。他に，児童福祉に携わる専門家が児童問題の研鑽を積む県外のセミナー[24]に参加し，インタビュー調査を実施した。児童福祉専門家に対する質問内容は主に，「過去に不妊当事者の訪問はあったか」，「その際に問題はなかったか」，「不妊当事者が里親・養親になることをどう思うか」の3点を中心に自由口述とした。

つぎに，生殖医療施設に従事する医療者の調査協力を得た。協力者には，事前に，近年体外受精などの不妊治療が不妊当事者のあらたな選択肢の一つとなっている現実があること。さらに，当事者には「可能な限り不妊を治療して実子を得る」という医療上の選択肢と同様に，「家庭を必要とする子どもと出会う」という社会的な選択肢も存在することを説明した。医療者への

---

(21) 吉田奈穂子『子どものいない夫婦のための里親ガイド――家庭を必要とする子どもの親になる』（明石書店，2009年）。
(22) 内田クリニック（島根県松江市）院長：内田昭弘〈http://www.uchida-clinic.info/〉。
(23) 島根県（2009.9〜12）。
(24) 第35回全国児童相談研究セミナー（2009.11 群馬県）。

主な質問は,「不妊カップルは,治療中に実子以外の子どもと出会えないのか」,「過去に,養子を検討する不妊症患者へ,医療者からの支援はなかったか」,他は自由口述とした。

3　当事者の足跡を辿る

(a)　実際の家族形成過程

図1は基本当事者モデルをもとに作成した「不妊当事者の家族形成径路」である。同時に,過去に不妊当事者カップルが実際にたどった家族形成の過程であり,アクションリサーチの道程でもある。不妊現象に直面した当事者カップルは図中の径路をたどり,児童福祉施設,生殖医療施設,行政をそれぞれ個別に訪問し,その後の家族形成に「至る／至らない」の結論に達していた。

(ⅰ)　**生殖医療施設で起きたこと**　はじめに,協力生殖医療施設で,過去に不妊治療後里親・養親となった,または,通院中に実子以外の子どもと出会った患者への医療者の関与を調査した。結果,①以前から交流のあった県外の産科医療施設との連携で,新生児委託で子どもを迎えたケースと,②児童相談所の相談員から強い口調で"他人の子ども"を簡単に"自分の子どもにできる"と思わないでください！と応答され,その反応におびえた当事者女性は再び生殖医療施設に戻り,私は自分の思いを伝えたかっただけなのに……もう2度と行きたくないと泣き崩れた,という特徴的なエピソードを得た。なお,後者の女性はその後,実子をあきらめる覚悟がつかないまま,先の見えない治療トンネルを再び歩き続けたという。

(ⅱ)　**児童福祉の現場で起きたこと**　次に,筆者が実際に訪問した施設の担当者や,児童福祉に携わる関係機関や専門家からは,不妊当事者への対応に苦慮する次のようなエピソードを得た。①不妊治療したご夫婦は全体に年齢が高いので,もっと早い時期に来てほしい。斜視をもつ小さな子と合わせた際"この子ならいらない,別の子がいい"といったご夫婦がいたが,自分で産んだ子どもでも選べないのに,自分で産んでもいないのにその子を選ぼうとするのはおかしい。子どもは選べない,②子どもが欲しいではなく,子どものための家庭をつくる意識を持ってほしい。養子を迎えた不妊のご夫婦が自分の子どもが産まれるからと,数カ月後に子どもを施設に返した。も

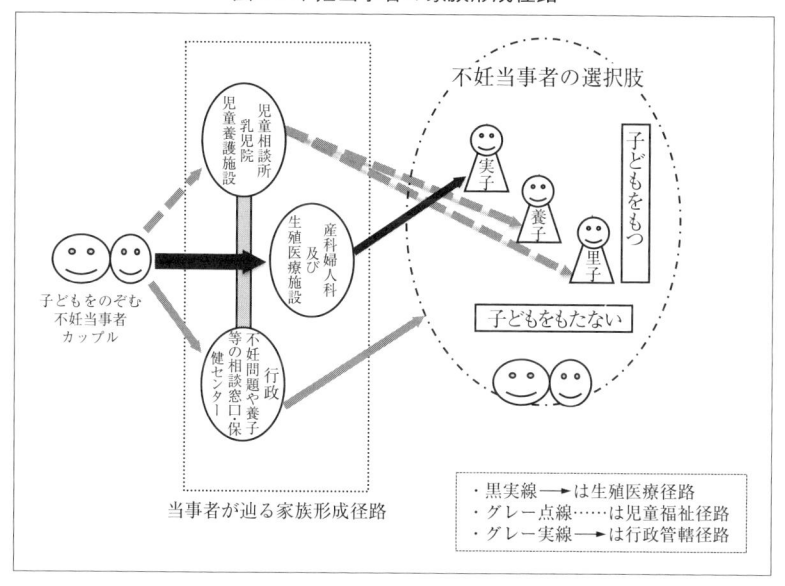

図1：不妊当事者の家族形成径路

ともと子どもを育てた経験のない人たちなので初めから心配だった。不妊の人は何かと問題が多い。子どもは返せない，③不妊のほとんどの方が泣かれる。何もできないから，ただ話を聞き泣き止むのを待ち，落ち着いたら話す。皆さん本当につらい思いをしているのですね，と同じ相談員でもその対応や考え方に一貫性はなかった。

（b）　**考察その1**　　（ⅰ）①の新生児委託とは，生まれた直後の子どもを養親（民法第809条[25]）候補者家庭に里子として委託し将来は特別養子縁組（民法第817条の2[26]）する新生児里子委託[27]をいう。

不妊に悩む当事者女性は，子どもが産めない悲しみや，母になれない苦悩

---

(25) 養子とは，養子縁組の手続きによって，養親との間で法定の嫡出子としての身分を取得した者のこと。養子縁組を養子ということもある（民法792条）。
(26) 民法第817条の2第1項。特別養子縁組は，養子縁組で実方（実親側を「実方」と規定している）の血族との親族関係が終了する縁組である。
(27) 新生児里子委託は民法上の規定はないが，平成23年以降，里親委託ガイドラインの策定など，社会的養護の児童に対し一部民法の改定等を含む改定案が具体化しつつある。

から，感情のコントロールが難しく，自尊感情を喪失しがちである。特に，治療に行き詰まり治療終結の決断に悩むケースの場合，長期治療で共に高齢になった夫婦のその後の選択肢を検討する面接では，当事者の気持ちの整理がつかないまま実子をあきらめることは容易ではない。結果，実子を諦める決心がつかず，気持ちを整理できない状態で児童相談所を訪問した場合，(ⅱ)の状況が起こりうる可能性は高い。果たして，不妊当事者は，事前に実子を諦める決心をし，気持ちの整理をつけ，感情のコントロールができ，かつ「(自分が)子どもが欲しいではなく，(子どものために)養子を迎えたい」という前提で，児童相談所を訪問することは必須の条件なのだろうか。確かに，気持ちを整理し，実子をあきらめ新たな人生のステージを迎える準備ができたカップルは，実子以外の子どもを迎え家庭をもつ選択以外にも，夫婦2人で生活するという，新たな選択と決断にも挑むことが可能となる。一方で，児童福祉の専門家からみた不妊当事者が，他人の子を簡単に自分の子どもにできると思っているように映るのであれば，新たな選択に挑戦する際大きな障壁となるに違いない。現在でも，社会的マイノリティといわれる不妊当事者カップルが，日本では，未だ少数派である血のつながりのない親子になろうとすることは決して容易ではない。さらに，実子ではない子どもを育てる親となる過程に，当事者カップルの新たな課題が待ち受けていることは容易に想像できる。

　例え不妊であってもなくても，血のつながりのない親子として家族になろうとするには，時間をかけた準備は必然である。生殖医療の医療者たちは，そのための援助の専門性を持たず，過去に国内の医療施設で治療以外の選択肢を治療中の患者に提示する施設があるという報告はなかった。結果として，不妊当事者は生殖医療施設に通院中，医療者からは治療以外の選択肢情報を得られないという課題が浮上した。

　(c)　考察その2　　(ⅱ)は，筆者がインタビューした，他府県の児童相談所に勤務する女性専門家たちから得たエピソードである。研究趣旨に関心を寄せる様子はあるが，不妊当事者に対する良いイメージは持たないようであった。他にも，個人的に「不妊」という現象そのものへの知識をもたない，もしくは，誤った理解をしている児童福祉関係者も存在した。確かに，児童福祉の専門者が不妊に対する理解をもたないこと自体は，不妊が社会的マイ

ノリティであることを考慮するとやむを得ないともいえる。しかし、児童福祉の専門家が、「家庭を必要とする子どもを迎えようとする不妊当事者」に理解を示さないことは、子どもにとっての不利益となりうるのではないだろうか。"待つ"という援助を実践する相談員の語りにあるように、不妊当事者が抱える苦悩に対して何もできないけれど、深い理解を示すという支援もある。次に、子どもは返せないとの語りに、不妊の人は何かと問題が多いとあるが、本エピソードも同様である。さらに、もともと子どもを育てた経験のない人なので、はじめから私も心配だったとある。子どもを育てた経験のある人は安心であれば、児童福祉の専門家にとって不妊当事者は「はじめから心配な人」となり、結果として、子どもを育てた経験のある人と比べると、子どもを迎える以前からハンディがあると理解せざるを得ない。

　血縁のない子どもを迎えようとする夫婦は、例え不妊であってもなくても、何れのカップルも「子どものためになる」と信じ、子どもを家庭に迎え育てようと施設を訪ねるはずである。不妊当事者は同時に、「子どもと暮らしたいという希望がかなう」という思いがあるのであって、それは結果として、双方の利益が一致するとは考えられないだろうか。たとえば、わが子を虐待する実親の対極に、"どの子もまるで自分の子どものように"育てることができる可能性は、不妊当事者にもあるとはいえないだろうか。

(d) 社会に導線のなかった径路

　次頁の図2は、図1にはなかった径路を記した。図中の双方向矢印←→は各機関になかった相互連携を、黒実線→は生殖医療施設になかった導線を、また、グレー点線は児童福祉機関になかった径路を示す。完成した図2からは、以下を考察した。

　図2に記した径路を新たな支援で結び、その導線で相互連携を図る。家族形成径路にある三つの組織は、「不妊カップルと家庭を必要とする子どもが出会う」ことを共通の目的に、互いの専門性を超えた支援体制を整備する。その連携に、必要に応じ行政が関与することで、島根県全域に還元する援助機能を持つ地域支援システムとなることを期待する。以上から、図2にあるすべてのルートを結ぶ新たな径路を確保することで、さらに充実した家族支援ネットワークの実現が可能であると考えた。

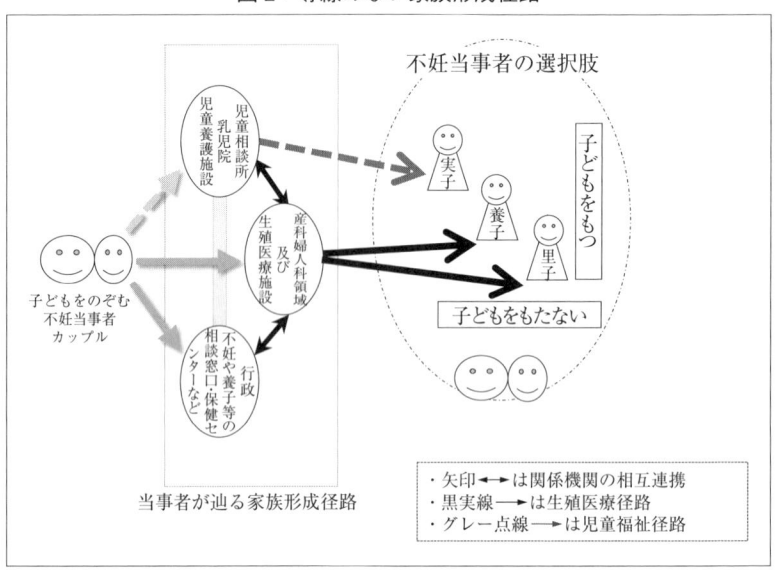

図2：導線のない家族形成径路

Ⅳ　地域支援ネットワーク「島根モデル」

1　生殖医療・児童福祉・行政の連携

　不妊治療を選択した当事者は，医療施設で治療以外の情報を得ることは難しく，実際に実子以外の子どもの養育を検討する機会は得られない。また，昨今女性の晩婚化・晩産化といった現象は，女性の生殖年齢期間を短縮・限定する一因となっており，治療終結後に里子・養子を迎えるには，里親・養親の年齢制限等の条件がより厳しい傾向があった。

　以上の結果，提携医療施設の所在地である島根県下で家族支援ネットワークの構築をめざし，行政を中心に家族形成に関与する各機関に出向き，現状の課題を説明の後，連携への協力と島根県家族支援ネットワークの立ち上げ構想を提案し，担当各位の合意を得た。2010年の時点での連携は，島根県健康福祉部青少年家庭課（児童福祉），生殖医療施設内田クリニック，島根県中央児童相談所など県内5カ所の児童相談所，松江赤十字乳児院であった。

2　支援の構想

　図1の島根県支援ネットワークには，図2のルートがなかった。また，家族を形成する径路で通過する三つの機関には，それぞれに接点はなく連携もなかった。それは，不妊当事者が各機関でいずれかの情報しか入手できないことを意味していた。例えば，当事者が不妊治療を選択した場合には，制限された女性の生殖年齢期間内に，治療の成果を出す（＝妊娠する）必要がある。また，実子にこだわらず非血縁関係の子どもを迎える（＝養子縁組する）場合でも，生殖年齢ほどではないが女性の年齢制限や，女性は仕事を持たない，定められた研修を受けるなどいくつかの条件が求められる。この二つの径路を並行して，当事者が自ら意思決定し，かつ能動的に限られた時間内に結果に到達するための大きな負荷は疑う余地もない。故に，その都度必要に応じた専門家の援助が不可欠である。

　以上から，不妊現象に直面した当事者カップルが子どもを望んだ場合，実子であっても，非血縁関係の子どもであっても，相当な時間と情報収集等の準備，そして専門家の支援が必要であることが明確となった。結果，すべてのルートをつなぐための径路の確保と，不妊当事者がどの地点でも容易に全選択肢の情報を入手することが重要だと考えた。

3　連携と協働のツール

　地域支援ネットワークの連携と協働には，各機関とそこに所属する援助者のマンパワーは必須である。また，本構想には，当事者が各機関へアクセスするための情報，専門的な知識や手続き，さらには，不妊当事者を理解し対応するため援助者に必要な情報など，様々な情報提供が不可欠であった。そこで，必要な情報を小冊子にまとめ地域に活用することを行政に提案し同意を得た。冊子は，不妊治療中の患者や，行政の相談窓口を訪れる"選択に悩む当事者"と，家族援助に携わる地域援助者に提供する目的で作成することとした。

　2010年家族支援ネットワーク「島根モデル」の連携と協働を目指し，小冊子「ファミリー・aim・パスポート～家族の選択力アップガイド（立命館大学，2010年）（以下，FaPと略す）の作成に至った。冊子は2010年1月の

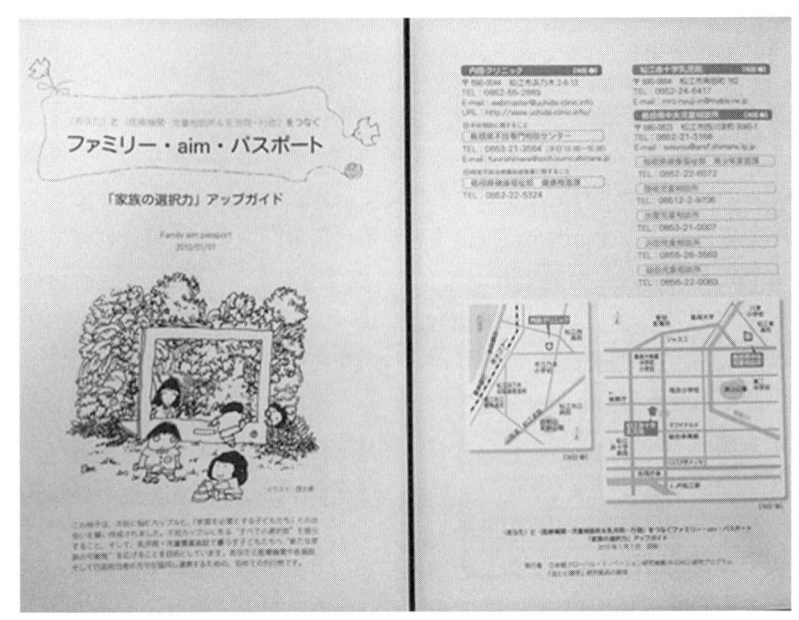

医事法講座 第 5 巻　生殖医療と医事法

（「ファミリー・aim・パスポート〜家族の選択力アップガイド」初版）

　配布以降，生殖医療施設に常設され，また島根県主催「不妊相談員研修会[28]」，県内の児童相談所・乳児院，各保健センター・市町村の相談窓口に設置，島根県里親研修会配布資料などに活用され，その後，2013 年 1 月には改訂版となる「ファミリー・aim・パスポート②〜家族のサポート・ガイドブック in 島根」[29]の刊行に至った。初版との違いは，最新情報の更新と連携機関の汎化にある。まず，島根産科婦人科学会と島根県産婦人科医会の協力により，島根県下の全産科婦人科及び生殖医療指定医療機関を掲載，また，島根県健康福祉部健康推進課（医事課）の掲載により，行政内の医療と児童福祉の各担当課がつながることとなった（写真は初版 FaP の表裏表紙）。

---

(28)　島根県庁会議室（2010.5.14）。
(29)　〈あなたと〉〈医療機関—児童相談所＆乳児院—行政〉をつなぐ『ファミリー・aim・パスポート』〜「家族の選択力」アップガイド（立命館大学立命館グローバル・イノベーション研究機構（R-GIRO）研究プログラム「法と心理学」研究拠点の創成 2010 年）。

4 「島根モデル」にみる地域支援ネットワーク

図3は，FaPを共通の情報誌として活用した，地域支援ネットワーク「島根モデル」である。図中の点線イロハ・abcdeは，FaPを提供する各機関と活用ルート，黒実線→は，図1で記した実際のネットワークに加え，新たに図2で導線のなかった径路を補足した。このネットワークで連携する各機関の相談員は，共通にFaPの情報と知識を習得しており，自身の専門外の選択に関する当事者からの相談は，冊子内に掲載のある担当施設へのリファーが容易となった。筆者の経験として一例をあげると，公立の一般婦人科外来の主治医からFaPを手渡された当事者男性が，より専門的な不妊治療の知識と，養子を迎えることへの不安やためらいの相談を受けた事例がある。そのカップルへは，生殖医療施設のカウンセリングルームで高度生殖医療について説明すると同時に，ご夫婦の意思を確認後，県内の児童相談所への紹介を試みた。このように，本ネットワーク内では，不妊に悩む当事者がそれぞれにどの機関を訪れたとしても，担当する相談員と共に全ての選択肢（不妊を治療する／子どもを養子に迎える／夫婦2人で生活する）を検討することが可

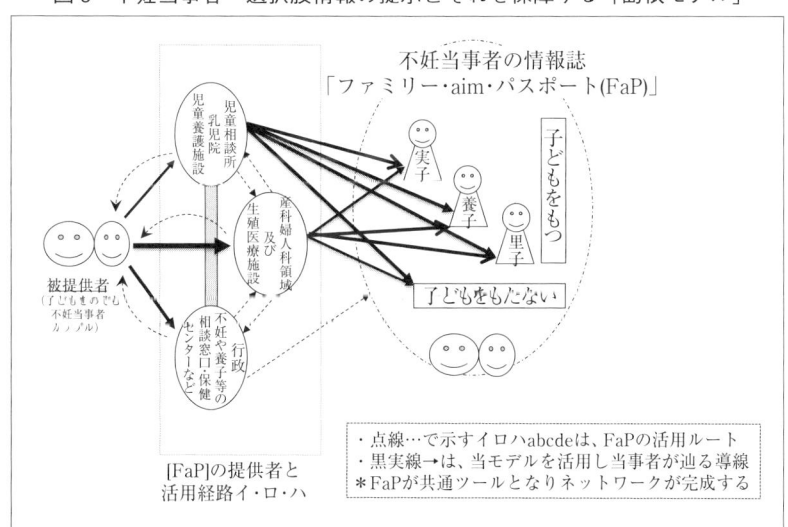

図3：不妊当事者へ選択肢情報の提示とそれを保障する「島根モデル」

能となる。先の事例では，必要な専門家たちの支援を「受けることができる／受けることをサポートする」ための地域連携が，ひとつのシステムとして，当事者家族を支援する地域社会に機能していた。

なお，本システムの特徴は，生殖医療，児童福祉，行政の三つの組織が協働し連携する，国内初の取り組みという点にある。また，島根モデルで活用されるFaPは，各機関の連携と協働のため，さらには，家族形成のための支援ネットワーク・システムに重要な共通のツールであり，不妊当事者と援助者，さらには家庭を必要とする子どもたちに有益な情報が集約された情報誌である。結果として，当事者カップルの「子どもを産みたい／育てたい」意思の支援に有用であった。

5　経緯と展望

FaP初版の刊行から3年を経た2013年1月，改訂版「カップルと子どもをつなぐ『ファミリー・aim・パスポート②』家族のサポート・ガイドブックin島根」の刊行に至った。島根県では，家族支援ネットワーク「島根モデル」の試みが徐々に地域に浸透していく手ごたえを得ている。行政の児童福祉担当者からは，2011年度以降里親登録数が増加したとの報告や，児童相談所里親担当からは，2012年度より里親研修会で配布を開始したFaPが参加者から好評を得たなど，県内各機関からの報告が筆者に届いた。県外からは，2010年度より不妊症看護認定看護師養成講座のテキストとして採用している日本生殖看護学会を通して，当院でも設置したい，部数をまとめて取り寄せたいなど参加者からの意見が届いている。特に，生殖医療に携わる医療関係者からの問い合わせが多く，初版の刊行以降，冊子を常設する県下の生殖医療施設からは，（FaPを）もっと早く読みたかった，冊子をみて夫と養子について初めて話をした，など通院患者から寄せられる意見を受け，2012年度よりFaPに関する共同調査研究に取り組んでいる。

さらに2012年に島根県産科婦人科学会及び島根県産婦人科医会との協力を得て，新たに県内の産科医が参画したネットワークも拡張しつつある。将来的には，生殖医療施設と産科婦人科領域を統括し，行政や児童相談所と連携を取りつつ，不妊当事者のみならず若年層の学生や独身者以外に，地域住民の方々にも有益な情報提供のための冊子となるよう改善に努める所存であ

る。

　初版 FaP 刊行の翌 2011 年，厚生労働省は，社会的養護下にある子どもが家庭で暮らすことを促進する目的で里親委託ガイドライン[30]を制定し，施設養護から家庭的養護への移行を優先する「里親委託優先の原則」を示した。結果として，島根モデルは里親委託ガイドライン制定に向けた先行事例となった。

6　国内の動向

　2013 年 5 月，国内初となる産婦人科病院での養子縁組あっせん事業（毎日新聞 2013.8.9）がスタートしたことを受け，同年 9 月，全国の産婦人科の医療機関がグループを発足した[31]。あっせんを支援するグループの窓口では，養子を託すことを希望する妊婦と，養子を望む夫婦の情報を共有し，広域的なあっせんに取り組むという。協議会本部の鮫島医師は「小さな子どもは家庭で育つべきで，妊娠中から関わる各地の医師が連携することで特別養子縁組を増やし，子どもたちがより幸せになれるようにしたい」と語っている。筆者も同様の趣旨であり，今後も島根モデルにみる「医療と福祉」の連携の取り組みが，さらに各地に拡散することを願っている。

V　進化する家族の〈形態／概念／支援〉

　近年，目覚ましく進化する生殖医療技術は，人工授精により精子提供を，体外受精により第三者からの卵子提供・胚の提供を可能にした。その結果，過去に妊娠・出産をあきらめざるしか術がなかった不妊当事者にとって「最後の切り札」となる可能性のカードを現在も送り続けている。確かに，生殖の科学の進化は，家族形成にも進化をもたらしているといわざるをない現状がある。実際に，生殖医療が社会に提起する問題の水面下では，今この瞬間も，当事者家族が子どもを迎え新たに家族を形成し続けている。筆者はこの現状を，今後も不妊に悩むカップルが将来に不安を覚えながらも，日々進化する生殖医療技術を駆使して多様な家族を形成するであろうことの示唆とと

---

(30)　厚生労働省（第 35 回社会保障審議会）児童部会資料 3-9（2011.7.1）。
(31)　毎日新聞 2013 年 9 月 9 日。

らえている。しかも，国内法整備のない状況下で生まれた子の法的親子関係，子の権利擁護など，本来は社会が担うべき重要課題は山積みである。

　生殖医療を包括した家族形成のための法整備や規制，また，当事者家族への支援とそのシステムが構築されていない日本において，恒久的に変わることのない生殖年齢という制限された時間内に，経済的，社会的制約のあるなかで，不妊当事者とその家族は各々に与えられた医学的・社会的選択肢をどう選び抜いていけばよいのだろうか。2013年内閣府の提言により，不妊治療助成金の減額や対象年齢の制限などの制約や規制が設けられるなか，配偶子提供で生まれた子の親子関係の確定など，遅々として法整備の進まぬ社会に生まれた／生まれる子どもたちの幸福になる権利は，現状のままでは誰も保障できない。

VI　お わ り に

　近年，代理出産や卵子提供を求めて渡航する不妊当事者カップルの話題が社会問題となりつつある。それらは，国内では60年以上前から行われている精子提供と共に，「第三者が介入する生殖医療の問題」として，誕生した子の「出自を知る権利」や告知の問題などをはらむ国際的な課題となっている。国内では，生殖医療の国内整備に関する専門家による学術会議で，長期にわたる議論[32]が続けられたものの，2013年10月現在最終結論には至っていない。筆者は，国内整備のない現状のまま国内規制ばかりが制定されることに危惧を覚えている。当事者の海外渡航は，生殖を商業化する生殖医療ツーリズムの問題をはらむ重大なテーマである。やみくもに規制を設けるだけで問題解決に至るとは思えない。今後は，第三者の配偶子提供に関する生殖医療の実施体制に関する法規制を設けると同時に，そこに形成される家族，および配偶子を提供する第三者への支援体制の国内整備と，不妊当事者支援システムの構築は必至であろう。そのためにも，島根モデルにみる，医療と福祉，特に，生殖医療と児童福祉という複雑で多くの課題を抱えた領域の連携と協働を，社会システムとして構築することは有用であると考える。そこ

---

(32)　日本学術会議　生殖補助医療の在り方検討委員会　対外報告「代理出産を中心とする生殖補助医療の課題——社会的合意に向けて」（2008.4.8）。

に，各専門家でつくるネットワークを活用した援助体系の統合システムが有効に作用する。

　島根県で4年目を迎えた地域の家族援助を担う「島根モデル」の汎化は今後，各地域に「子どもが育つ家族」の新しい可能性を広げることにつながるであろう。子どもを迎えたい不妊当事者のために，また，家庭を必要とする社会的養護下の子どものためにも，確かな支援の連携と協働は不可欠である。さらに，将来にわたり，第三者の配偶子提供による生殖医療で誕生するであろう子の遺伝情報の管理等を，児童福祉の専門である養子縁組をモデルにした法的手続きや子の情報管理のノウハウを駆使し，遺伝的つながりのある第三者とその家族の個人情報を管理することにより，誕生した子の「出生の真実」と「知る権利」を保障できるシステムの構築が可能となる。

　例え，望まない妊娠により誕生した子や，提供卵子・提供精子により誕生した子であっても，決して分け隔てすることなく，また，その子の命がどのように"つくられたか"を問題にするのではなく，その子が"どうすれば幸せに育つか"に重点を置いた支援の構築を筆者は切望する。よって，生殖医療に関する法整備には，子の法的地位の確定，法的親子関係，遺伝学上の親との法的関係，そして，配偶子提供の真実の告知に関する取り決め，子の知る権利の保障など，子の幸福のために社会が保障すべき制度を設けるべきと考える。現代における家族形成に，いまや生殖医療は不可欠となりつつある。その中で社会が担うべきは，生殖医療を問題にするのでなく，生殖医療を活用し形成される家族への支援と，生まれた子に対する様々な保障を問題にすべきではないだろうか。

　以上は，法学の素人である筆者が，「生殖医療の実施に関する国内法整備」と「当事者家族の支援」を願いつつ，その提言をまとめた拙論である。

〔付記〕本稿の執筆にあたり，島根県下の関係各機関と専門家のみなさま，および，筆者に「語り」をもって示唆を与えてくださった沢山の当事者の方々にご協力いただきました。みなさまには，本紙面をお借りいたしまして，改めて感謝申し上げます。

14　晩産化時代の卵子提供ツーリズムと国内解決法

日 比 野 由 利

医事法講座 第5巻 生殖医療と医事法

Ⅰ　はじめに
Ⅱ　妊娠出産の意思決定の遅れと卵子提供ツーリズム
Ⅲ　海外での卵子提供：タイの例
Ⅳ　卵子提供の制度設計
Ⅴ　オルタナティブとしての養子制度
Ⅵ　配偶子提供における子どもの福祉
Ⅶ　おわりに

I　はじめに

　生殖補助医療に関し，国内でこれまで多数のガイドラインや報告書が公表されるとともに，法整備の必要性が指摘されてきた。しかし，我が国では，現在までに生殖補助医療についての法制度は実現していない。生殖補助医療，なかでも不妊治療を受けるカップル以外の第三者の身体が介在する配偶子提供や代理出産といった技術は，体外受精から派生したものであり，倫理的・法的・社会的に様々な課題をもたらしうる。このため，多くの国々で社会的なコントロールが必要であると考えられてきた。例えば第三者が関与する不妊治療に関し，全面禁止とする国，容認するが何等かの規制をしている国，市場化が許容されている国など様々である。近年，新興国での急速な経済発展や体外受精技術の導入・普及に伴い，一部の国々で生殖サービスの市場化が進行している。安価であることや規制が緩いことなどから，生殖サービスの利用者にとって，新興国やアジアは魅力的な市場となっている。我が国からもアジアに渡航する人々が増加してきていることが報告されている。この背景として我が国では晩婚化・晩産化が進んでおり，深刻化する不妊患者の高齢化への対応策として，アジアでの卵子提供が魅力的な選択肢として浮上しているという趨勢がある。

　本稿では，卵子提供ツーリズムが加速する国内背景とその実態について明らかにする（II，III）。ツーリズムへの傾斜を抑制するため，国内での卵子提供の適正な制度設計は検討する（IV）。卵子提供の制度設計と平行して，子どもを持つための方法として，養子縁組み制度の国内における拡充策について述べる（V）。非血縁の親子関係における子どもの福祉の保障として，出自を知る権利について，養子制度と配偶子提供とを統合的に整備していくべきことを述べる（VI）。最後に，グローバル化や生殖サービスの市場化が近未来にもたらす生殖ツーリズムの新しい課題について述べて結びとする（VII）。

II　妊娠出産の意思決定の遅れと卵子提供ツーリズム

　我が国では，少子化，及び晩婚化・晩産化が進んでいる。少子化については，1990 年に合計特殊出生率が丙午（ひのえうま）の 1966 年を下回り 1.57 ショックといわれた。以降，日本政府はエンゼルプランや少子化対策基本法など，出生率を回復させることを目指し，次々と施策を打ち出していった。政府による施策は，子育てと仕事を両立できる環境の創出や保育所の整備，また不妊治療に対する支援や助成までをも含む幅広いものであるが，これまで目立った成果を挙げられていない。近年，「婚活」や「妊活」，「卵活」といった造語を目にするようになり，出生率の僅かな上昇が確認されているものの，これは，妊娠出産を遅らせていた人々による駆け込み出産の効果であるといわれている。つまり晩婚化・晩産化の結果であるといえる[1]。晩婚化・晩産化とは，言い換えれば妊娠出産の意思決定の遅れのことであり，個人に責任を帰する論調もあるが，それ以上に若い時期での妊娠出産を阻む構造的要因が日本社会に根強く存在することが指摘されるべきである[2]。

　日本社会の人口動態を少子化に向かわせている社会構造が，不妊患者の増加や高齢化をもたらし，それが，卵子提供ツーリズムという先鋭的な現象と繋がっている。我が国は，実施サイクル数，不妊患者数ともに世界で有数の不妊治療大国である。晩婚化・晩産化はこうした現象を支える大きな要因になっている。筆者らが内閣府による助成金を得て実施した調査によれば，不妊患者の平均年齢は 36 歳を超えているというのが現状である。また，不妊原因としても，「加齢」が最も多くなっている[3]。現在「高齢出産」と呼ばれているのが 35 歳以上であるから，それを超えた年齢で治療中である患者が過半ということになる。このような，国内の不妊治療の現場に蔓延する

（1）　岡田豊「少子化に歯止めがかかったのか」みずほリサーチ〔August 2009〕（2009 年）．〈http://www.mizuho-ri.co.jp/publication/research/pdf/research/r090801children.pdf〉（2013/11/11DL）．
（2）　小林美希『ルポ産ませない社会』（河出書房新社，2013 年）．
（3）　「渡航治療に関する患者の意識調査」（2011 年，n=2,007，回収率 27.0%）「卵子提供に対する不妊当事者の意識に関する調査」（2013 年，n=740，回収率 29.1%）〈http://saisentan.w3.kanazawa-u.ac.jp/essay.html〉（2013/11/11DL）．

「加齢」という問題は，治療期間の長期化をもたらし，それが一層の高齢化をもたらすという悪循環になる。日本産科婦人科学会が公開している全国データによると，体外受精の生産率は，治療を受ける女性の年齢とともに30代以降は徐々に低下し，40歳では7.7%，45歳では0.6%となる[4]。国内の施設では卵子提供という手段を提供できないため，高齢患者に対し，成功率が低いことを知りつつも体外受精を繰り返し行うことになりがちである。その結果，自己卵子での妊娠をあきらめるに至るまでに，40歳を超えていることもめずらしくない。さらにその後，海外での卵子提供を決意し，インターネットなどを頼りに情報収集を行い，場合によっては仲介業者のパッケージを購入するなどして，実際に卵子提供を受けるまでには，相当な時間を費やすことになる。

このようにして，国内で，年間数百人が卵子提供により出産していると見られる。出産に至らないものも含めれば実際に渡航している人々の数はもっと多いと考えられる。現在，日本人による卵子提供ツーリズムの主要な要因は，規制格差であると考えられる。すなわち，国内では卵子提供を実施するためのシステムや法が形成されていないため，卵子提供に向かうニーズの大半が海外で満たされているという現状がある。一方，海外に目を向けてみると，卵子提供を全面的に禁止している国はむしろ少数派といえる。多くの国で，提供における無償性などを担保に，匿名あるいは非匿名で，卵子提供を容認している[5][6]。こうした国々では，全サイクルの一定割合がドナー卵子によるものである。例えば，卵子提供プログラムの商業的実施が許容されている米国では，既に相当数の臨床例が積み重ねられ，リスクが許容範囲であり安全性が確立されているとみなされている[7]。とはいえ，米国での卵子提

---

(4) 日本産科婦人科学会「登録・調査小委員会ホームページ」〈http://plaza.umin.ac.jp/~jsog-art/data.htm〉（2013/11/11DL）。

(5) 石原理「第三者の関与する生殖医療——日本と世界の比較」母子保健情報66号 76-79頁（2012年）。

(6) Jones Je HW, Cooke I, Kempers R, Brisden P, SaundersD, 2010. International federation of fertility societies surveillance.〈http://www.offs-reproduction.org/documents/IFFS_Surveillance_2010.pdf〉

(7) 川田ゆかり「卵子提供プログラム：海外渡航前の日本人患者へのインフォメーション」紫原浩章編『図説よくわかる臨床不妊症学』119-140頁（中外医学社，2012年）。

供は，ドナーに支払う報酬のみならず，カウンセリングや弁護士費用など様々な経費も必要になるため，渡航費も含めればその費用は数百万円と高額である。既に体外受精を数回以上に渡って受けた不妊患者にとって，その費用を賄うことは容易ではなかったといえる。

　こうした背景を考えた時，渡航治療の大衆化にアジアが果たした役割は小さくない。新興国では，経済格差の存在により，人体資源の供給源となる女性身体を安価で調達することができる。このように，米国での卵子提供のオルタナティブとして，アジアが魅力的な舞台となりつつある。我が国の社会構造の矛盾によって生じた，妊娠出産の意志決定の遅れ＝加齢不妊という問題は，アジアの女性の身体にまでその影響を及ぼしつつある。タイやマレーシア，台湾などを舞台に，現地女性や日本人女性が卵子ドナーとなり，現地のクリニックで卵子を採取し，胚移植を行い帰国している。これらの国々は日本から近く，ドナーに支払う謝礼が少額で済むため，安価で実施できる。また，日本語通訳者を調達しやすく，高齢患者にとって貴重な時間を奪う倫理審査はなく，カウンセリングが義務づけられるといったこともないため，利用しやすい。こうした国内外の卵子提供をとりまく実施環境の違いが，卵子提供ツーリズムへの傾斜を一層強めている。

　このように，海外に問題を委ねた結果として生じているのが，国内における卵子提供分娩，超高齢出産の増加である。筆者らが周産期医療施設を対象に行った調査[8]では，回答した施設による報告として，卵子提供分娩が，2007年に計20件が認められ，2011年には計63件が認められた。また，卵子提供分娩の平均年齢は，44.6歳と超高齢であった。もちろんこれは氷山の一角に過ぎない。卵子提供分娩を，別の統計によって検証してみたい。我が国の分娩統計に現れている45歳以上での分娩数は，年を追うごとに増加している。この年齢階級での分娩は，自然妊娠によるものとは考えづらく，少なくとも何らかの高度生殖補助医療（凍結胚の移植・卵子提供）によるものではないかと推測される。その数は，2010年において704件，2011年において843件，2012年において960件となっている[9][10]。

（8）「周産期医療に携わる医師の超高齢出産と第三者生殖技術に対する意識調査」（2012年，n=679，回収率25.2%）〈http://saisentan.w3.kanazawa-u.ac.jp/essay.html〉（2013/11/11DL）。

高齢出産は，母子に対して様々なリスクをもたらすだけでなく，増加する高齢出産の分娩管理は，国内の周産期施設に対して負荷となる。国内で卵子提供を選択肢として提供することができれば，より早い段階での意思決定が可能になるのではないだろうか。すなわち，国内での卵子提供の実施は，超高齢出産の防止にもつながりうると考えられる。

Ⅲ　海外での卵子提供：タイの例

　アジアを舞台とした卵子提供はどのように行われているのだろうか。どのようなリスクや課題があるのだろうか。ここでは，日本人渡航者が多いタイを例に述べてみたい。

　タイで体外受精が導入されたのは1987年のことである。公表されている資料によれば，2003年に2,627人，2006年に3,289人，2009年には5,481人が治療を受けたと報告されており，年々増加傾向にある[11]。タイでは生殖補助医療に関する医師会のガイドラインが存在し，第三者が関わる生殖技術の商業的利用が禁止されているが，法による規制はない。このため，国内外の患者向けに卵子提供や代理出産，男女産み分けなどの生殖サービスが幅広く提供されている。特に，男女産み分け技術は，人口構造に歪みをもたらしうることからこれを禁止する国が多く，着床前診断（PGD）を用いた産み分け技術の提供は，タイの生殖ツーリズムの特色の一つとなっている[12]。中国やインドなどからも，男女生み分けを希望するクライアントがやってきてい

（9）　厚生労働省「母の年齢（5歳階級別）にみた出生数の年次推移」。〈http://www.mhlw.go.jp/toukei/saikin/hw/jinkou/geppo/nengai12/dl/gaikyou24.pdf〉（2013/11/16 DL）。
（10）　なお，加齢以外の理由でも卵子提供は行われうる。したがって，若い年齢階級でも卵子提供分娩は存在する。
（11）　「2001年－2007年　タイ国生殖補助医療技術（ART）統計資料」（生殖テクノロジーとヘルスケアを考える研究会ホームページ）〈http://tech_health.w3.kanazawa-u.ac.jp/data/siryo/[Thailand]ART-data2001-2007.pdf〉（2013/11/12DL），および，〈http://www.prachachat.net/news_detail.php?newsid=1339730055〉（2013/11/12DL）参照。
（12）　Whittaker AM, 2011. Reproduction opotunists in the new global sex trade: PGD and non-medical sex selection. Reprod. Biomed Online; 23(5): 617。

る。タイでは，医療ツーリズムもさかんで，アメリカの病院評価機構の認証（JCI）を得た国際病院も数多く存在するなど，医療サービスの国際化が進んでいる。こうした背景もあり，主として外国人向けに体外受精（IVF）を専門に提供する私立クリニックも複数存在する。いくつかのIVFクリニックでは，日本語通訳者を置いている。このため，外国語に不安を覚える患者でも利用しやすく，仲介業者を通す必要性も以前より少なくなってきている。こうした環境が整ってきたのは最近のことであり，これは，日本人が顧客として一定割合を占めるようになってきているという事実を示している。

　日本人渡航者が増え，利用しやすい環境が徐々に整ってきたとはいえ，海外の場合，日本とは治療環境が様々に異なる。費用の面では，交渉によって値段が左右される余地もあり，日本人が支払う料金は，ヨーロッパなどからの顧客や，英語でのコミュニケーションに支障がない依頼者に比べて，相対的に高い場合がある。また，医師に対して質問を出すことが少なく，医師からの説明は不十分になりがちである。クレームをつけることも少ないため，一般に，渡航先のクリニックやエージェントからは歓迎される。

　IVFプログラムの料金は，交渉やトラブルを避けるため，パッケージとなっていることが多い。日本での治療歴など詳しい患者背景を把握しづらい状況などから，患者ひとりひとりにあわせた治療というよりは，卵巣刺激から採卵，顕微授精（ICSI），胚移植・凍結など一連の標準的な治療プロセスのなかに患者を乗せていくという形で行われることが多い。このため，必要がない患者に対しても，高額な注射薬が投与され，高度に侵襲的な治療が行われていく傾向も見られる。さらには，顕微受精（ICSI）や着床前診断（PGD），胚盤胞凍結など，胚に対する侵襲的な技術が多用される傾向から，子どもの健康に与えるリスクが懸念される。

　卵子提供の際は，成功率を上げるため，できるだけ多くの卵子を採取した方が有利であるため，卵子ドナーへの侵襲や負担が増大する懸念がある。移植の際は，1回の移植あたりの成功率をあげるため，3～5個の胚を用いることはごく一般的であり，結果として，多胎妊娠のリスクが上昇する。

　日本人がタイで利用するサービスの多くは，卵子提供である。しかし一般に，クリニックやエージェントで用意されているドナーの数はそれほど多くはないようである。つまり，多数のドナーリストの中から依頼者の好みで自

由自在に選べるというわけではない。例えば、日本人向けには血液型ごとにドナーのリストが用意され、数名程度のドナー候補の中から選ばされることも多い。その結果として、特定のドナーに人気が集中する傾向も見られる。クライアントは、お金を支払う側だとはいえ、医師やエージェントに対して相対的に弱い立場に置かれている。

　卵子を提供するタイ人ドナーへは約3万バーツ（約10万円）が支払われる（日本人ドナーへは60～70万円程度支払われる）。卵子ドナーに対しては、肌の色や教育レベルに関し優生的な選好が多少は働いてはいるものの、謝礼金は、妊娠成立の実績に左右される程度で、ほぼ一定である。ドナーとなるタイ人女性は、一般的に謝礼目的で提供しており、生まれてくる子どもに対する関心は薄く、提供した卵子からたとえ子どもが生まれたとしても、自分の子どもだという認識を持つことはほとんどない。このため、子どもの親権をめぐるトラブルのリスクは低い。タイ人ドナーには、既婚女性も多い。彼女たちにとっては、夫に内緒ででき、時間的な拘束も少ないため、家事育児と両立できるといったメリットがある。

　海外での卵子提供の場合、子どもの福祉の観点から見た問題点は、ドナー情報の管理が現地のクリニックやエージェントに任されている点だろう。このため、長い時間の経過により、情報が散逸してしまう可能性がある。卵子提供ツーリズムへの傾斜を抑制するため、国内で需要に応えられるシステムを構築していくとともに、国内で長年行われてきたAID（非配偶者間人工授精）の負の教訓を活かすためにも、子どもの出自を知る権利を保障することができるよう、国内で配偶子ドナーについての情報管理を適正に行う必要がある。

Ⅳ　卵子提供の制度設計

　卵子提供ツーリズムへの過度の傾斜を防ぐためには、これまで抑制的であった国内の実施状況を見直し、国内でドナーを確保し、実効性のある制度化を検討することが必要である。

　卵子提供は、レシピエントにとっては、他の女性の卵子を使い自ら妊娠出産することになる。つまりレシピエントと産まれてくる子どもとの間に遺伝

的なつながりは存在しない。しかし，自分自身で妊娠出産することにより母性を育むことができるというメリットがある。また，レシピエントの配偶者と血縁関係のある子どもを得ることができるということも，親の側から見たメリットとして挙げられうる。この点が，後述する養子縁組みや，不妊治療後の余剰胚の提供などとは異なる点だろう。また仮に，姉妹間での卵子提供であれば，レシピエントとの血縁を維持することも可能である。いずれにしても，卵子提供は，自己卵子での妊娠が難しい場合にのみ選択されうるものであり，次善の策として行われるものである[13]。このような性格を考えた時，国内で卵子提供を許容したとしても，それが無限に増殖するといったことは考えにくい[14]。

卵子提供には，ドナーに与える負担やリスク，人体の商品化への懸念，家族関係の複雑化などの懸念が挙げられてきた。これまで公表されてきた国内のガイドラインや報告書では，無償性や匿名性が，卵子提供を許容する条件として提示されてきた。そして，匿名ドナーが調達できない場合には，例外的に，姉妹など近親間での提供を認めてきた。

こうした状況の中で，2008年に社団法人JISARTによりガイドラインが作成され，国内の施設で卵子提供を実施することが公表された[15]。しかし，その後の数年間，ごく少数の実施例が報告されてきたにすぎない。そのほと

---

(13) 筆者らが不妊治療中の女性患者を対象に実施したアンケート調査（n=740，回収率29.1％）によれば，夫婦間の不妊治療で妊娠・出産することが難しいと分かった場合，卵子提供を「受けるつもりがない」（58.2％）が約6割と多く，「受けたい」とするものは5.7％と少なかった。不妊治療が成功しない場合，その多くが夫婦二人だけの人生を選ぶと考えられる『卵子提供に関する不妊当事者の意識調査』（2013年）〈http://saisentan.w3.kanazawa-u.ac.jp/image/Report_Ovumoffer20130830.pdf〉（2013/11/16 DL）。

(14) ここでは，他の女性の卵子を用いて自ら妊娠出産するという行為に限定して考えたとき，卵子提供へのニーズは，一定の範囲内に収まるだろうとの予想を立てている。しかし，たとえば将来，卵子の若返りと称される核置換などの技術が臨床応用された場合，若い女性の卵子へのニーズが急速に高まることも予想される。また，代理出産が許容されるようなことがあれば，それに伴い，卵子提供への需要も高まる可能性がある。

(15) 「精子・卵子の提供による非配偶者間体外受精に関するJISARTガイドライン」（2013年8月9日改訂）〈http://www.jisart.jp/about/external/guidline/〉（2013/11/19 DL）。

んどが，親族間（姉妹間）での実施であった。その背景には，国内で匿名の卵子ドナーを確保することの難しさがあったと考えられる。

　JISART での実施例に見られるように，卵子提供はドナーに対し侵襲的な措置を必要とするため，無償ドナーの調達は難しいと考えられてきた。しかし，2013 年 1 月に NPO 法人 OD-NET（卵子提供登録支援団体）が設立され，無償ドナーを募ったところ，100 人あまりの応募があったことが公表された[16]。

　こうした新しい動きは，不妊に対する人々の認識が進むなどの社会的環境が変化したことによると考えられる。国内で無償ドナー確保の道が開かれたことは大きな変化といえる。但し，OD-NET では，レシピエントの条件を「若くして卵巣機能が低下した当事者」，すなわち医学的理由に該当する者としており，加齢による不妊には対応していない。いずれにしても，今後，どの程度ドナーを継続的に確保していけるかが課題となるだろう。

　OD-NET のような匿名・無償ドナーを仲介する民間の組織が設立されたことにより，国内でドナーの層に広がりや多様性がもたらされつつある。ここでは，国内でドナーへの需要をいかにして満たすか，という点から，ドナー候補として，健康な女性だけでなく，不妊患者をドナーとするエッグシェアリングや胚提供のような方法についても検討したい。

　エッグシェアリングと胚提供に共通する利点としては，ともに不妊患者由来であるため，健康な女性に採卵目的で新たな侵襲を生じない点が挙げられるだろう。

　国内では，これまでエッグシェアリングや胚提供について積極的に議論され，実施のための整備が行われてきたとは言い難い。例えば，国内のガイドラインでは，胚提供を認めるとするものと，認めないとするものがある。厚生科学審議会（2003 年）では，「胚の提供を受けなければ妊娠できない夫婦に対して，最終的な選択肢として提供された胚の移植を認める」としている[17]が，日本産科婦人科学会（2004）では，「胚提供による生殖補助医療は

---

(16)　「OD-NET（Oocyte Donation NETwork 卵子提供登録支援団体）」〈http://od-net.jp〉．

(17)　厚生科学審議会生殖補助医療部会「精子・卵子・胚の提供等による生殖補助医療制度の整備に関する報告書」（2003 年）．

認められない」としている[18]。また，エッグシェアリングを認めないとするガイドラインもある（「エッグシェアリングは…（略）…当面その施行を見合わせるべきである」日本生殖医学会，2009）[19]。このように相反するガイドラインが存在するため，実施の可否など位置づけが曖昧であり，不妊患者にとって現実に利用可能な選択肢として存在してきたとは言い難いであろう。近年，不妊患者の高齢化により良質な卵子が期待できないことや，体外受精の排卵誘発の負担を軽減するため，低刺激法が用いられる場合もあり，不妊患者からの余剰な卵子の供給は少なくなるといった傾向があると考えられる。だが，不妊患者数，サイクル数ともに最多といえる我が国では，卵子の調達方法の一つとして，これまで消極的であったエッグシェアリングと胚提供についても，依然として実施に向けた拡充策の検討の余地があると考えられる。

　エッグシェアリングは，一般にレシピエントがドナー側の治療費の一部を負担することと引き換えに，採取した卵子の一部の提供を受けるものである。英国では1998年から行われているという報告がある[20]。しかし，様々な問題点も指摘されてきた。例えば，体外受精を受ける経済的余裕がない女性に対する搾取であり，実質的には卵子売買として機能しうるという批判が根強く存在する[21]。しかし，エッグシェアリングのドナー側からみた一番の利点は，ドナー側の経済的負担の軽減であるといえる。不妊治療中の患者に提供を期待する場合，経済的なインセンティブがなければ，提供を引き出すことは困難である。また，もう一つの懸念材料として，レシピエントだけが挙児に至った場合，ドナーの側に心理的負担が生じうることや，紛争が生じる恐れがあることなどが指摘されてきた。しかしこれは，提供前後において，ドナーとレシピエントを匿名化しておけば，ある程度までは防ぐことができると考えられる。

　胚提供は，不妊治療終了後，カップルから受精卵の提供を受けるものであ

---

(18)　日本産科婦人科学会「胚提供による生殖補助医療に関する見解」（2004年）。

(19)　日本生殖医学会倫理委員会「第三者配偶子を用いる生殖医療についての提言」（2009年）。

(20)　Human Fertilization and Embryology Authority, 1998 Paid Egg-sharing to be regulated, Not Banded. 〈http://www.hfea.gov.uk/986.html〉

(21)　Lieberman, B. A. 2005 Egg-sharing: a critical view. Obstet. Gynaecol. 7, 109-111.

る。胚提供については，挙児を得た後に提供されることから，エッグシェアリングのように，ドナーだけが妊娠に成功するといった利害対立が生じることはないが，産まれてくる子どもと，レシピエントのカップルの間に血縁が生じない。こうした性格のため，胚提供は，胚の段階での養子（embryo adoption）と表現されることもある。我が国では，胚提供は，生まれてきた子どもの立場が不安定になり子どもの利益が損なわれるといった懸念が示されてきた。一方，胚提供が養子に近い性格を持つことを積極的に利用する方法もある。海外では，生まれてくる子どもの遺伝的親であるドナーが，希望するレシピエントの属性を指定できるという方法（conditional embryo donation）を許容することで，ドナー側へのインセンティブにしようという試みも見られる[22]。

　以上のように，卵子提供ツーリズムへの傾斜を防ぐためには，エッグシェアリングや胚提供なども組み入れドナーとなりうる層に広がりをもたせ，国内でドナーの供給とレシピエントの選好を同時に満たしていく必要があるだろう。もっとも，国内での卵子ドナーの確保と実施のためのシステムづくりと平行して，加齢不妊の予防策（産みたいのに産めない状況の解消）や，オルタナティブの拡充とが併せて実行されなければならないと考える[23]。卵子提供という手段のみが，高齢化する不妊患者の救済手段として，優先的に拡大されてよいというものではない。

V　オルタナティブとしての養子制度

　不妊治療によって子どもを持つことのオルタナティブとして，養子縁組みが候補として挙げられうるだろう。しかし，この方法はこれまで十分に活用されてきたとは言い難い。それは，単に不妊当事者が養子を望まないというだけでなく，養子縁組みを運用するシステムの側にも何らかの要因があるの

---

(22)　Lucy Frith and Eric Blyth 2013 They can't have my embryo: the ethics of conditional embryo donation. Bioethics 27(6): 317-324.
(23)　『生殖テクノロジーとヘルスケアを考える研究会　報告書Ⅵ　卵子提供の制度設計を考える』（2013年）〈http://saisentan.w3.kanazawa-u.ac.jp/image/20130914_kouenroku.pdf〉．

ではないかと考えられる。

　伝統的に，養子制度は，事業体としての「家」の継承のため不可欠な装置であった。不妊で跡継ぎが得られない場合に，養子縁組みが選択されてきたといえるが，体外受精が普及した後は，血縁志向がより強まり，夫婦の血を引く子どもを得ることがより重視されていったように思われる。養子縁組みの件数は，普通養子・特別養子ともに，戦後一貫して減少してきている。

　筆者らが行った調査で，治療中の不妊患者に対し，夫婦間の不妊治療で妊娠・出産が難しいとわかった場合，養子縁組みで子どもと親となることについて，どう思うかを聞いたところ，「養子縁組みをしたい」という回答者は4.5％と少なく，「養子縁組みをするつもりがない」（52.7％）が半数を占め，積極的なニーズは高くはなかった。一方で，「場合によっては」（41.6％）という状況依存的な回答も4割程度存在していた[24]。

　このように，全般的に，不妊患者において養子縁組みへのニーズは高くはない。これは一般に，夫婦の血を引く子どもを得るために不妊治療を受けているという動機があることが想定されることから，ある意味で当然の結果であるといえる。そして，多くの当事者が，夫婦間の治療で子どもを授からない場合は，夫婦2人の生活を選ぶと回答していた。一方，養親希望者を受け入れる団体や施設の側からみれば，養子縁組みを希望して訪れる人々の過半を不妊経験者が占めているという実情があるのも事実である[25]。このように見ると，養親候補者に占める不妊経験者は，決してマイノリティとはいえない。

　我が国では，養子縁組みの斡旋団体として，民間の団体が複数存在しており，それぞれ，養親の資格について独自の規定を設け，運用している。例えば「環の会」[26]では，養親候補者は夫婦とも39歳以下，専業主婦（夫）であることが条件となっている。「家庭養護促進協会」[27]では子どもとの年齢差が40歳迄，年収300万円以上，部屋は二間以上，6カ月～1年間は，母親が

---

[24] 「卵子提供に関する不妊当事者の意識調査」（2013年）。
[25] 養子縁組み斡旋を行っている財団法人家庭養護促進協会のアンケートでは，講座を受講した人々の67.3％に不妊経験があった（家庭養護促進協会1998年）。
[26] 「環の会」〈http://wa-no-kai.jp〉。
[27] 「家庭養護促進協会」〈http://home.inet-osaka.or.jp/~fureai/〉。

育児に専念することとなっている。

　我が国における不妊患者の高齢化の現状を考えれば，自己卵子での妊娠を諦め，養子縁組みの意思決定を下した時点で，40歳を過ぎていることはめずらしくないであろう。このため，不妊治療を経た後の意思決定では，斡旋団体の規定をクリア出来ないケースが多いと考えられる。晩婚化・晩産化時代において，不妊当事者は，養親候補者として存在感を増しつつあり，彼らにとって，養子縁組みを選択肢としうるためには，養親の条件に対する規制緩和が考慮される必要があるのではないだろうか。これは，卵子提供ツーリズムへの傾斜を防ぐという意味でも重要である。

　加えて，養子縁組みの需要と供給の面の調整も必要である。我が国では，養親に対する規制の問題だけでなく，養子となる子どもの数が少ないという事情もある。とりわけ，多くの養親候補者において，乳幼児に対する選好が強く伺われ，乳幼児への申し込みが殺到し，希望しても養子に迎えられないことが多い。

　養子縁組みの受け入れ側と，出したい側の不均衡の問題を，別の面から捉えてみたい。何らかの事情により子どもを育てられない親は，社会の中で常に一定数存在しうる。我が国では，人工妊娠中絶が一定の要件のもとで合法的に行えるため，経済的理由などで子どもを育てられないことが予想されるとき，人工妊娠中絶が選択されうる。戦後，一貫して減少傾向にあるものの，現在，年間20万件ほどの人工妊娠中絶が届けられている。中絶の理由は，様々であるが，育てられないことを理由としてやむなく中絶が行われるとき，その中絶は自由な選択が保障された結果ではない。子どもを産むが，子どもを育てない，という選択肢がないからである。産む，産まない，の意志決定が，より自由な立場から選択されるためにも，子どもを産むが自分では育てない＝養親に託す，という選択肢が社会の中で現実に存在することが必要である。無論，妊娠継続を希望する人自身が子どもを育てられるようなサポート体制の充実が必要であることはいうまでもない。一方，現実面では，様々な事情により，子どもを育てられないが，中絶を希望しないという女性やその家族にとっても，養親に託すという選択肢が存在することが望ましい。その際，そうした選択が，スティグマとなることがないよう，産みの親にとって出産したという事実を秘匿できるような実務上の方策を併せて検討する必

要がある。
　子どもを迎えることを希望する養親と，託したいという希望を持つ産みの親とを結びつける橋渡しのシステムが構築され，不妊治療の現場をも含めて有効に機能させることができれば，より多くの子どもを，より早い段階で，施設ではなく家庭で養育することが可能になる。世界的な流れとして，子どもには家庭での養育が望ましいことが唱えられているが，我が国では施設に委託される児童数が依然として多い。不妊経験者を養親候補者として取り込むことができれば，こうした傾向に変化をもたらすことができるかもしれない。不妊治療で子どもを持つことや，卵子提供などの第三者が関わる生殖技術で子どもを持つことのオルタナティブとして，養子縁組みを有効に機能させうるためには，我が国のリプロダクションに関わる様々な領域を横断しうる橋渡し機能の構築が必要である。

VI　配偶子提供における子どもの福祉

　生殖補助医療は新たな生命を生み出す技術である。したがって，子どもを持ちたい親の側だけでなく，生まれてくる子どもの側から，技術のありようを考える必要がある。子どもの福祉は，様々な観点から保障されなければならないが，配偶子提供との関係で最も重視されるのが，「出自を知る権利」である。子どもの出自を知る権利に関して先進的な取組みが見られる国もあるが，他方で，配偶子提供を実施していても，出自を知る権利を認めていない国も少なくない。我が国では，2003年に子どもの出自を知る権利を認めるとの報告書が出されている[28]。しかしその後，法整備はなされていない。
　国内では，男性不妊に対し，匿名で提供された精子を用いた人工授精が数十年前から行われ，現在成人した当事者からは，匿名で実施することに対し，強い疑問の声が寄せられている。今後，精子提供のみならず，ツーリズムなどを介して卵子提供が増加する見込みがあるなかで，子どもの出自を知る権利の保障が喫緊の課題となっている。ツーリズムに依存することがないよう，国内で実施体制を整備していくとともに，配偶子提供の情報管理体制を構築

---

[28]　厚生科学審議会生殖補助医療部会「精子・卵子・胚の提供等による生殖補助医療制度の整備に関する報告書」（2003年）。

し，出自を知る権利を保障していくことが不可欠である。

　これまで，我が国を含め少なくない国々で，匿名で配偶子提供が行われてきた理由として，レシピエントが匿名ドナーを好むことや，ドナーのプライバシーや権利を保護する必要性や，非匿名化すればドナーの確保が困難になるなどの懸念が挙げられてきた。レシピエント，ドナー，技術を提供する医療機関にとって，匿名ドナーは都合がよいものであったといえる。このため，配偶子提供は，多くの国々でドナーのプライバシーを守るという名目で，匿名で行われ続け，両親が事実を秘匿しさえすれば，問題は生じないと考えられてきた。その結果，親の側に事実を秘匿しがたい事情が生じた時，一方的に事実が告げられ，子どものアイデンティティ崩壊の危機や，親子間の信頼関係が崩壊するといった事象が一部に生じている。

　昨今，遺伝子解析が容易に行われうるようになったことを鑑みれば，親子が遺伝的に繋がっていないことが，子どもの生存期間中に露見するリスクは，ますます高まってきている。配偶子提供は，子どもにとって育ての親以外に遺伝上の親が別に存在するということから，もっぱらアイデンティティに関わる問題として扱われてきたが，今後は，医療情報の一つとして，ドナーの体質や遺伝的背景を知りたいという要請に応えていく必要も出てきている。

　筆者らが，不妊当事者における子どもへの告知に対する態度・意識を調査したところ，「ドナーの個人情報を開示すべき」に「賛成」または「どちらかといえば賛成」の態度を示したのは計27.4%，「開示すべきではない」が計51.7%，と，開示すべきではないという考えが強いことが伺われた。「両親は子どもに告知すべき」には計22.7%が，逆に「告知すべきではない」が計37.2%と，告知すべきできないという考えの方が強いことが伺われた。別の設問で，卵子提供の利用意思が認められた対象者に限れば，「告知すべきできない」が計54.8%とさらに高かった。他方，「提供の事実を確認できるようにすべき」に対しては計53%と過半数が賛成していた[29]。個人としての回答傾向ではなく，あくまでも全体の回答傾向であることに留意が必要だが，不妊当事者は，ドナーは匿名が望ましく，自らは告知しないが，子どもは配偶子提供の事実を知ったほうがよいと考えている，といえる。

---

(29)　「卵子提供に関する当事者の意識調査」〈http://saisentan.w3.kanazawa-u.ac.jp/image/Report_Ovumoffer20130830.pdf〉（2013/11/20DL）。

匿名が好まれる理由の一つとして，ドナーが名乗りを挙げることにより家族に第三者が介入することを回避したいという意向があることが考えられる。もしそうであるとするなら，1) ドナーの権利及びレシピエント家族との関係性を法によって明確化すること，が制度化の方向性として考えられる。次に，親が告知したくないという意向を持つのは，配偶子提供にはスティグマがあること等により，子どもだけでなく周囲にも知られたくないからだと推測される。もしそうであるとするなら，2) 社会として，技術の位置づけを明確化し，親子を長期的にサポートできる体制を構築していくこと，が対処方法として考えられる。三つめとして，子どもは事実を知らされた方が良いと考えていることから，親を媒介せずとも，配偶子提供の事実が何らかの形で子どもに伝えられるシステムが構想されることが望ましい，といえる。以上のように，当事者の出自を知る権利に対する態度から見えてくる制度化の方向性として，配偶子提供のケースを想定した親子法を整備し，一定年齢に達した子どもが，希望すれば，配偶子提供の事実を確認できるよう，情報を一元的に管理できる機関を設立するとともに，親子のサポート体制を構築すること，が挙げられうる。

　このようなシステムがいったん創立された場合，親に告知を義務づけることはできないとしても，告知を促すことにつながると考えられる。また，ドナーとレシピエントは，提供時において，互いの利害対立を避けるため，またレシピエントのドナーへの選好を最少化するために，匿名化されることが好ましいと考えるが，子が一定年齢に達した後は，情報開示を行うことが必要である。開示されうるドナー情報の範囲については，最低限の情報の開示を義務づけ，それ以上の情報については，開示請求が行われた時点でドナーが許容する範囲に留めるという方法も一案である。提供時から情報開示までの時間経過による変化に対し，柔軟に対処できるシステムが望ましい。子の出自を知る権利は，子どもの生涯に渡って保障されなければならないため，一定の期間にわたって継続性を持ち責任を果たしうる組織が，情報を管理する主体として設立されなければならない。

　上述のような形で子どもの出自を知る権利を認めたとしても，情報開示請求が頻繁になされうるとは限らない。たとえば，親子の間で告知がなされ信頼関係が構築されていれば，必ずしもドナー情報にこだわる必要性はないか

もしれない。むしろ，出自を知る権利の主張は，自らの遺伝的背景を知りたいという当然の要望に対し，情報が散逸していたり，情報があってもその情報へのアクセスが認められず，当事者に大きな苦痛や怒りをもたらしているという抗議の意味が含まれているのかもしれない。いずれにしても，情報開示請求の多寡に関わらず，開示に備え情報は長期間保存される必要がある。

　最後に，配偶子提供における子の出自を知る権利は，血縁がない親子関係の先行例である養子縁組み制度を比較参照すべきである。つまり，現行の養子制度と整合性がある形で子の出自を知る権利が制度化されることが望ましいと考えている。現在の特別養子縁組み制度においては，縁組み成立後は，遺伝的な親とは，法的には完全に切断され，養親の実子として扱われることになる。但し，戸籍に「民法817条の2による裁判確定」と記載され，子どもは特別養子縁組みの事実を知ることになる。戸籍の記載により，子どもの意志に関わらず否応なしに特別養子縁組みの事実が開示されてしまうことについては再考の余地があると考えるが，特別養子の場合，匿名で行われる配偶子提供の場合と異なり，戸籍を辿れば実母（父）を特定することも可能である。子ども自身の意志による探索が可能であるし，逆に自らの意志によって探さないでいることも可能である。

　養子と配偶子提供の違いは，養子は，養親との間に血縁がないのに対し，配偶子提供では，半養子ともいわれるように，片方の親とは血縁があることがほとんどである。そのような違いがあるものの，子どもの出自に関する情報を親の意向だけで秘匿できることが，養子でなく配偶子提供が選択される一つの理由になっているとするならば，配偶子提供と養子の場合で子の出自を知る権利に関し，異なる基準が適用されることは避けられなければならない。双方の場合において，子どもの出自を知る権利を等価な形で実現できるよう，制度化を考えなければならない。

Ⅶ　おわりに

　グローバル化により，技術や身体が国境を超えることがますます容易になってきている。こうしたなかで，経済や技術の発展が著しいアジアの新興国において，安い人体資源を梃子に生殖産業へと参入する流れが生じてくる

のは，当然のなりゆきかもしれない。こうした動きに対し，ツーリズムを利用する側が何らかの制御方法を考案し対処していくことが求められる。卵子提供ツーリズムに関しては，国内でニーズに応えうるための無償ドナーの確保と実施体制の整備への努力が払われるとともに，子どもの出自を知る権利の保障のため，国内でドナー情報の管理体制が創立されることが必要である。とはいえ，国内での実施に向けた整備を行うことによってツーリズムを一定程度抑制することはできるかもしれないが，完全なコントロールは難しい。

　本稿では論じられなかったが，ツーリズムのもう一つの潮流として，代理出産ツーリズムがある。生殖サービスの市場化が許容されている地域では，代理出産の需要が年々伸びていると推測される。この需要の増大を担っているのが，男性同性愛者や独身者，高齢者などである。商業的代理出産を提供しているエージェンシーでは，クライアントの一定割合をこれらの人々が占めているという現状がある。子どもを求めて越境するのは，もはや不妊患者だけとは限らない。グローバル化社会において，あらゆる人々が，国境を超え，精子や卵子を購入し，代理母を雇うことにより，親になる欲望を実現することが可能になっている。

　本稿では，ツーリズムを利用する主体として，不妊の異性愛婚姻カップルしか想定していなかった。しかし，近い将来，我が国においても，より広範囲の人々が生殖ツーリズムの利用者となっていく時代が招来することは確実であろう。思えば，インドで生起したマンジ事件も，形式的な結婚が行われており，独身男性による子づくりという実態があった。親になる欲望を叶えるための手段としてのツーリズムをどのように抑制すべきか，本稿で提示したような卵子提供ツーリズムの国内解決法という枠組みでは対処しきれない問題である。一国内での対処ではツーリズム問題の解決は難しい。その先は，国際的な協調体制を構築し，利用する側と利用される側の双方がツーリズム問題に対処していくことが必要になってくると思われる。

15　養子縁組と生殖補助医療

野辺陽子

Ⅰ　本稿の目的
Ⅱ　養子縁組と生殖補助医療の関係性
Ⅲ　未成年養子縁組件数の推移
Ⅳ　養子縁組の「需要」と「供給」
Ⅴ　養子縁組の法律と運用
Ⅵ　不妊当事者の意思決定プロセス
Ⅶ　今後の課題

15　養子縁組と生殖補助医療［野辺陽子］

I　本稿の目的

　近年，不妊当事者が子どもを持つための制度として養子縁組に注目が集まっている。不妊当事者が子どもを持つための選択肢として最も普及している方法は不妊治療であるが，不妊治療は経済的，身体的負担が大きく，また不妊治療を利用しても必ずしも子どもが持てるというわけでもない。2016年からは不妊治療の公費助成に年齢制限が付けられることが決定し，不妊治療の利用に一定の枠がかけられつつある。不妊治療の「限界」が意識されるにつれ，不妊治療のオルタナティブとして養子縁組に関心が集まっている。このような動きに呼応するかのように養子縁組も近年になって急激に動きがあり，2013年には産婦人科が連携して養子縁組をあっせんする協議会と養子縁組あっせん団体が相互に連絡・協議をおこなう全国規模の協議会が発足している。
　本稿は，不妊治療のオルタナティブとして近年注目を集めている養子縁組について解説することを目的とする。具体的には，（1）養子縁組と生殖補助医療の関係性を整理し，（2）現行の養子制度（法律および運用）について解説する。（3）さらに，筆者が行った不妊当事者に対するインタビュー調査の結果を紹介しながら，現在の養子縁組から見えてくる課題を提示する。

II　養子縁組と生殖補助医療の関係性

　まずは，不妊の対応策としてどのような選択肢が社会的に存在しているのか，またそれらの選択肢間にどのような関係があるのかについて確認しよう。
　現在では，不妊の対応策としては不妊治療が最も一般的でよく知られていると思われるが，不妊の対応策には不妊治療以外にも養子縁組，里親，子どものいない人生がある。
　これら四つの選択肢を選択肢間の関係という観点から整理すると，補完関係と競合関係という二つの関係があることがわかる。補完関係は二つ以上の選択肢を併用できるケースである。不妊治療後に養子縁組をしたり，里親として養育していた子どもと後年になってから養子縁組したりするようなケー

スを指す。競合関係は複数の選択肢のうち一つしか選べないケースである。例えば、不妊治療か養子縁組かどちらか一つしか選べないケースや、児童相談所で里親登録をする際に養子縁組を希望するか／しないかを選択しなければならないケースを指す[1]。

また、選択肢間の順路としては、最終的な選択に至るまでに不妊治療を経験するケースと経験しないケースの大きく二つに分けられる。さらに、不妊治療を経験するケースでは、不妊治療から他の選択肢へ進む「不妊治療→他の選択肢」という順路と他の選択肢から不妊治療に進む「他の選択肢→不妊治療」という順路の2パターンがある[2]。

III　未成年養子縁組件数の推移

上述したように、不妊に対応するための選択肢は不妊治療以外にも社会的には存在している。しかし、それらは実際にどれくらい利用されているのだろうか。不妊治療と養子縁組について、統計を確認してみよう。図1に示したように、体外受精で生まれる子どもは体外受精が臨床化されてから急激に増加しつづけている一方で、未成年養子縁組数は戦後、減少し続けている。

なぜ未成年養子縁組件数は少ないのだろうか。未成年養子縁組の減少に対しては、さまざまな解釈がある。例えば、人口学的要因として少子化による養子となる子どもの減少[3]、規範的要因として家規範の弱化、核家族化による血縁意識の強化、子ども願望の弱化、さらに制度的要因として未成年養子縁組に消極的な政策主体など、養子縁組減少の要因として様々な要因が提示されてきた。しかし、これらが経験的なデータによって実証されているわけではない[4]。

---

(1) 野辺陽子「不妊と多様な選択」〈http://www.babycom.gr.jp/pre/funinn/youshi4.html〉。
(2) 同上。
(3) 親族間の養子縁組については子どもの数の減少・キョウダイ数の減少により説明できるかもしれないが、要保護児童数は減少していないため、要保護児童との養子縁組を要保護児童数の減少から説明することは難しい。しかし、要保護児童における養子対象児童が減少したという説明は可能かもしれない。いずれにせよ、経験的データを用いて検証する必要があるだろう。

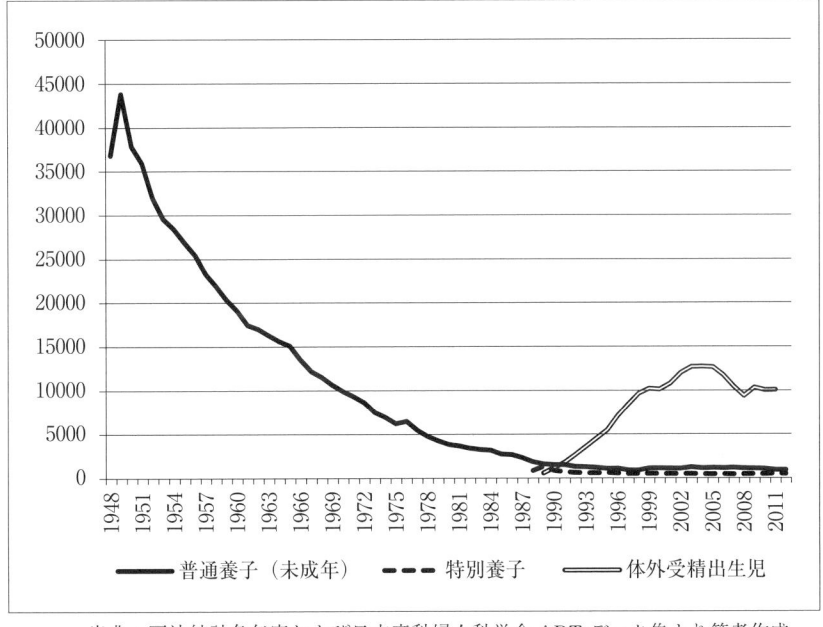

図1：未成年養子縁組件数と体外受精出生児数

出典：司法統計各年度および日本産科婦人科学会 ART データ集より筆者作成。

　「なぜ未成年養子縁組件数は少ないのか」という論点を整理すれば，養子縁組の「需要」の問題，すなわち養親のなり手がいるのかどうかという点と，養子縁組の「供給」の問題，すなわち養子となる子どもがいるのかどうか，という点に分解できる。そこで，それらの点について既存の統計やアンケート調査から現状を確認してみたい。

（4）　子どもを育てることの負担感や困難感が増大しているならば，未成年養子縁組だけではなく，不妊治療も今のように増加しないと考えられる。家意識の弱化に関しても，確かに「他人の子どもを養子として家を継がせたいか」という質問に対しては「継がせない」という意見が戦後増加しているが（統計数理研究所，2008 年），成人を養子とする件数は大きく減少していないため，家の後継ぎとして未成年子を養子にする傾向は弱化しているとしても，家意識自体が弱化しているという認識自体には留保が必要であろう（湯沢雍彦「養子制度の概要と日本の実情」養子と里親を考える会編『養子と里親――日本・外国の未成年養子制度と斡旋問題』19 頁（日本加除出版，2001 年））。

Ⅳ　養子縁組の「需要」と「供給」

1　養子縁組の「需要」

　では，「そもそも養親のなり手がいるのか」という養子縁組の「需要」面から確認してみよう。養親を希望するものがすべて不妊当事者とは限らないが[5]，ここでは不妊当事者に対して行ったアンケート調査の結果から確認したい。例えば，社会学者の白井千晶が行ったアンケート調査によると，「里親制度・養子縁組について知っているか」という質問に対して，「制度があることは知っている」と回答したものが72％，「方法・条件・連絡先を知っている」と回答したものが8％，「ほとんど知らない」が20％であった[6]。この結果をみると，不妊当事者の養子縁組に対する認知度は約7割と決して低くない。しかし，「養子縁組・里親を考えたことがあるか」という質問に対して，「ある」と回答したものが31％，「ない」と回答したものが69％であり[7]，この結果からは不妊当事者の養子縁組に対するニーズはあまり高くないことが読み取れる。

　一方，不妊当事者ではなく養親希望者へ行ったアンケート調査の結果をみると，養親希望者の多くは不妊治療経験者であることがわかる。例えば，養子縁組あっせん団体である家庭養護促進協会が養親希望者に行ったアンケート調査によると，「(養親希望者対象の)講座を受けた時点で不妊治療をしていたか？」という質問に，「すでにやめていた」と回答した者が65.5％，「していた」と回答した者が23.4％であり，養親希望者の約9割が不妊治療経験者であった[8]。つまり，養親希望者の大部分は不妊治療を経て養子縁組

---

[5]　竹井恵美子「血縁家族という幻想──養子里親の経験から」女性学年報20号77-87頁（1999年）は子どものない里親希望者に対して当然のように「不妊」というストーリーが押し付けられることに疑問を呈しているが，そもそも特別養子制度は不妊夫婦の対応策として構想された面もあり，運用の場面でも不妊夫婦が養親として想定されている。

[6]　白井千晶『不妊当事者の経験と意識に関する調査 2010』（2010年）〈http://homepage2.nifty.com/~shirai/survey03/2010report.pdf〉。

[7]　同上。

に移行しているのであり，不妊治療経験者にも養子縁組のニーズがあることがわかる。

　今度は，別の民間の養子縁組あっせん団体に寄せられた相談件数をみてみよう。NPO法人環の会では，育て親希望の相談が，2011年は258件，2012年は173件，養子縁組についての相談が2011年は570件，2012年は673件であった。これらのデータからも養子縁組に対する関心は決して低くないことがわかる[9]。

　既存のアンケート調査からは，不妊当事者および不妊治療経験者の中には養子縁組に対する一定の需要があることが伺える。では，養子縁組の「供給」面はどうだろうか。

2　養子縁組の「供給」

　今度は「養子となる子どもが現代の日本に存在しているのか」という養子縁組の「供給」面を確認してみよう。養子候補者になる可能性が高いと考えられるのは，実親が養育できず乳児院に預けられている子どもたちであるが，乳児院には過去20年の間，コンスタントに2,500～3,000名の子どもが在籍している（図2）。この中には養子となる可能性がある子どもが含まれているだろうと考えると，潜在的養子候補は決して少なくないといえるだろう。未成年養子縁組中，要保護児童との養子縁組数は司法統計をみると，普通養子と特別養子を合わせて年間350件程度であるが[10]，乳児院に毎年2500～3000名の子どもが在籍していることを考えると，養保護児童との養子縁組件数がもう少し増えてもいいはずである。

---

(8)　家庭養護促進協会『養親希望者に対する意識調査――「養子を育てたい人のための講座」受講者へのアンケート調査報告』（1998年）ただし，この設問の回答には「不妊治療経験はない」という選択肢がないため，養親希望者の中に，不妊治療未経験者がどのくらい含まれているのかわからない。
(9)　環の会ホームページ参照〈http://wa-no-kai.jp/houjin-jigyou.html〉（2013.10.31閲覧）。
(10)　司法統計には普通養子縁組，特別養子縁組ともに1998年までは詳細な内訳が掲載されているが，それ以降は「事務の簡素化」のため，掲載されていない。よって，ここでの記述は1998年までのデータを基にしている。

図2：乳児院在籍数

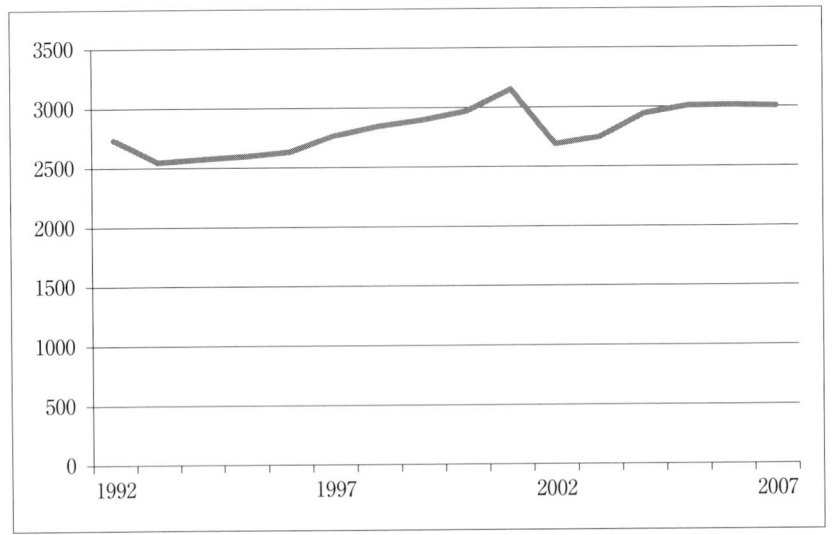

出典：福祉行政報告各年度より筆者作成。

　潜在的養子候補の例をもうひとつ挙げよう。「こうのとりのゆりかご」という匿名で子どもを預かる施設がある。この施設は「嬰児殺や中絶で失われる命を救うことを目的」とした施設であり，H19〜21年の利用件数（預けられた子どもの数）は51件である[11]。「こうのとりのゆりかご」の利用状況をみても，子どもの養育ができず，他者に子どもを託したいというニーズが一定数は存在していることがわかるだろう。
　ここまで，既存の意識調査や統計から，養子縁組の「需要」と「供給」について確認してきた。養子縁組の「需要」と「供給」も一定数あるならば，未成年養子縁組低調の原因は一体何なのだろうか。今度は養子縁組の障壁を養子縁組の法律上の条件と運用上の条件から検討しよう。

---

(11)　こうのとりのゆりかご検証会議編著『「こうのとりのゆりかご」が問いかけるもの』（明石書店，2010年）。

V　養子縁組の法律と運用

1　法律上の条件

　民法で規定される養子制度には2種類ある。ひとつは1987年に制定された特別養子制度で，民法817条の2～11に規定されている。もうひとつの養子制度は1898年に制定された普通養子制度で，民法792条～817条に規定されている（表1）。

　表1にあるように，普通養子制度では，独身者でも養親になれる。また，養親子関係は法律上の親子になるが，実親子の法律関係も存続する。一方，特別養子制度では，結婚している夫婦で，夫婦の一方が25歳以上でなければ養親になれない。また，養子となる子どもは申し立て時に原則として6歳未満でなければならない。養親子は法律上の親子になり，実親子の法律関係は終了する。特別養子縁組では実親子関係に近い排他的な一組の親子関係を形成することができるが，普通養子と比較して条件が多く厳しい。また，法律上の条件をパスできたとしても，運用上の条件をパスできなければ，養子となる子どもの紹介を受けることは難しい。

2　運用上の条件

　次に運用上の条件について解説しよう。養子縁組は公的には里親制度の中で運用されているために多少複雑になる。養子のあっせんは①公的機関（児童相談所）が関与するケース，②民間のあっせん機関が関与するケース，③個人（弁護士・産婦人科医等）が関与するケースがある。①の公的機関が関与するケースは，里親制度の枠組みの中で，児童相談所が関わるケースである。児童相談所があっせんする養子縁組は基本的に普通養子縁組ではなく特別養子縁組になる。ただし，里子として育てた子どもと後年になって普通養子縁組で縁組するケースもある。

　表2は法律の条文には書かれていないが，運用の場面で課せられている条件を整理したものである。運用の場面で課せられる条件として重要なものに年齢と収入などがある。また，児童相談所を通じて里親や養親になる場合は，

表1：特別養子制度と普通養子制度の比較

養子制度		普通養子制度	特別養子制度
縁組の要件	養親	単・独身者も可	婚姻している夫婦（夫婦共同縁組）
	養親の年齢	成年（婚姻による成年も含む）	夫婦の一方が25歳以上
	養子の年齢	制限なし	原則として，申立時，6歳未満
	父母の同意	親権者の同意が必要	父母の同意が必要（非嫡出の子で，父の認知がない場合，父の同意は不要）
	縁組の必要性（要保護要件）	特になし	父母による養育ができず，子どもの監護が著しく困難または不適当
縁組の手続き	試験養育期間	特になし	6カ月以上の養育期間
	縁組の方法	契約型（当事者の合意により成立）	審判型（審判により成立）
縁組の効果	実父母とその血縁との親族関係	存続	終了
離縁	要件	当事者の協議でいつでも可（協議ができない場合は下記の手続き）	原則として認めない（縁組の継続が積極的に子の福祉を害するという具体的事実がある場合のみ可）
	申し立て	養親または養子（15歳以上）	養子（15歳以上），実父母，検察官（養親からはできない）
		15歳未満は法定代理人（代諾）	
戸籍の記載	父母欄	実父母と養父母の氏名（2組の親）	養父母の氏名のみ（1組の親）
	続柄	養子・養女	実子と同様
	身分事項欄	養子縁組	民法817条の2による裁判確定日

出典：横田和子「産みの親から育ての親へ，いのちと願いを引き継いで――特別養子縁組の取り組みから」月刊福祉2月号42-44頁（2001年）に筆者が若干の修正を加えた。

表2：運用の場面で制度が希望者に課している条件

	特別養子制度	不妊治療（参考）
年齢制限	40～50歳まで ※あっせん機関によって異なる	45歳程度まで可能？
かかる金額	公的機関：0円 民間機関：機関によって異なる（数百万円の場合もあり）	人工授精約5万円／1回 体外受精約50万円／1回
支給される手当て等	なし	自治体によっては助成金あり
婚姻要件	法律婚の夫婦	法律婚の夫婦？
その他	専業主婦・専業主夫であることなど ※自治体・機関によって異なる	集中した通院

お金はかからないが，民間機関を通じて養親になる場合はあっせんにかかる経費等を支払う必要がある。

　なお，児童相談所の担当者やあっせん機関ごとに課している条件（例えば妻は専業主婦でなければならないか否かなど）が異なっている場合があるので，細かい点については当該機関への確認が必要になる。

　ここまでの議論をまとめると，個人的に探してきた子どもと養子縁組をするのではなく，公／民に関わらず，既存のあっせん機関を通じて養子を希望するならば，基本的に特別養子縁組になるため，養親希望者は法律婚の夫婦でなければならず，さらにあっせん機関ごとに課している条件を満たす必要があるということである。

VI　不妊当事者の意思決定プロセス

1　インタビュー調査の概要

　以上，養子縁組の件数は体外受精児数と比較すると非常に少ないこと，養子縁組の「需要」と「供給」は一定数あること，しかし，法律や運用の条件によって養子縁組の「需要」と「供給」がコントロールされていることを確認してきた。

表3：事例の類型

養子縁組を選択した	不妊治療あり		11ケース
	不妊治療なし		7ケース
養子縁組を選択しない	不妊治療あり	不妊治療の継続	7ケース
		子どものいない人生	3ケース
		里親	3ケース
	不妊治療なし	子どものいない人生	5ケース
		里親	5ケース

　今度は，「なぜ未成年養子縁組件数は少ないのか」という問いを，不妊当事者の意思決定プロセスに着目することで，「なぜ養子縁組という選択肢が選択／排除されるのか」という問いに変換して検討していきたい。

　ここからは，2008年～2010年の3年間に筆者が行ったインタビュー調査の結果を紹介する。各選択肢に進んだ不妊当事者を対象に合計41名にインタビュー調査を行った（表3）。

　インタビュー調査を行った不妊当事者の中には不妊治療経験がある対象者と不妊治療経験がない対象者の両方が含まれており，不妊治療の中には高度生殖補助医療（体外受精など）だけではなく人工授精も含まれている。なお，インタビュー対象者の中にはもともと子どもは欲しくない，あるいはもともと子どもはもたないと決めていた方は含まれていない。インタビュー調査では，①不妊治療経の有無とその内容，②各選択肢に至るまでの気持ちの変化と周囲の反応，③なぜ他の選択肢を選ばなかったのか，などについて聴取した。

2　最終的な選択肢に至るまでのプロセス──変化する選択肢

　「子どもが欲しい」という感情は社会規範や人間関係も含む非常に複雑な要因から構成されており，さらには「子どもが欲しい」という感情とコストを比較考慮することでその感情が変化することもわかっている[12]。

　感情の変化は不妊当事者の選択肢の変化にも現れる。筆者の事例の中には，

---

(12)　江原由美子ほか『女性の視点からみた先端生殖技術』（東京女性財団，2000年）。

不妊治療をしてから他の選択肢へ進む「不妊治療→他の選択肢」という経路の他に，一度他の選択肢を検討してから，不妊治療に進む「他の選択肢→不妊治療」という経路（例えば，子どものいない人生を考えていたが，やはり子どもが欲しいと思い不妊治療を受けたケース）もあった。さらには「不妊治療→他の選択肢→不妊治療」という経路（不妊治療をしていたが，その後に養子縁組を考え，養子縁組の難しさから再び不妊治療へ戻ったケース）や不妊治療と里親登録の手続きを同時に進める事例などもあった。このような多様な経路が実際には存在していることもインタビュー調査から明らかになった。

また，各選択肢に進んだ当事者の語りを見ていくと，最終的に進んだ選択肢が常に本人の当初の選好どおりというわけではないことがわかった。そのため「なぜ養子縁組が選択／排除されるのか」という問いに答えるためには，選択の結果だけではなく，選好が変化していくプロセスとその背景にある要因を分析することが重要であるといえる。

3　意思決定に影響を及ぼす要因

不妊当事者が最終的な選択肢に至るまでにさまざまな要因が関わっており，意思決定の複雑さをある程度単純化すれば，以下のようになるだろう。これはインタビュー調査の結果から帰納的に整理したものである。

<u>最終的な選択＝(a)本人の選好＋(b)本人の状況＋(c)人間関係＋(d)制度の条件</u>

もっとも，(a)の本人の選好は，(b)(c)(d)と完全に独立しているわけではない。本人の選好は(b)本人の状況，(c)人間関係，(d)制度の条件を反映して形づくられる面もある。例えば，不妊治療による妊娠・出産の確率が限りなく低かったり，妊娠・出産によって母体に危険が生じたりするような場合は，「不妊治療はしたくない」という選好が形成される可能性があり，養子制度が課す条件をみて，「そんな条件があるなら養子縁組をしたくない」という選好が形成される可能性もある。さらに，(b)本人の状況や(c)人間関係については時間の経過とともに変化することが考えられる。それに伴って，本人の選好も変化することが考えられる[13]。

---

(13) 野辺陽子「不妊と多様な選択」〈http://www.babycom.gr.jp/pre/funinn/youshi4.html〉。

では、「養子縁組という選択肢を選択／排除する」意思決定に影響を与える要因を、(a)本人の選好、(b)本人の状況、(c)人間関係、(d)制度の条件ごとにインタビュー調査の結果から紹介していこう。

（a） 本人の選好——養子縁組が選択肢に入っている／入っていないケース

インタビュー調査を進めていくと、養子縁組を選択しなかった23ケースは、養子縁組が（A）ほとんど視野に入らなかったグループと（B）ある程度考えてみたグループに分けられることがわかった[14]。それぞれのグループの語りを分析した結果、（A）グループからは子どもが欲しい理由を「夫の子が欲しい」[15]「親から引き継いできた命を終わらせたくない」「実家／婚家の血を継いでいきたい」「妊娠・出産したい」という理由が、（B）グループからは「親になりたい」「子育てしたい」「家族を作りたい」という理由がその根拠として語られた。ここからわかるように、養子縁組がほとんど選択肢に入っていない（A）グループからは養子縁組や里親では叶えることのできないニーズが語られた[16]。このことから、子どもを持つ理由と養子縁組に対

---

(14) もっとも、「養子縁組したい」という選好があったのか否かを分析者の側から「客観的」に判断することが難しいこともインタビュー調査からわかった。例えば、当事者が「養子縁組も考えた」と語ったとしても、実際の行動は、インターネット等で情報を集めた、夫と「養子縁組もいいね」と話し合ったレベルから、実際に里親登録をし、児童養護施設に通ったというレベルまでかなりの幅があったからだ。

(15) 社会学者の白井千晶が不妊当事者に行ったアンケート調査では、「養子縁組・里親を考えたことがない」理由として、最も多かった理由は、「欲しいのは自分と配偶者の子どもである」という理由（67.5％）であった（白井千晶『不妊当事者の経験と意識に関する調査2010』（2010年）〈http://homepage2.nifty.com/~shirai/survey03/2010report.pdf〉）。

(16) 筆者の調査対象者のうち「自分は養子縁組したくなかったが、嫌々した」と語ったケースはなかった。しかし、このような事例が実際に存在しないとは限らない。筆者は養子として育った子ども世代にもインタビュー調査を行っているが（野辺陽子「養子縁組した子どもの問題経験と対処戦略——養子の実践と血縁親子規範に関する一考察」家庭教育研究所紀要31号88-97頁（2009年）、野辺陽子「養子という経験を理解する新たな枠組みの構築へ向けて」新しい家族53号34-39頁（2010年）、同「実親の存在をめぐる養子のアイデンティティ管理」年報社会学論集24号168-179頁（2011年）、子どもに対するインタビュー調査からは、「自分の親（養母）は養子を取りたくなかったが、跡取りが欲しいという姑からの圧力に負けて自分を養子に取ったようだ」という語りが1ケースあったからだ。

するニーズは関連していることがわかる。
　（b）　**本人の状況——妊娠の可能性**
　選択に影響を与える本人の状況としては，経済的な状況，精神的な状況，身体的な状況に分けられるが，筆者のインタビュー調査では，身体的な状況が強く語られることが多かった。ここでいう身体的な状況とは不妊治療による妊娠の可能性の高低のことである。不妊治療による妊娠の可能性が高ければ，養子縁組ではなく不妊治療が選択されやすく，妊娠の可能性が非常に低ければ，不妊治療ではなく養子縁組が選択される傾向があった。ただし，これは養子縁組に対するニーズが存在していることが前提である。
　（ⅰ）　**不妊治療をする／しない分岐点**　　まず，不妊当事者が不妊治療を経験するか否かという点から確認してみたい。不妊治療をする／しないを分ける要因，あるいはごく短期間で不妊治療を止めた要因として主に語られたことは不妊治療による妊娠の確率であった。つまり，不妊治療による妊娠の確率が非常に低ければ不妊治療しないということである。養子縁組を選択した18ケース中，不妊治療経験がないケースが7ケースあったが，不妊治療しなかった理由として「妊娠の可能性がほとんどない」ことを語るケースが多く，他には「遺伝病などのリスクのために妊娠・出産できない」「第三者の精子提供を受けなければならないのが嫌だった」という理由が語られた。またこれらの理由と同時に不妊治療への抵抗感を語ったケースもあった[17]。
　（ⅱ）　**不妊治療を止める／続ける分岐点**　　一方，養子縁組を選択したケースの中で，不妊治療経験があるケースは11ケースであった。この11ケースでは，不妊治療期間の長短に関わらず，不妊治療を続けても妊娠・出産の可能性が低いとわかった時点で養子縁組への意識転換が起こっていた。例えば，約10年間不妊治療をしていたというある夫婦は，主治医から「治療をしても可能性がない，養子縁組を考えてはどうか」と言われたのがきっかけで初めて養子縁組を考えたという。
　不妊治療をしても効果がないことが明確でない限り，子どもが欲しい不妊

---

(17)　とはいえ，不妊治療への抵抗感は不妊治療をしない要因としては弱い効果しかないことは，不妊治療へ抵抗感を表明した不妊治療未経験者が「簡単な処置で妊娠の確率が高いなら不妊治療をしたかもしれない」「当時，体外受精が今のように一般化していれば，自分もやっていたかもしれない」と回顧的に語ったことからも示唆される。

当事者は不妊治療を受ける傾向があることがわかった。また，不妊治療しても妊娠・出産の確率がかなり低いと医者から言われていたにもかかわらず，1年間と期間を決めて不妊治療をしたと語ったケースもあった。このことからもわかるように，たとえ妊娠の確率が低くても，その確率の低さを再確認するため（「やるだけやった」と納得するため）不妊治療をするケースもあった。

（ｃ）　人間関係──合意形成のプロセス

　次に選択に影響を与える人間関係についてみてみよう。先行研究では女性が「産む／産まない」「不妊治療を受ける／受けない」などを意思決定する際には，周囲の人々の考え方に強く影響を受ける可能性があると指摘されている[18]。では，「養子縁組する／しない」という意思決定に関してはどうだろうか。ある養親は，里親・養親になる際の人間関係上の「壁」として「夫婦の不一致」「親族の不一致」をあげている[19]。夫婦や親族の間で養子縁組に関する意見が一致しない場合，どのような交渉が行われるのだろうか。以下では，「養子縁組をする／しない」という選択に影響を及ぼす背景として，夫婦関係と世代間関係（実／義親との関係）について分析結果を紹介する。

（ⅰ）　夫婦関係　　養子縁組という選択に関して，夫婦の意見が一致しないケースとしては，「夫：賛成，妻：反対」「夫：反対，妻：賛成」の２つのパターンが考えられる。筆者のインタビュー調査の対象者の中では，養子縁組に関して妻は乗り気でなかったが，夫が主導してというケースはなかった。逆に夫はどちらでもよさそうだったが，妻が積極的に主導してというケースが多かった。夫の態度として頻繁に語られるのは，「養子・里親までしなくても夫婦２人だけの人生でよい」ということであった。では，男性はどのような語彙で養子縁組に反対するのだろうか。夫が用いる語彙は「他人の子を育てるのは責任が重過ぎる」という責任の語彙であった。ちなみに，妻側が養子縁組について反対する場合は主に「自分の子のように愛せないのではないか」という愛情の語彙であり，それに責任の語彙が追加されて用いられることがあった。

---

(18)　江原他・前掲注(12)。
(19)　横田和子「産みの親から育ての親へ，いのちと願いを引き継いで──特別養子縁組の取り組みから」月刊福祉２月号42-44頁（2001年）。

なお，不妊原因がどれくらいはっきりしているか，不妊原因が夫婦どちらにあるかによって意見の不一致をめぐる力関係は覆せる場合があることもわかった[20]。例えば，養子縁組の決定に関して，夫に不妊原因がある場合，妻の要求が通るケースがあった。とはいえ，夫に不妊原因があったとしても，夫が養子縁組に反対するケースもあった。

（ⅱ）　世代間関係　実／義親の反応については，養子縁組をしたケース中，事前に実／義親に相談した，あるいは許可を取ったというケースは少なく，多くが事後報告であった。実／義親が反対したので養子縁組をあきらめた，あるいは実／義親が養子縁組を勧めるので養子縁組をしたというケースは筆者のインタビュー調査ではなかった。一方で，実／義親は反対したが養子縁組をしたというケースはあった。それゆえ，親の意見は養子縁組という選択にほとんど影響を及ぼしていないことが推測される。もう少し細かくいえば，別居している限り，親の意向が養子縁組という選択に直接強い影響力を持つわけではないと考えられる。養親となった18ケース中，17ケースは実親・義親とは別居しており，別居の実親が養子縁組に反対したケースでは「親と同居していたら養子縁組はたぶん無理だった」と語っていた。

（d）　制度の条件

制度の条件は，「養子縁組する／しない」意思決定にどのくらい影響を及ぼしているのだろうか。運用の場面では年齢制限と専業主婦であることが課せられる場合がある。筆者のインタビュー調査では「女の人は仕事を辞めたりしなければいけないことが多く，それに対してすごく反発があった」と語っていたケースがあった。しかし，筆者のインタビュー調査で，制度に対する不満としては主に語られた内容は以下の2点である。

ひとつは「希望するような子どもがいない」ということだった。例えば，最初に養子縁組を考えたが，それから不妊治療に移行したケースでは，「長期の虐待を受けていない2歳以下の子供」を希望していたが，「ほとんど存在しない」と言われたため，養子縁組を諦めたと語っていた。他にも新生児から育てたいが，「行政を通すと新生児を引き取るのは難しい」「大々的に仲

---

(20)　不妊治療に関しても，「夫に原因があったらなら，不妊治療を頑張らなかった」というケースや「夫に原因があったので，姑から不妊治療について強く言われなかった」というケースがあった。

介するところがない。狭き門なので，みんな必死で探している」と語っていたケースもあった。

　もうひとつは，あっせん団体ごとの「会の性質とか考え方」である。年齢制限や専業主婦であることなどの条件もここに含まれるが，児童相談所から子どもの委託を受けたある養親は民間のあっせん団体では「独自の基準」によって養親候補者になれなかった経験を語っていた。もっとも，「独自の基準」を用いる団体が複数存在していることで，養親希望者は自分に合う団体を選べるという側面もあるだろう[21]。

　以上の分析をまとめると，不妊治療との競合関係において養子縁組が選択されるための条件を上述した(a)(b)(c)(d)ごとに整理すると，①子どもを持ちたいというニーズが実子でなくても満たせるニーズであること，②妊娠の可能性が非常に低いこと，③夫婦の意見が一致すること，④制度が提供する条件を受容できること，が指摘できるだろう。

Ⅶ　今後の課題

　本稿は，（1）養子縁組と生殖補助医療の関係性，（2）現行の養子制度（法律および運用），（3）不妊当事者に対するインタビュー調査の結果を紹介してきた。最後に，養子縁組を不妊治療のオルタナティブとしてより普及させようとする場合の課題について2点ほど提示しておきたい。

　第一に，不妊治療から養子縁組への移行をスムーズにする点である。不妊治療による妊娠の確率が非常に低い場合以外は，ほとんどのケースが不妊治療を経験していた。不妊治療の抵抗感と不妊治療する／しないの関連は弱いこともわかった。筆者のインタビュー調査からは，不妊治療に没入すると，不妊治療でしか叶えられない子どもをもつ動機が強調されるようになることが浮かび上がってきた。ここでは，実子にこだわるから不妊治療をするというケースの他に，不妊治療に没入することで実子にこだわるようになるというケースの存在が示唆される。

---

(21) Hayes, Peter, & Habu, Toshie, 2006, Adoption in Japan: comparing policies for children in need, Routledge（土生としえ訳・津崎哲雄監訳『日本の養子縁組──社会的養護施策の位置づけと展望』(明石書店，2011年))。

また，新しい技術の開発と不妊治療年齢の上限の伸びにより不妊治療が止めにくくなっていることは以前から指摘されているが，養子縁組を選択したケースで明らかになったように，不妊治療の開始年齢も終了年齢も早かった時代は，不妊治療後に養子縁組というパターンも可能であり（例えば，結婚後10年間不妊治療をしても養子縁組の年齢制限に抵触しなかった），不妊治療と養子縁組は補完関係にあった。しかし，現在は不妊治療の開始年齢も終了年齢も遅くなっているため，不妊治療と養子縁組という選択肢は競合関係になる段階になってきている。

　第二に，血縁関係のない子どもを育てることについての理解を深める点である。不妊治療と子どものいない人生を選択した調査対象者が，他者（配偶者や実／義親，親族）の意向などではなく，自分自身が養子縁組や里親を選択したいと思わない理由として語った特徴的な語りは「子どもとの関係が悪くなった時に100％の気持ちで関われるか自信がない」というものであった。この語りからは「実子と養子を同じように育てるべき」という意識と「実子と養子は異なる」という意識が同時に存在していることがわかる。単に養子は実子と「違う」という意識があるだけではなく，それが「同じ」に扱うべきという意識とセットになることで，養子（あるいは里親）を選択しない理由となっているようだった。血縁関係のない子どもを育てる際の「違う」ことと「同じ」ことを整理し，理解を深めることが今後，「家族の多様化」と言われる時代に生きるわれわれに課せられた課題ではないだろうか。

〔付記〕取材に応じてくださった41名の方々，本調査にご協力いただいたbaby-comさま，フィンレージの会さま，Fineさま，環の会さま，絆の会さま，アン基金さま，調査に当たって助成してくださった家計経済研究所さまには記して深謝申し上げます。本調査は家計経済研究所の2010年度の研究助成を受けて行われました。

〈編　者〉

甲斐克則（かい・かつのり）

1954年10月	大分県朝地町に生まれる
1977年3月	九州大学法学部卒業
1982年3月	九州大学大学院法学研究科博士課程単位取得
1982年4月	九州大学法学部助手
1984年4月	海上保安大学校専任講師
1987年4月	海上保安大学校助教授
1991年4月	広島大学法学部助教授
1993年4月	広島大学法学部教授
2002年10月	法学博士（広島大学）
2004年4月	早稲田大学大学院法務研究科教授（現在に至る）
	日本刑法学会常務理事，日本医事法学会代表理事，日本生命倫理学会理事

〈主要著書〉

アルトゥール・カウフマン『責任原理──刑法的・法哲学的研究』（九州大学出版会，2000年，翻訳）
『海上交通犯罪の研究［海事刑法研究第1巻］』（成文堂，2001年）
『安楽死と刑法［医事刑法研究第1巻］』（成文堂，2003年）
『尊厳死と刑法［医事刑法研究第2巻］』（成文堂，2004年）
『医事刑法への旅Ⅰ』（現代法律出版，2004年）
『責任原理と過失犯論』（成文堂，2005年）
『被験者保護と刑法［医事刑法研究第3巻］』（成文堂，2005年）
『医事刑法への旅Ⅰ［新版］』（イウス出版，2006年）
『遺伝情報と法政策』（成文堂，2007年，編著）
『企業犯罪とコンプライアンス・プログラム』（商事法務，2007年，共編著）
『終末期医療と生命倫理』（太陽出版，2008年，共編著）
『ブリッジブック医事法』（信山社，2008年，編著）
『企業活動と刑事規制』（日本評論社，2008年，編著）
『企業活動と刑事規制の国際動向』（信山社，2008年，共編著）
ペーター・タック『オランダ医事刑法の展開──安楽死・妊娠中絶・臓器移植』（慶應義塾大学出版会，2009年，編訳）
『医事法講座第1巻 ポストゲノム社会と医事法』（信山社，2009年，編著）
『医事法六法』（信山社，2010年，編集）
『刑法は企業活動に介入すべきか』（成文堂，2010年，共著）
『レクチャー生命倫理と法』（法律文化社，2010年，編著）
『生殖医療と刑法［医事刑法研究第4巻］』（成文堂，2010年）
『生命倫理と法』（法律文化社，2010年，編著）
『新版 医療事故の刑事判例』（成文堂，2010年，共編著）
『確認 医事法用語250』（成文堂，2010年，編著）
『医事法講座第2巻 インフォームド・コンセントと医事法』（信山社，2010年，編著）
『中華人民共和国刑法』（成文堂，2011年，共編訳）
『医事法講座第3巻 医療事故と医事法』（信山社，2012年，編著）
『現代社会と刑法を考える』（法律文化社，2012年，編著）
ウルリッヒ・ズィーバー『21世紀刑法学への挑戦──グローバル化情報社会とリスク社会の中で』（成文堂，2012年，共監訳）
『シリーズ生命倫理学第5巻 安楽死・尊厳死』（丸善，2012年，共編著）
『医療事故と刑法［医事法研究第5巻］』（成文堂，2012年）
『医事法講座第4巻 終末期医療と医事法』（信山社，2013年，編著）
アルビン・エーザー『「侵害原理」と法益論における被害者の役割』（信山社，2014年，編訳）

◆ 医事法講座 第5巻 ◆
生殖医療と医事法

2014年8月20日 第1版第1刷発行

編 者 甲斐克則
発行者 今井 貴
発行所 株式会社 信山社

〒113-0033 東京都文京区本郷6-2-9-102
Tel 03-3818-1019
Fax 03-3818-0344
info@shinzansha.co.jp
出版契約 No.2014-1205-1-01010　Printed in Japan

ⓒ甲斐克則, 2014　印刷・製本／亜細亜印刷・渋谷文泉閣
ISBN978-4-7972-1205-1-01010-012-050-015 C3332
分類328.700.b005 P360.医事法

JCOPY 〈(社)出版者著作権管理機構 委託出版物〉
本書の無断複写は著作権法上での例外を除き禁じられています。複写される場合は、
そのつど事前に、(社)出版者著作権管理機構(電話 03-3513-6969, FAX03-3513-6979,
e-mail:info@copy.or.jp)の許諾を得てください。

◆医事法講座◆
甲斐克則 編

法理論と医療現場の双方の視点から、また、日本のみならず、
広く世界の最新状況も見据え、総合的に医事法学の深化を図る待望のシリーズ

◆第1巻 ポストゲノム社会と医事法

◆第1部 医事法学の回顧と展望 / 1 日本の医事法学―回顧と展望 / 甲斐克則 2 医事(刑)法のパースペクティブ / アルビン・エーザー〔訳：甲斐克則・福山好典〕◆第2部 ポストゲノム時代に向けた比較医事法学の展開―文化葛藤の中のルール作り／〈序論〉現代バイオテクノロジーの挑戦下における医事法のパースペクティブ / アルビン・エーザー〔訳：甲斐克則・新谷一朗・三重野雄太郎〕◆第1編 人体利用と法的ルール / 4 人体商品化―人体商品化は立法によって禁止されるべきか / 粟屋剛 5 フィリピンにおける腎臓提供 / ラリーン・シルーノ〔訳：甲斐克則・新谷一朗〕6 人格性と人体の商品化：哲学的および法倫理学的パースペクティブ / ジョージ・ムスラーキス〔訳：一家綱邦・福山好典・甲斐克則〕7 日本法における人体・臓器の法的位置づけ / 岩志和一郎 ◆第2編 ゲノム・遺伝情報をめぐる比較医事法―生命倫理基本法への途 / 8 ポストゲノム時代における遺伝情報の規制：オーストラリアのおよび国際的なパースペクティブ / ドン・チャーマーズ〔訳：新谷一朗・原田香菜〕9 日本における遺伝情報の扱いをめぐるルール作り―アメリカ法との比較憲法的視点から / 山本龍彦 10 人体組織・遺伝情報の利用に起因する紛争等の処理のための法的枠組みについて / 手嶋豊 11 比較法的観点からみた先端医療・医学研究の規制のあり方―ドイツ・スイス・イギリス・オランダの議論と日本の議論 / 甲斐克則 12 ポストゲノム社会における生命倫理と法―わが国における生命倫理基本法の提言 / 位田隆一

◆第2巻 インフォームド・コンセントと医事法

1 インフォームド・コンセント法理の歴史と意義 / 手嶋豊 2 インフォームド・コンセントの法理の法哲学的基礎づけ / 野崎亜紀子 3 治療行為とインフォームド・コンセント(刑事法的側面) / 田坂晶 4 終末期とインフォームド・コンセント / 加藤摩耶 5 生殖医療とインフォームド・コンセント / 中村恵 6 遺伝子検査とインフォームド・コンセント / 永水裕子 7 臨床研究とインフォームド・コンセント / 甲斐克則 8 疫学研究とインフォームド・コンセント / 佐藤恵子 9 ヒトゲノム研究とインフォームド・コンセント / 佐藤雄一郎 10 高齢者医療とインフォームド・コンセント / 寺沢知子 11 精神科医療とインフォームド・コンセント / 神野礼斉 12 小児医療とインフォームド・コンセント / 多田羅竜平

信山社

医事法講座

甲斐克則 編

法理論と医療現場の双方の視点から、また、日本のみならず、
広く世界の最新状況も見据え、総合的に医事法学の深化を図る待望のシリーズ

第3巻 医療事故と医事法

1 未熟児網膜症姫路日赤事件最高裁判決と医療現場感覚との落差―司法と医療の認識統合を求めて / 川崎富夫　2 医療事故に対する刑事処分の最近の動向 / 押田茂實　3 医療事故に対する行政処分の最近の動向 / 勝又純俊　4 医療水準論の機能について―医療と司法の相互理解のために / 山口斉昭　5 診療ガイドラインと民事責任 / 手嶋豊　6 注意義務論と医療慣行―日米比較の視点から / 峯川浩子　7 術後管理と過失 / 小谷昌子　8 看護と過失 / 和泉澤千恵　9 診療録の記載内容と事実認定 / 鈴木雄介　10 医療過誤紛争におけるＡＤＲ（裁判外紛争解決） / 大澤一記　11 医療事故と刑事過失責任―イギリスにおける刑事医療過誤の動向を参考にして / 日山恵美　12 刑事医療過誤と過失の競合及び管理・監督過失 / 甲斐克則　13 医療事故の届出義務・医事審判制度・被害者補償 / 甲斐克則

第4巻 終末期医療と医事法

1 終末期医療における患者の意思と医療方針の決定―医師の行為が法的・社会的に問題にされた事例を踏まえて / 前田正一　2 安楽死の意義と限界 / 加藤摩耶　3 オランダにおける安楽死論議 / 平野美紀　4 医師による自殺幇助（医師介助自殺） / 神馬幸一　5 人工延命処置の差控え・中止（尊厳死）論議の意義と限界 / 秋葉悦子　6 アメリカにおける人工延命処置の差控え・中止（尊厳死）論議 / 新谷一朗　7 イギリスにおける人工延命措置の差控え・中止（尊厳死）論議 / 甲斐克則　8 フランスにおける人工延命処置の差控え・中止（尊厳死）論議 / 本田まり　9 ドイツにおける治療中止―ドイツにおける世話法改正と連邦通常裁判所判例をめぐって / 武藤眞朗　10 終末期医療とルールの在り方 / 辰井聡子　11 成年後見制度と終末期医療 / 神野礼斉　12 認知症の終末期医療ケア―"認知ケアの倫理"の視点から / 箕岡真子　13 小児の終末期医療 / 甲斐克則

信山社

医事法六法
甲斐克則 編
学習・実務に必備の最新薄型医療関連法令集

ブリッジブック医事法　甲斐克則 編
刑事医療過誤Ⅲ　飯田英男 著
医事法講義（新編第2版）　前田和彦 著

◆ 2014 最新刊
町野朔先生古稀記念　岩瀬徹・中森喜彦・西田典之 編集代表
刑事法・医事法の新たな展開 上・下
生と死、そして法律学　町野 朔 著
ブリッジブック社会保障法　菊池馨実 編

―― 信山社 ――

町野 朔・水野紀子・辰井聡子・米村滋人 編

生殖医療と法

生命倫理・医療と法を考える素材を提供する重要資料

◆目　次◆
第Ⅰ章　政府の報告書等
　解　題（辰井聡子）
1　厚生省／厚生労働省
2　法務省［平成15年7月15日，法制審議会生殖補助医療関連親子法制部会第18回会議］
第Ⅱ章　弁護士会の意見書
　解　題（辰井聡子）
1　生殖医療技術の利用に対する法的規制に関する提言［平成12年3月，日本弁護士連合会］
2　「厚生科学審議会先端医療技術評価部会生殖補助医療技術に関する専門委員会報告書」に対する意見書［平成13年3月9日，日本弁護士連合会］
3　「生殖医療技術の利用に対する法的規制に関する提言」についての補充提言
　―死後懐胎と代理懐胎（代理母・借り腹）について―
第Ⅲ章　医学会の指針等
　解　題（町野　朔）
1　日本医師会「生殖医療」『医師の職業倫理指針［改訂版］』
2　日本産科婦人科学会会告
3　日本生殖医学会
4　日本生殖補助医療標準化機関（JISART）
第Ⅳ章　日本学術会議の報告書等
　解　題（辰井聡子）
1　代理懐胎を中心とする生殖補助医療の課題―社会的合意に向けて〈対外報告〉
2　日本学術会議からの法務大臣，厚生労働大臣への回答
第Ⅴ章　親子関係をめぐる裁判例
　解　題（水野紀子）
1　法律上の親子関係と血縁上の親子関係
2　AID児
3　凍結精子による死後懐胎
4　ドナーの卵子を用いた借り腹型代理懐胎
5　借り腹型代理懐胎
第Ⅵ章　着床前診断，ロングフル・バースに関する裁判例
　解　題（米村滋人）
1　着床前診断の学会規制
2　ロングフル・バース訴訟

生殖補助医療―生命倫理と法　基本資料集

神里彩子・成澤光　編

第1章　生殖補助医療とは…岡垣竜吾・石原理／第2章　日本における生殖補助医療の規制状況と実施状…神里彩子／第3章　諸外国における生殖補助医療の規制状況と実施状況

信山社

◆**ヨーロッパ人権裁判所の判例**
　戸波江二・北村泰三・建石真公子・小畑郁・江島晶子 編集代表
・ボーダーレスな人権保障の理論と実際。解説判例80件に加え、概説・資料も充実。来たるべき国際人権法学の最先端。

◆**ヨーロッパ人権裁判所の判例Ⅱ**〔近刊〕
　戸波江二・北村泰三・建石真公子・小畑郁・江島晶子 編集代表

◆**ドイツの憲法判例**〔第2版〕
　ドイツ憲法判例研究会 編　栗城壽夫・戸波江二・根森健 編集代表
・ドイツ憲法判例研究会による、1990年頃までのドイツ憲法判例の研究成果94選を収録。ドイツの主要憲法判例の分析・解説、現代ドイツ公法学者系譜図などの参考資料を付し、ドイツ憲法を概観する。

◆**ドイツの憲法判例Ⅱ**〔第2版〕
　ドイツ憲法判例研究会 編　栗城壽夫・戸波江二・石村修 編集代表
・1985～1995年の75にのぼるドイツ憲法重要判決の解説。好評を博した『ドイツの最新憲法判例』を加筆補正し、新規判例を多数追加。

◆**ドイツの憲法判例Ⅲ**
　ドイツ憲法判例研究会 編　栗城壽夫・戸波江二・嶋崎健太郎 編集代表
・1996～2005年の重要判例86判例を取り上げ、ドイツ憲法解釈と憲法実務を学ぶ。新たに、基本用語集、連邦憲法裁判所関係文献、1～3通巻目次を掲載。

◆**フランスの憲法判例**
　フランス憲法判例研究会 編　辻村みよ子編集代表
・フランス憲法院(1958～2001年)の重要判例67件を、体系的に整理・配列して理論的に解説。フランス憲法研究の基本文献として最適な一冊。

◆**フランスの憲法判例Ⅱ**
　フランス憲法判例研究会 編　辻村みよ子編集代表
・政治的機関から裁判的機関へと揺れ動くフランス憲法院の代表的な判例を体系的に分類して収録。『フランスの憲法判例』刊行以降に出されたDC判決のみならず、2008年憲法改正により導入されたQPC(合憲性優先問題)判決もあわせて掲載。

――――――――――――信山社――――――――――――